心を病む人の
生活をささえる看護

坂田三允 編集

中央法規

はじめに

　私たち人間は，自分を取り巻くさまざまな環境の中で生きています。人が生きていくということは，その自分を取り巻く環境とかかわっていくということにほかなりません。言い換えれば，人は環境を離れて一人で自由に生きていくわけにはいかず，環境は人間の生活にさまざまな影響を与え，人間が生きることによって環境もまた影響を受けます。

　近年の科学技術の目覚ましい進歩によって，わが国は急速な経済発展を遂げ，私たちは便利で快適な生活を手に入れました。しかし，その一方で，都市化・核家族化・少子化・IT化などが進み，人々の生活様式や価値観は劇的に変化しました。そしてこのような変化は人々に，ストレスの高い日々を送ることを強いるようにもなってしまったのです。結果として，さまざまな精神の健康問題が引き起こされるようになってきました。平均寿命は長くなりましたが，高齢者には家族との軋轢や孤独，あるいは死に対する不安など，心に負担を感じるような問題が起こりやすいですし，家族のありようをみれば，核家族化は母子の密着の度合いを強くして，そのことが子どもの心の発達に複雑な影響を与えているともいえます。また，学校におけるいじめや不登校，引きこもり，あるいは若年層のニート，中高年層のうつ病の増加が問題となっています。さらには，最近は減少傾向にあるとはいえ，若い世代の死因の第1位が自殺であることも大きな問題であることに変わりはありません。

　こうした問題の背景として，人間関係が希薄で，支え合う精神の乏しい社会になっていることを見逃すことはできません。このような現代社会では，精神の健康の維持・向上は，子どもから高齢者まであらゆる世代の人にとって重要な課題となっており，それに伴って，地域や学校，職場など，社会のあらゆる場で精神をケアする役割を担う人々が求められているといえましょう。

　本書は，看護を学び始めた学生さんを含めて，心を病む人々と初めてかかわる人，心を病む人々に馴染みの浅い方々のために，心を病む人々がもっている病気の部分，あるいはそこから生じる日常生活上の困り事や悩み，苦しみ，悲しみをケアするにあたって必要な基本的知識をまとめたものです。

　多くの人が心を病む人とかかわるのは難しいと言います。「患者さんが何も言わないので話せない」「患者さんの言っていることがわからない」「自分の言葉が患者

さんを傷つけるのではないかと思うと怖くて話せない」などがその理由です。確かに，心を病むということは，他者（外的環境）とのかかわりがうまくいかない状況になることでもあります。それゆえ，心を病む人々とかかわるときは，お互いの間のズレが大きくても不思議ではありません。しかし，言葉でのかかわりを重視すれば，患者さんと接するのは容易なことではないかもしれませんが，患者さんをケアするにあたって必要な情報は，必ずしも言葉によるやりとりをしなければ得られないというわけではありません。

　表情や動作，声の大きさや調子，話し方，視線の動きなど，言葉以外に患者さんが表現しているものは，患者さんの気持ちを理解するうえでとても大切なものです。心の病は誰もがかかる可能性のある疾患ですが，その理解は決して簡単なものでないことも事実です。その人とかかわり，信頼関係を築く中で，その人の苦悩や悲しみが理解できるようになるのです。心の苦しみの聴き手として患者さんに認められるようになれたら，私たちのケアの半分は達成されたといっても過言ではありません。まずは患者さんの傍らにいることからはじめ，そばにいて当たり前の関係，そして患者さんが何かを語りたいと思えるような関係を築いていくことが大切といえるでしょう。

　本書を，心を病む人々を理解し，その生活をささえるための基本的な実用書として活用していただけることを祈念しております。

2018 年 3 月

坂田三允

目次

第1章 心を病む人の特徴と看護

1 日本人の生活と心の病 ……2

心の働きと人間の行動 ……(坂田三允) 2
- 適応と不適応 ……3
- 対応機制 ……3
- 現代社会と心の病 ……4
- 無縁社会時代の孤独と心の病 ……5

青少年を取り巻く社会と心の病 ……(清野聡子・坂田三允) 7
- 現代の青少年を取り巻く社会的背景 ……7
- 家庭教育力の低下 ……8
- 学校教育 ……8
- 対人関係と社会性 ……9
- 現代の子どもたちの特徴 ……10
- 青少年と心の病 ……10
- 学校精神保健 ……16

母性にかかわる心の病と看護上の要点 ……(坂田三允) 18
- 母性の危機 ……18
- 母性にかかわる心の病と看護 ……18

働く人の心の病と精神保健 ……(松島尚子) 21
- 働く人のストレスと心の病 ……21
- 職場における精神保健と看護 ……31
- 職場復帰をめぐる現状と課題 ……33

高齢者の心理的特徴と心の病 ……(橋本健) 35
- 高齢者の心理的特徴 ……35
- 高齢者を取り巻く社会環境 ……37
- 老年期の心の病 ……40
- 急増する認知症患者 ……44
- 今後の課題 ……44

2 心を病む人の看護 ……………………………………………………（小林美子）46

■ **看護の目標とその展開** …………………………………………………………… 46
　■ 看護の目標 ……………………………………………………………………… 46
　■ 看護師としての心構え ………………………………………………………… 47
　■ 早期発見・早期介入の視点 …………………………………………………… 49
　■ 多職種連携にあたって ………………………………………………………… 50

■ **看護の実際** ………………………………………………………………………… 51
　■ 情報収集とその視点 …………………………………………………………… 51
　■ 患者との面接法 ………………………………………………………………… 53
　■ 患者の状態の観察 ……………………………………………………………… 55
　■ コミュニケーションの方法 …………………………………………………… 56
　■ 家族に関する情報の収集 ……………………………………………………… 58
　■ 家族面接の方法 ………………………………………………………………… 59
　■ 患者―看護師関係の展開 ……………………………………………………… 59
　■ 検査に関する知識と臨床への活かし方 ……………………………………… 61

第2章　心を病む人の生活障害と看護

1 不安状態 ………………………………………………………………（小林美子）68

■ **不安状態が生活に及ぼす影響** ………………………………………………… 68
　■ 不安とは ………………………………………………………………………… 68
　■ 病的な不安 ……………………………………………………………………… 68

■ **不安状態にある人への看護** …………………………………………………… 71
　■ 不安状態のアセスメント ……………………………………………………… 71
　■ 看護の目標 ……………………………………………………………………… 71
　■ 看護の実際 ……………………………………………………………………… 71

2 幻覚・妄想状態 ………………………………………………………（関根正）73

■ **幻覚・妄想状態が生活に及ぼす影響** ………………………………………… 73
　■ 幻覚・妄想とは ………………………………………………………………… 73
　■ 病的な幻覚・妄想 ……………………………………………………………… 80

■ **幻覚・妄想状態にある人への看護** …………………………………………… 80
　■ 幻覚・妄想状態のアセスメント ……………………………………………… 80
　■ 看護の目標 ……………………………………………………………………… 81
　■ 看護の実際 ……………………………………………………………………… 81

3 引きこもり状態 ·········· (坂田三允) 86

引きこもり状態が生活に及ぼす影響 ·········· 86
- 引きこもりとは ·········· 86
- 引きこもりの長期化による問題 ·········· 87

引きこもり状態にある人への看護 ·········· 89
- 引きこもっている患者の状態のアセスメント ·········· 89
- 看護の方向性 ·········· 90
- 看護の実際 ·········· 90

4 意欲低下(欠如)状態 ·········· (坂田三允) 93

意欲低下(欠如)状態が生活に及ぼす影響 ·········· 93
- 意欲低下(欠如)とは ·········· 93
- 自発性欠如状態が日常生活に及ぼす影響 ·········· 93

意欲低下(欠如)状態にある人への看護 ·········· 94
- 日常生活の状態の把握 ·········· 94
- 看護の方向性 ·········· 95
- 看護の実際 ·········· 95
- 今後の課題 ·········· 99

5 躁状態 ·········· (田中隆志) 100

躁状態が生活に及ぼす影響 ·········· 100
- 躁とは ·········· 100
- 病的躁状態の特徴 ·········· 101

躁状態にある人への看護 ·········· 102
- 日常生活の状態の把握 ·········· 102
- 看護の方向性 ·········· 103
- 看護の実際 ·········· 103

復帰に向けての活動 ·········· 107
- 家族関係の修復 ·········· 107
- 職場との関係 ·········· 109
- 服薬について ·········· 109
- 問題点・不安への対応 ·········· 109

6 抑うつ状態 ·················· (田中隆志) 110

抑うつ状態が生活に及ぼす影響 ················· 110
- 抑うつとは ························· 110
- 病的抑うつ状態の特徴 ··················· 111

抑うつ状態にある人への看護 ················· 113
- 日常生活の状態の把握 ··················· 113
- 看護の方向性 ························ 114
- 看護の実際 ························· 114

自殺を予防する ···················· 119
- 入院中の自殺 ························ 119
- 外出・外泊における自殺 ·················· 119

復帰に向けての活動 ··················· 120
- 自己肯定感を高める ···················· 120
- 家族関係の維持 ······················ 120
- 退院後の問題と課題 ···················· 121

7 興奮状態 ·················· (田中隆志) 122

興奮状態が生活に及ぼす影響 ················· 122
- 興奮とは ·························· 122
- 興奮の特徴 ························· 123

興奮状態にある人への看護 ················· 124
- 興奮状態のアセスメント ·················· 124
- 看護の方向性 ························ 125
- 看護の実際 ························· 127

復帰に向けての活動 ··················· 130
- 家族へのケア ························ 130
- 退院に向けて ························ 131
- 退院後の生活に対する家族の不安を取り除く ········· 131

8 操作的・試し行為を続ける状態 ········· (坂田三允) 132

操作的・試し行為を続ける状態が生活に及ぼす影響 ······· 132
- 操作的・試し行為とは ··················· 132
- なぜ起こるのか ······················ 133

■ 操作的・試し行為を続ける人への看護 ··· 134
　　▣ 操作的・試し行為の状態を把握する ·· 134
　　▣ 生じやすい問題 ··· 135
　　▣ 看護上の注意点 ··· 136

9 物理的に支障がないのに身体症状を訴える状態 ···（小林美子） 138

■ 物理的に支障がないのに身体症状を訴える状態が生活に及ぼす影響 ···· 138
　　▣ 物理的に支障がないのに身体症状を訴えるとは ··························· 138
　　▣ 物理的に支障がないのに身体症状を訴える状態 ························· 138

■ 物理的に支障がないのに身体症状を訴える状態にある人への看護 ········ 139
　　▣ 物理的に支障がないのに身体症状を訴える状態のアセスメント ·············· 139
　　▣ 看護の目標 ··· 140
　　▣ 看護の実際 ··· 140

10 強迫症状・強迫行為 ······························（小林美子） 144

■ 強迫症状・強迫行為が生活に及ぼす影響 ·································· 144
　　▣ 強迫とは ·· 144
　　▣ 病的な強迫症状・強迫行為 ··· 144

■ 強迫症状・強迫行為のある人への看護 ····································· 146
　　▣ 強迫症状・強迫行為のアセスメント ·· 146
　　▣ 看護の目標 ··· 146
　　▣ 看護の実際 ··· 146

11 食行動にまつわる症状 ·······················（小林美子） 150

■ 食行動にまつわる症状が生活に及ぼす影響 ····························· 150
　　▣ 食行動とは ··· 150
　　▣ 病的な食行動 ··· 150

■ 食行動にまつわる症状のある人への看護 ································· 153
　　▣ 食行動にまつわる症状のアセスメント ··· 153
　　▣ 看護の目標 ··· 153
　　▣ 看護の実際 ··· 154

12 精神作用物質による障害や症状 ……………………………………（関根正）158

精神作用物質による障害や症状が生活に及ぼす影響 ……………………158
- 精神作用物質とは ………………………………………………………………158
- 病的な精神作用物質による障害や症状 ……………………………………159

精神作用物質による障害や症状がある人への看護 ………………………162
- 精神作用物質による障害や症状のアセスメント ………………………162
- 看護の目標 ………………………………………………………………………163
- 看護の実際 ………………………………………………………………………163

13 意識障害 ……………………………………………………………（坂田三允）167

意識障害が生活に及ぼす影響 …………………………………………………167
- 意識とは …………………………………………………………………………167
- 意識の障害 ………………………………………………………………………168
- 意識障害をもたらす疾患や原因 ……………………………………………170

意識障害のある人への看護 ……………………………………………………171
- 意識障害の把握 ………………………………………………………………171
- 意識障害の看護 ………………………………………………………………174

14 記憶障害 ……………………………………………………（関根正・坂田三允）178

記憶の機能とその障害 …………………………………………………………178
- 記憶とは …………………………………………………………………………178
- 記憶にかかわる脳・神経系 …………………………………………………181
- 記憶のメカニズム ……………………………………………………………182
- 記憶障害とその原因 …………………………………………………………182

記憶障害のある人への看護 ……………………………………………………183
- 記憶障害の影響 ………………………………………………………………183
- 看護の方向性 …………………………………………………………………186
- 看護の実際 ………………………………………………………………………187

15 認知症の人々の示すさまざまな症状 ……………………………（橋本健）192

認知症の症状が生活に及ぼす影響 ……………………………………………192
- 認知とは …………………………………………………………………………192
- 認知症の人々のさまざまな症状 ……………………………………………193

■ 認知症の症状がある人への看護 ·················· 200
　◧ 認知症の症状のアセスメント ·················· 200
　◧ 看護の目標 ····································· 202
　◧ 看護の実際 ····································· 203
　◧ 認知症患者の地域移行 ························· 207

16 身体的不調と生活障害 ·················· (小林美子) 208

■ 身体的不調が生活に及ぼす影響 ·················· 208
　◧ 身体的不調とは ······························· 208
　◧ 精神疾患のある人の身体的不調 ················· 208

■ 身体的不調のある人への看護 ·················· 210
　◧ 身体的不調のアセスメント ····················· 210
　◧ 看護の目標 ····································· 211
　◧ 看護の実際 ····································· 211

17 子どもの精神障害 ·················· (清野聡子) 215

■ 子どもの精神障害が生活に及ぼす影響 ·················· 215
　◧ さまざまな発達理論 ··························· 215
　◧ 成長・発達の原則と子どもの精神障害 ··········· 216

■ 精神障害をもつ子どもへの看護と親教育及び地域連携 ·················· 216
　◧ 子ども・家族をまるごとささえるサービス ········ 216
　◧ 看護の目標 ····································· 217
　◧ 看護の実際 ····································· 218
　◧ 家族への支援 ··································· 222

18 睡眠障害 ·················· (坂田三允) 224

■ 睡眠障害が生活に及ぼす影響 ·················· 224
　◧ 睡眠とは ······································· 224
　◧ 睡眠障害が生活に及ぼす影響 ··················· 224

■ 睡眠障害のある人への看護 ·················· 225
　◧ 睡眠障害のアセスメント ······················· 225
　◧ 看護の目標と方向性 ··························· 227
　◧ 看護の実際 ····································· 227

第3章 心を病む人への治療・対策と看護のかかわり

1 身体療法と看護 ……………………………………………（関根正）232

- 身体療法と看護のかかわり ……………………………………………… 232
- 身体療法の種類 …………………………………………………………… 232
  - 電気痙攣療法 ………………………………………………………… 232
  - 高照度療法 …………………………………………………………… 237

2 薬物療法と看護
　— 効果的な薬物療法を展開するために ………………（緑川雅）240

- 看護師に求められていること …………………………………………… 240
  - 患者の服薬行動推進—服薬アドヒアランス向上 ……………… 240
  - 副作用の早期発見 …………………………………………………… 244
- 向精神薬の分類と性質 …………………………………………………… 245
  - 薬剤の用い方 ………………………………………………………… 245
  - 抗精神病薬 …………………………………………………………… 247
  - 抗不安薬 ……………………………………………………………… 250
  - 気分安定薬 …………………………………………………………… 251
  - 抗うつ薬 ……………………………………………………………… 252
  - 抗てんかん薬 ………………………………………………………… 254
  - 抗パーキンソン薬 …………………………………………………… 255
  - 睡眠薬 ………………………………………………………………… 255
  - 抗認知症薬 …………………………………………………………… 257

3 精神療法と看護 ………………………………………（小林美子）258

- 精神療法と看護のかかわり ……………………………………………… 258
- 精神療法の種類 …………………………………………………………… 258
  - 心理教育 ……………………………………………………………… 258
  - 支持的精神療法（個人精神療法） ………………………………… 259
  - 認知療法／認知行動療法 …………………………………………… 260
  - 行動療法 ……………………………………………………………… 262
  - その他 ………………………………………………………………… 263

4 その他の治療法の理解 ········(小林美子) 265

作業療法 ········ 265
- 作業療法の方法 ········ 265
- 作業療法のプログラム ········ 266

芸術療法 (アートセラピー) ········ 266
- 絵画療法 ········ 266
- 音楽療法 ········ 267
- 舞踏療法 ········ 268
- 心理劇 (サイコドラマ) ········ 269

箱庭療法 ········ 269

家族療法 (ファミリーセラピー) ········ 270
- 構造的家族療法 ········ 270
- 精神力動的家族療法 ········ 270
- 戦略的家族療法 ········ 270
- 複合家族療法 ········ 271
- 行動的家族療法 ········ 271
- MRI 家族療法 ········ 271

5 チーム医療 ········(鈴木敦子) 272

各専門職の役割 ········ 272
- 医師 ········ 272
- 精神保健福祉士 ········ 272
- 作業療法士 ········ 273
- 薬剤師 ········ 273
- 心理職 ········ 273
- 管理栄養士 ········ 273
- 看護師 ········ 274
- その他 ········ 274

多職種連携を進めるポイント ········ 274
- チーム医療の効果を上げるために ········ 274
- 地域での勉強会の取り組み ········ 275
- 地域における医療と福祉の連携 ········ 276

第4章 心を病む人をささえる法律・制度・社会資源と看護師に必要な知識

1 心を病む人をささえる制度・社会資源 ……………………（龍野浩寿）278

心を病む人を取り巻く状況と近年の動向 …………………………278
- 心を病む人を取り巻く状況 ………………………………………278
- 近年の動向 …………………………………………………………279

看護師が制度を理解することの意味 ……………………………280

心を病む人をささえる社会資源 ― 訪問看護と電話相談 …………280
- 訪問看護 ……………………………………………………………281
- 電話相談 ……………………………………………………………281

2 看護師に必要な法律・制度の知識 …………………（龍野浩寿）283

精神保健福祉法 ……………………………………………………283
医療観察法 …………………………………………………………285
障害者総合支援法 …………………………………………………287
成年後見制度 ………………………………………………………289

参考文献 ……………………………………………………………………292

索引 …………………………………………………………………………295

編集・執筆者一覧

第 1 章

心を病む人の
特徴と看護

1 日本人の生活と心の病

心の働きと人間の行動

　人は誰でも自分の中に「心」がある，あるいは「心」をもっていると考えている。しかし，実際に「心」を手に取ってみることはできないし，心の働きそのものがあまりにも多くのものを含んでおり複雑であるために，「心」とは何かという問いに答えることはとても難しい。

　心という概念は，霊魂不滅の信仰から生まれたものとされ，これまで，その座を求めてさまざまな考えが提唱されてきた。デカルト（Descartes R）の心身二元論を経て心理学が生まれ，さらにフロイト（Freud S）によって，意識，無意識，イド，自我，超自我などの考え方が登場し，現代の心の概念は複雑なものとなっているが，現在では，心の働きは脳が担っているのだとする考え方が一般的である*。

　脳の役割は内外の情報を処理して状況に対処することである。大脳皮質の表面積は224,500mm^{2}あり，脳神経細胞（ニューロン）はおよそ150億個ある。これらの神経細胞の役割は情報を受け取って送り出すことにあり，情報の担い手である化学物質を活動電位を使用して放出する。つまり，人間は自分を取り巻く環境の中にあるさまざまな物質や情報を選択的に取り入れることによって自分を守るとともに，生体を維持し，さまざまな欲求を満足させながら生きているのである。

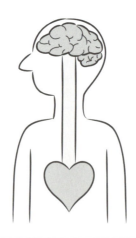

＊人間の身体はさまざまな器官から成り立っており，その器官は人間が生きていくためにそれぞれ必要な働きを担っている。例えば，人間が摂取した食べ物はそのままで生体を維持できるわけではない。細胞が利用しやすいように食べ物を分解して吸収し，エネルギーに転換させなければならないが，その分解する働きが消化と呼ばれる機能であり，その機能を主に担当するのが，食道や胃，腸，肝などの消化器官である。それと同じように，心の機能を司っているのが，主として脳という器官だということである。

適応と不適応

　私たち人間は，自分を取り巻く環境の中で生きている。環境は人間の生活にさまざまな影響を及ぼすし，人間が生活することによって環境は影響を受ける。人間の生活に影響を及ぼす環境には，大地や水，空気，光，そしてそれらのものによって育まれた植物や動物などの自然環境と，そのような自然環境の中で人間が生きやすくなるために作り出した家族や社会，あるいは教育や法律などの社会機構，さらには文明や歴史とその産物である設備などの社会環境がある。人間が生きていくということは，その自分を取り巻く外部の環境とかかわりあっていくということにほかならない。

　一方，人間には食欲や排泄欲などの生理的欲求や，愛，承認，保護などを求める心理的欲求という内なる環境も存在する。外部環境とのかかわりが適応的で調和のとれたものであれば，よりよく生きていくことができるが，いつも外部環境とのかかわりがうまくいくとは限らない。時には，自分の欲求と外部の環境との間に葛藤や対立が生まれる。それをどのように克服していくか，あるいはそれに応じてどのように生きていくかを追求していくのが人間の営みともいえる。私たちがそのような営みを維持・継続していくためには，食べ物を摂取する，排泄する，清潔を保つ，それらのことを適切に行うために学ぶ，現実を正しく認識して判断する，また，困難に出会ったときには，その意味を考え，目標に向かって能動的に環境を変える，成長や発展に向かって努力するなど，さまざまな主体的活動が必要なのであり，心，すなわち脳がそれらの活動を導き出し，身体各部に実行を指令する役割を担っている。

対応機制

　前述のように，私たちは外部から与えられた課題や自分の中から生じるさまざまな欲求からの要請に対処して生きているが，私たちの欲求はいつも満たされるとは限らず，また与えられた課題が常に達成できるわけでもない。何らかの理由で目的の進行が妨げられたり，そのためにせかされたり，批判されたりすることもあるであろうし，目標に到達できたとしても，周囲の人々から何となく冷たい目で見られたり嫌われたりすることもあるであろう。そのようなとき，私たちは欲求不満や葛藤状態に陥り，不安や緊張を生じさせる場合が少なくない。

　このようなとき，自我が現実をよく見て，現実に応じた，代理目標を立てる，欲求水準を下げる，障壁を乗り越える手立てを考えるなどの合理的な行動をとること

図1 心理的ストレスと人間の行動

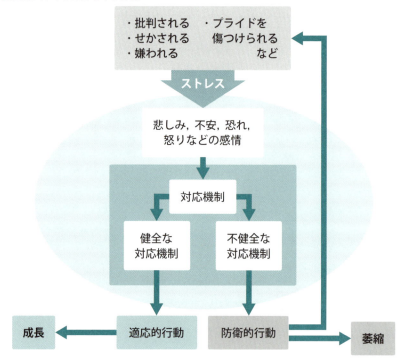

ができれば不安や緊張状態が解消され，心の安定を取り戻すことができる。しかし，現実に即した適切な処理ができないと，自我は無意識のうちに不安や緊張という不安定な状態から逃げ出したり，それらの存在を認めないというような方法で心を安定させ，自我を守ろうとする。これらの心の働きは，健全な対応機制（適応機制）と不健全な対応機制（防衛機制）と呼ばれる心の仕組みによって生じる。適応機制の働きによって問題状況に対して肯定的な対応をとれば，成長に向かうことができるが，防衛機制が働いて否定的な対応をすれば，一時的に安定を取り戻したように見えても，問題そのものが解決したことにはならず，かえって問題をこじらせてしまう場合も少なくない（図1）。

現代社会と心の病

　国全体が貧しく衛生環境がよくなかった時代には，感染症が猛威を振るっていた。しかし，医学をはじめとしたあらゆる科学技術の進歩によって衛生環境が改善され，栄養が豊かになったことで，感染症の一部は脅威ではなくなった。その代わりに，生活様式が変化したことを受けて新たな感染症が私たちを脅かすことになったり，いわゆる生活習慣病に代表される私たちの内部環境に端を発する疾病が増加

していることが問題となっている。疾病構造は社会の変化とともに変わっていく。心の病もまた例外ではなく，その発症には，そのときの社会状況が反映されることが少なくない。生育歴や生活環境がその人の人格を形成し，個性を作り出していくのだと考えれば，社会状況の影響を無視するわけにはいかないだろう。

　激動の時代といわれる昭和の時代，ことに第二次世界大戦後，日本は戦争を放棄して経済成長に邁進し，農業国から工業国へと産業・経済の構造を大きく変化させた。この間，家族の構造と機能は大きく変化し，家族の規模が縮小した。所得水準は向上し，家事の省力化が進み，女性の教育水準の向上，女性の就業，男女平等思想の普及とともに，出生児の減少，高齢化が進行し，人々の生活や考え方も大きく変わった。便利で快適な生活は手に入れることができたが，その代わりに仕事の場は管理的な社会となり，迅速であることが求められる競争社会となって人々はストレスを抱えることになった。

　また，既存の男女の役割概念は不明確になり，伝統的な価値観から形成された文化は消退した。地域社会における相互援助機能も低下して，これらのことが人々のストレスとなり，精神保健上の大きな問題となった。さらに，高校や大学への進学率が上昇し，それにつれて青年のモラトリアムの期間が延長した。青年期の課題を解決しないまま社会人となり，家庭をもつ人も増えた。これらの人々の中には，社会生活や家庭生活の中で精神的な問題に直面し，解決できないままに苦しむ人もいる。

　技術革新によって要求される仕事の内容が変化し，知識や技術を身につけるための努力をし続けなければならなくなったという点もある。そして，技術や知識に優れていても，人間的に成長していない人々に社会は複雑で過重な要求をし，それに応えられず，心を病む人々も増加した。

◧ 無縁社会時代の孤独と心の病

1 生涯未婚率の上昇

　昭和40年代後半から続いた経済の安定成長期は，激動の昭和時代の終わりとともに崩壊の時を迎えた。長引く不況の中で，終身雇用制度は崩壊し，雇用の減少などの要因が重なり合い，ニートやフリーター，派遣社員が著しく増加した。少子高齢化は引き続き進行し，女性の社会進出とも関連して結婚に対する若者の意識は変化した。結婚をして子どもを産むことが幸せだと思う女性が減少し，結婚をしなくても幸せな人生を送るための選択肢が増加した。自分が稼いだお金は自分の好きな

ように使える独身の環境に心地よさを感じ、「自分は一生独身でいい」と思う人が年々増えているのである。

また、派遣社員として働く人々は時間に追われる忙しい生活の中にいて、雇用期間も賃金も何も保証されているわけではなく、自分の将来に大きな不安を抱えているために、家庭をもつということに思いが至らないという状況もある。2015年の生涯未婚率は男性23.37%、女性14.06%であるが、2030年以降の男性の生涯未婚率は30%を超えるであろうと予測されている。このことは、生産人口のさらなる減少と高齢者の単身世帯の増加を招き、高齢者介護に大きな課題が生じるであろうことをうかがわせる。

2 無縁社会と孤独死

仕事で故郷を離れて以来、親と会う機会がほとんどなく、きょうだいはともに東京に住んでいながらめったに会うこともない。このように現在は、血縁のつながりを意識しないで生活している。地域社会に関しても、通常は会社で仕事をしているため、近所とのつながりはほとんどなく、自分が住んでいる地区の民生委員が誰であるかも知らない。経済成長とともにさまざまな組織が巨大化し、個人は組織の一員として管理され、匿名化されていく。このような変化の中で、一人暮らしで病を得て、助けてほしいと思っても、「助けてほしい」という声をあげることもできないかもしれないという不安を抱える人も増加している。このような人々の中に、うつ病や引きこもりの症状を示す人が急増しているといわれる。

3 高度情報化社会と国際化の波

時代を問わず、社会活動と情報は深い関係にあり、情報を収集することは私たちの重要な活動の1つである。現代に至るまで、新聞やラジオ、テレビなどのマスメディアは、私たちに多くの情報を届ける重要な手段であったが、これらの情報は一方向的で一方的に流されるだけであった。電話やファックスは双方向的であったが、個人的な情報のやり取りであり、多くの人々に情報を伝える機能はなかった。

ところが、1980年代から90年代にかけて実現されたコンピュータを中心とする情報処理技術と通信技術の革新的な発達により、情報収集の方法は大きく変化したのである。今、情報はまるで空気のように私たちを包むネットワーク上をまったく自由に流れ、インターネットさえあれば、誰でも、時間や距離に拘束されることなく、国境をも越えて広く情報を流すことも、収集することもできるようになった。情報へのアクセスがしやすくなるということは、大量の情報をどのように選別すればよいのかという問題を生み出す。

かつてのテクノストレスは，コンピュータに適応できない人々の不安や焦燥感，絶望感などが問題であったが，現在のテクノストレスでは，コンピュータに適応しすぎてコンピュータから離れられない，デジタルな考え方しかできず，現実の人や社会とのつながりをもてなくなってしまうテクノ依存症が問題となっている。さらに，何かにつけてグローバリゼーションということが声高に叫ばれ，日本的な秩序の中で生きてきた人々に西欧的な意識をもつことが求められるようになって，そのことに大きなストレスを抱える人も増加しているという。

伝統的な価値観が揺らぎ，原理原則が喪失した現代は，自由で個性が重んじられる社会であるが，それは裏を返せば，何を基準にすればよいのか，自分の生き方そのものに迷いが生じる時代だということでもある。血縁，地縁が希薄になり，社会は匿名の人々で構成されるようになって，この迷いはさらに強化され，逆に個性と主体性を失って孤独感を強めることになる可能性を秘めているといえよう。

4 豊かで平和な社会

現代日本は，雇用形態の変化などにより，経済格差は拡大し続けているが，総体的に見れば豊かで平和な社会である。ただし，それに伴って，つらいことに耐える力が低下していることが指摘されている。もとより，かつては地域の人々とのコミュニケーションが現在よりは活発で，そこで解消されていた悩みが，現代のような無縁社会では解消する術がないというのが現実ではあろうが，もう少し自分で悩みを引き受けることがあってもよいのではないか，そのような力をもつことが心の健康を維持するためには大切なのではないかと思われる。

（坂田三允）

青少年を取り巻く社会と心の病

現代の青少年を取り巻く社会的背景

現代は，急速に進む技術革新や超情報化，グローバリゼーションなど，社会構造が目まぐるしく変化している時代である。このような状況の中で，家族の構造も機能も変化し，伝統的な親子関係に対する考え方も変わってきた。女性の職場進出が増え，共稼ぎの家庭が増加する一方で，離婚や再婚，ひとり親家族，未婚の母も増えている。少子化現象は一段と進み，個々の家庭で，親から子へと伝承するものは消滅し，親世代と子世代は別々の文化圏に住んでいるかのように見える。

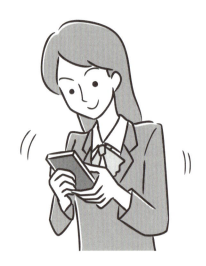

　このような社会環境の中で子どもたちは何を考え，どのような生活をしているのだろうか。

🔲 家庭教育力の低下

　家庭内では，家族で顔を揃えることはめったになくなった。子どもたちは放課後塾に行き，食事をすませて帰宅する。親と顔を合わせることもなく自室にこもり，夜間はSNSにはまっている。あるいは，手軽なアルバイトでお金を得て，遅くまで友達と街中で過ごす子どももいる。その中には，楽に高額なお金を得ようと，援助交際や不法なアルバイトに手を出す子どももおり，薬物に手を染めるリスクが高くなる。親子の会話は少なく，連絡手段はスマートフォンなどで，お互いに近況がわからないという親子が増えている。

　一方，少子化によって親が子どもに手をかける時間を多くもてるようになったことから，過保護・過干渉になり，何から何まで母親任せで，家庭での役割を何一つ担っていない子どもも増えている。そのことによって子どもはいろいろなことを直接体験する機会を奪われるという結果を招き，子どもたちの自立は遅くなっている。

🔲 学校教育

　学校教育は，子どもの健全な成長を期待してなされているが，現実には子どもたちは，学校において多くの心理的危機に直面する。限られた時間内にやるべき課題が山積みになっている。小学校中学年では週の半分は6時間授業となり，私立中学

校の受験を考えている子どもは塾通いが始まる。中学生になると毎日が6時間授業となり，何らかの部活動が義務づけられる。朝練から始まり，授業に出席し，部活に戻る。帰宅して夕食を食べる暇もなく塾に行く子どもも多い。しかも，「親に言われるから仕方なく」学業に取り組んでいる子が大半で，かつてのように「将来宇宙飛行士になりたいから」「プロ野球の選手になる」「医者になって，病気の人を治したい」というような，いわゆる子どもらしい夢をもつ子どもは減少した。

学校教育は知育中心の教育から変わりつつあり，健康管理や精神面のケアにも力を入れるようになってきている。スクールカウンセラーを配置し，子どもや親の相談窓口を設けたり，児童相談所や保健所，児童発達支援センターなどとの連携も見られるようになってきた。しかし，学校，地域，医療が連携して子どもにかかわれる地域はまだ少なく，窓口はあるものの，専門的な知識をもつ職員が育っていなかったり，連携が取れないなどの問題を抱える地域も多くあり，地域差が著しい。

◻️ 対人関係と社会性

思春期は自立と依存の葛藤が生じやすい時期である。子どもの時代に友人との豊かな人間関係をもち，ゆとりのある時間を過ごすことが大切だが，都市部のみならず，農村部においても，経済発展や生活の利便性のための開発が行われて，緑が奪われた乏しい自然環境となり，豊かな自然に囲まれたのどかな生活は難しい。子どもたちは遊び場を奪われ，戸外で近隣の子どもたち同士で遊ぶ機会などは減少した。交通量の増大もあって，家に閉じこもることが多くなってきている。家庭にあっても，きょうだいの数が少ないうえに，核家族化によって家族も少人数になり，他者との関係を築くことが不得手になっている。さらに学校では，前述のようにゆとりのない生活を強いられており，学業を重んじる学校に適応できない子どもは少なくない。

超情報化の影響も大きい。スマートフォンやパソコンの普及により，ネット上にコミュニティが存在するようになった。SNSで情報を共有し安心する。似たもの同士で小集団を作る傾向があり，同じものを欲し，身につける。常に連絡を取り合っていないと安心できない。SNS上のやり取りは，常にタイムリーでなければならない。返事が遅れるだけで，仲間はずれにされ，いじめにまで発展することもまれではない。部活動での先輩後輩関係や，学校や塾での同世代の関係，ネット上の関係など，広い交流関係があるかのようで，深みのない，偏った関係に終わっている。

第1章　心を病む人の特徴と看護　9

◙ 現代の子どもたちの特徴

これらの状況の中で現代の子どもたちの特徴は，以下のようにまとめられる。

①大きな集団での活動をしないで，小集団または一人で自分の部屋にこもりがちである

遊びの場の減少や，子どもたちにゆとりがないこと，あるいは友達を作ることが苦手な子どもが増えたことなどによって，一人で自分の好きな音楽を聞いたり，テレビゲームに熱中する子どもが多くなっている。

②自立が遅れ，自己中心的で社会性に乏しい

人間関係を築くことが苦手な青少年が増えていることや，親の過保護，過干渉によって，子ども同士の関係は希薄化し，親子関係が長期化している。親子関係の中では子どもの自己中心性が容認され，社会性は乏しくなる。

③価値観が多様化し，将来の見通しが不透明で夢をもちにくい

価値観の多様化は個人の自由な生き方を尊重するものではあるが，規範意識は低下し，打算的で自己本位な生き方になる傾向もあり，自分の目標を見つけられず，子どもたちは将来の生き方に迷うことになる。

結果として，学業重視，親からの過度の期待，友人関係の希薄さなどに耐えきれない子どもたちは，不登校になったり，自ら命を断とうとする。あるいは，自己中心的で，ゆとりをもてず，常に不安や不満を抱えてイライラし，単にSNSへの返信がすぐに来なかった，自分と同じ行動を取らない，自分の思い通りにならないなどの理由で物を壊す，他者を傷つける，時には自分を傷つけるなどの行動を取るようになるのである。

◙ 青少年と心の病

■1 不登校

文部科学省は，不登校の児童生徒を『何かしらの心理的，情緒的，身体的あるいは社会的要因・背景により，登校しない，あるいはしたくともできない状況にあるため年間30日以上欠席した者のうち，病気や経済的な理由による者を除いたもの』と定義している。

原因がはっきりしている場合もあるが，その多くははっきりした原因もなく，登校時に頭痛や腹痛，めまい，吐き気などの身体症状を訴えて学校を休むことから始まる。そしてこのような症状は午後になると治り，翌日は登校するつもりでいるのだが，翌朝になると同じような症状が出て登校できなくなる。身体的な検査をして

も，異常は見つからない。

　親が登校するように勧めたりすると，反抗して自分の部屋に閉じこもって出てこなくなったり，食事時間を家族とずらすようになったり，家族が寝静まってから入浴や外出をしたりと，家族との接触を避けようとするようになる。家族が無理に連れ出そうとすると，物を壊したり，家族に対して暴力を振るうようになることもある。昼夜逆転の生活となり，学校の先生や友達が訪ねてきても会おうとしなくなる。

　このような状態になる子どもの多くは，いわゆる「よい子」と呼ばれる子どもである。成績優秀，素直で親の言われた通りに言いつけを守り，反抗もすることなく成長してきたため自我が未成熟で，社会性が備わっておらず，学校生活になじめないのだと考えられる。

　親から離れることへの不安が強い場合にも不登校になるリスクは高い。親子が密着しすぎている場合，親子関係に子どもが不安を感じ，離れがたくなっている場合，親が子どもの自立に対し不安を抱き，その不安が子どもに伝わり引き起こす場合がある。親の離婚やきょうだいの誕生など，家族構成の変化等がきっかけとなることが多く，低年齢に見られるケースである。

　家族から甘やかされて育てられ，我慢するということが備わっていない場合もある。学校での集団生活において，思い通りにならないことはあって当然ともいえるが，それまでの成長過程で忍耐力が身についていないために，さまざまな課題や問題に耐えられずに通えなくなるケースである。

　その他に考えられるのは，集団適応が困難な場合，家族から同世代の集団を形成していく段階で集団の中に入れない子どもであったり，いわゆる神経症圏の子ども，不登校の背景に精神障害がある子ども，発達障害をもつ子ども，また親に精神障害があったり，虐待がある場合もあげられる。

2 チック症

　チック症とは，子どもに発症しやすい疾患で，突如として起こる不随意運動である。子どもの10〜20％が何かしらのチックを体験するとされ，主に4〜11歳に発症し，特に6〜7歳の男児に多い。持続期間は，1年未満の一過性チック障害が大多数である。非律動的に繰り返される運動チック（まばたきをする，顔をしかめる，首を振る，肩をすくめるなど），この運動が発声にかかわる筋肉に起きれば，音声チック（咳払い，鼻をクンクン鳴らすなど）となる。

　チックは心理的な影響で変動することが多い。極度の緊張状態となる前後に症状が増加する傾向がある。チックは疲労により増加して，発熱で減少することがあ

る。また，睡眠中はほぼ見られない。さらに，自然にチックの部位，種類，頻度が変動したり，軽快や増悪を繰り返したりすることもしばしば見受けられる。

3 摂食障害

摂食障害には，神経性無食欲症（anorexia nervosa；AN）と神経性大食症（bulimia nervosa；BN）がある。

神経性無食欲症の特徴は，病的な体重減少と病的な肥満恐怖である。やせていることを認めない身体イメージのゆがみによって支配され，肥満になることへの恐怖や，体重や体格を過大視する症状である。神経性無食欲症は「制限型」と「排出型」の2型に分類される。発症年齢は8〜30歳で，平均で17歳。90〜95％が女性に発症する。

「制限型」では排出行動（自己誘発性嘔吐，下剤や利尿剤の乱用）は見られず，若年層の発症の場合は制限型のみで経過する傾向がある。排出型と比べて，うつ病・双極性障害や強迫性障害，不安障害を合併することが多い。制限型の典型的な病前性格は「優等生的」「従順さ」が強く見られ，幼少期から親に言われた通りに勉強し，学校での成績は優秀で，常に褒められ，有名中学校進学を当たり前のように提示されてきたが，受験に失敗し，今まで，努力すれば結果は伴うという体験しかなかった子どもが，大きな失敗体験からの重圧に耐えきれずに，摂食障害に陥るというような例に代表される。制限型は，極端なやせにより，内分泌異常や全身状態の変化，時には突然死といった経過をたどる場合がある。

「排出型」は神経性大食症に似ており，過食嘔吐，下剤の乱用が特徴で，盗み，自殺企図，自傷行為，気分変動，性的逸脱行為，衝動コントロールの欠如，情緒不安など精神病理が深刻であることが多い。

4 緘黙（かんもく）

緘黙とは，知的にも身体的にも問題があるわけではないが，しゃべろうとしない状態である。あらゆる場面でしゃべらない状態を全緘黙といい，特定の場面や人に対してしゃべろうとしないものを場面緘黙という。場面緘黙の場合，特定の場面や人以外では普通にしゃべることができるのが特徴的である。

原因としては，近親者に無口の人が多かったり，知的能力が低い人がいる場合や，本人の社会的な経験が乏しいこと，過去の対人関係の失敗や不安による心理的打撃などがあげられる。また，療育者が極端に過保護であったり，拒否的であったり，複数の養育者の養育の不一致や矛盾，あるいは養育者の態度の変化による不安などが重なり合って現れると考えられている。神経質，完璧主義，過干渉，情緒不

安定の母親や教師に教育・療育を受けると，緘黙に陥りやすいともいわれている。

5 パーソナリティ障害

　人格（personality）とは個人に独自の行動傾向を与える特性である。その個人に特徴的な行動のパターンを意味し，一定の持続的恒常性がある。人間の生物的，心理的，社会的な各側面が統合されたものであり，一定の構造をもっている。

　人は成長とともにそれぞれの人格を形成する。人格はその人らしさでもある。ところが，その過程でさまざまな理由から，健全な人格形成が困難となる場合がある。そのようなときには多彩な症状や問題行動などが出現し，結果として家庭生活，学校生活，社会生活，人間関係などにうまく適応できないことがあり，パーソナリティ障害として診断される。

　一般的な徴候として，①感情面，興奮性，衝動性，認知面（出来事の受け止め方），対人関係において，極めて調和に欠けた態度と行動を示す，②異常行動パターンが長く持続する，③個人的及び社会的状況の広い範囲で適応がうまくいかない，④症状は小児期あるいは青年期に始まり，成人期にも持続する，⑤長期間経過した後に，個人的な苦痛が明らかになる，⑥職業的及び社会的行動能力の重大な障害を伴う，などがあげられる。

6 児童虐待の関連障害

　平成27年度の児童相談所における児童虐待の相談件数は，児童虐待防止法施行前（平成11年）の10倍近く（103,286件）に増加し，虐待死も高い水準で推移している。種類別では，心理的虐待が47.2%，身体的虐待が27.7%を占めている。虐待者は実母によるものが50.8%と最も多く，次いで実父によるものが36.3%となっている。被虐待児の年齢構成は，小学生が34.7%，3歳から学年齢前児童が23.0%，0歳から3歳未満が19.7%を占めている。

　児童虐待は**表1**のように分類される。なお，**表1**にあげたもののほかに「社会

表1　児童虐待の種類

身体的虐待	殴る，蹴る，投げ落とす，激しく揺さぶる，火傷を負わせる，溺れさせる，首を絞める，縄などで拘束する等
性的虐待	子どもへの性的行為，性的行為を見せる，性器を触るまたは触らせる，ポルノグラフィの被写体にする等
ネグレクト	家に閉じ込める，食事を与えない，不潔にする，自動車の中に放置する，病気になっても病院に連れて行かない等
心理的虐待	言葉による脅し，無視，きょうだい間での差別的扱い，親が子どもの目の前で配偶者や親族らに暴力を振るう（面前DV）等

的虐待」がある。これは，戦争や貧困，誤った社会通念により，子どもの心身の発達を妨げることで，飢餓状態に置く，教育を受けさせない，人身売買，虐殺やレイプ，兵士として戦争に行かせるなどがある。

　これらの虐待は，ほとんどのケースで重複が認められる。そして，親から虐待を受けた子どもは，家族以外の人からも虐待やいじめを受けやすいといわれている。

　虐待はさまざまな精神症状を引き起こすだけでなく，長期的に見ても人格形成等に大きな影響を及ぼす。子どもの頃に虐待された人が成人になったとき，虐待の加害者になることも少なくない。本人にとっても，その子を取り巻く社会にとっても深刻な問題である。以下では，虐待による精神的後遺症のうち，心的外傷後ストレス障害（PTSD）と解離性障害について紹介する。

心的外傷後ストレス障害（PTSD）

　PTSD（post traumatic stress disorder）は，「再体験」「回避／精神麻痺」「過覚醒」の3つが主症状とされている。「再体験」は，危機的な出来事を体験したときに感じた強い恐怖や無力感を伴う記憶が，現実に起きているかのように再現される状態である。フラッシュバックや悪夢として出現する。「回避」は，外傷体験を想起させる状態や事物，あるいはその体験にまつわる思考や感情を避けようとすることである。「精神麻痺」は，興味や関心をもてなくなる，他者との間に疎隔感を感じる，感情が希薄になる状態である。また「過覚醒」は，睡眠障害，イライラ感，集中困難に加えて，過敏反応として出現する。

解離性障害

　感覚や知覚，記憶，思考，意図などの個々の体験の要素は，通常「私の体験」として統合されているが，解離性障害はその統合能力が欠如している状態で，意識や自我同一性，あるいは行動などに生じる突発的で一過性の断裂である。耐えがたい体験に直面に向き合うことを避けるための心の反応ともいえる。

　被虐待児によく見られる反応として，鈍く虚ろな表情が観察されることがある。叱られても知らん顔をしたり，嘘をつくなど，大人からは反抗的態度として見られることがあり，指導の対象となりやすい。解離性障害によって耐えがたい体験に向き合わずにすむが，幼少期から頻繁に用いられるとパターン化し，意識や記憶の連続性が失われ，重篤なパーソナリティ障害に至ることがある。

7　発達障害

　発達障害は，発達障害者支援法では「自閉症，アスペルガー症候群その他の広汎性発達障害，学習障害，注意欠陥多動性障害その他これに類する脳機能の障害で

図2 発達障害スペクトラム

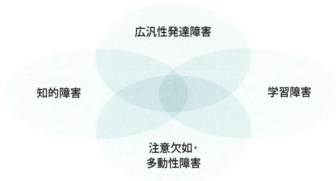

あってその症状が通常低年齢において発現するものとして法令で定めるもの」と定義されている。これらの障害はいずれも，中枢神経系の持続的な機能の障害が想定されており，養育環境の問題で生じることはないといわれる。つまり発達障害は，しつけや育て方，環境などが問題ではないということである。ただし，発達障害による不適応行動には，母子関係を中心にした家族や学校，社会などの対応が大きくかかわっている。

発達障害には，学習障害（learning disorder；LD），注意欠陥・多動性障害（注意欠如・多動性障害，attention deficit/hyperactivity disorder；ADHD），広汎性発達障害（pervasive developmental disorders；PDD）が含まれるが，それぞれの障害の境界はあいまいであり，明確に区別する方法はない。さらに，知的障害も含めた4つの輪の周辺にいるのは，いわゆる「障害をもたない人」であり，その境界もあいまいである（図2）。

自閉スペクトラム症（広汎性発達障害）

自閉スペクトラム症（自閉症スペクトラム障害，autism spectrum disorder；ASD）は，従来の診断基準の診断カテゴリーである広汎性発達障害とほぼ同じ群を指しており，かつては，自閉症，アスペルガー症候群，その他の広汎性発達障害に分けられていた人々の，全体を含めた診断基準が設定されている。自閉スペクトラム症という概念では『発達障害の人』と『発達障害ではない人』との間に明確な境界線を引かずに，健常者・軽症の自閉症者から重症の自閉症者まで連続的につながっていて，『症状の現れ方』が違うだけなのだということを前提にしている。健常者と自閉症者の中間的な領域にいる，軽い自閉症的な言動・態度を見せる人たちがもう少し健常者の側に近づけば，『癖のある人・変わり者・話下手な人・自己中心的な人・自分の中にこもりやすい人』とみなされるであろう。

自閉症スペクトラムという連続体の概念は，このように健常者と自閉症の軽症の人が連続的な直線上に並んでいるという概念であり，正常（健康）と異常（病気・障害）の境界線があいまいであると同時に，隣の状態（より軽症・より重症）と連続的につながりあっている。そのスペクトラムの考え方を敷衍すれば，健常者でも多かれ少なかれ，わずかであっても『自閉症的な性格特性・言動や態度の特徴』をもっているということになる。

注意欠如・多動性障害（注意欠陥・多動性障害）

　注意欠如・多動性障害（attention deficit/hyperactivity disorder；ADHD）は，不注意（集中力がない）と多動性（じっとしていられない）と衝動性（考えずに行動してしまう）という3つの症状が12歳頃までに現れる発達障害であり，年齢や発達に不釣り合いな行動が社会的活動や学業に支障を来すことがある。罹患率はアメリカではほぼ3～5%とされている。発症率は学齢期で3～7%であり，そのうちの30%は青年期になると多動と不注意が見られなくなり，40%は青年期以降も支障となる行動が持続し，残りの30%が感情障害やアルコール依存症などを合併するといわれている。

　具体的な症状を見ると，不注意に関しては，忘れ物が多い，片付けや整理整頓が苦手，注意が長続きせず気が散りやすい，何かやりかけても途中でほったらかしにする，話を聞いていないように見えるなどがあげられ，多動性については，落ち着いてじっと座っていられない，そわそわして身体が動いてしまう，過度なおしゃべりなどが見られる。また衝動性に関しては，順番が待てない，気に障ることがあると乱暴になってしまう，会話の流れに無関係に思いついたらすぐにしゃべる，他の人の邪魔をしたりさえぎって自分がしゃべるなどが指摘されている。

◫ 学校精神保健

1 学校精神保健の目標

　子どもたちは心身ともに発展途上にあり，発達段階ごとに心理的な危機がある。混乱したり悩んだりすることによって発達を増進させていくので，危機との出会いは必要ともいえる。学校精神保健の目的は，子どもたちの成長を促進するような働きかけをすることにある。

　しかし，子どもたちは学校の中だけで成長するのではないし，学校の中にすべての問題があるわけではない。子どもに問題があれば，関係する諸機関，家族が連携し問題解決に取り組む姿勢を忘れてはならない。時に指導に熱心なあまり，担任や

学校が子どもを抱え込んで悪戦苦闘したあげく，一向に解決の道が開けず，かえって問題をこじらせてしまう場合や，教師の手に余ると早々に専門機関を紹介し，任せっきりにしてしまう場合もある。

もとより，子どもの問題は，日常生活の中で環境を生かしながら解決していくものであり，家庭や教師が中心になって取り組んでいくことが大切である。しかし，双方だけでは厳しい場合も多々ある。その際に大切になってくるのが連携である。連携とは，子ども本人を中心とし，その周囲を取り巻く環境すべてである。家庭，学校，福祉機関，医療機関が連絡を密に取り合い，タイムリーに対応することが重要となってくる。

さらに学校においては，教師の精神保健上の問題も見逃すことはできない。現代の学校において教師が置かれている状況は厳しい。子どもたちとの関係のほかに，父母との関係や同僚との関係に悩みを抱えている教師は多く，精神疾患のために休職している教師は増加している。子どもたちとの関係が歪まないように，教師もまた支えられなければならない。

2 スクールカウンセラーの役割

学校現場において，さまざまな精神保健関連の問題（いじめ，不登校，学校内暴力など）が増加する傾向が認められる中で，専門家を導入して教職員と協働し，児童生徒の精神健康の保持・増進を図る目的で，1995年から「スクールカウンセラー活用調査研究委託事業」が開始・実施された経過がある。スクールカウンセラーの配置状況は開始時154か所であったが，2014年には21,764か所に増加している。東京都に関しては，2015年度より公立小・中・高等学校全校配置を達成したが，各自治体によって配置状況は異なる。

スクールカウンセラーの主な職務は，①児童生徒への相談・助言，②教職員へのコンサルテーション，③教育相談や児童生徒理解に関する研修，④相談者への心理的アセスメントと対応，⑤保護者や関係機関との連携，⑥学校危機対応における心のケアとなっている。

（清野聡子・坂田三允）

母性にかかわる心の病と看護上の要点

母性の危機

　母性に関する問題は，女性のライフサイクルの中で，出産前後の限られた期間にその焦点が当てられがちであるが，母性とは子を産み育てていく一連の過程であり，生涯にわたる生き方にかかわる問題なのである。とはいえ，女性の全生涯を通じて心の病が最も発症しやすいのが産褥期であることも事実であるし，母子心中の50％以上は育児への自信喪失を理由とし，対象となる子どもは0歳児が最も多いといわれている。また，乳幼児は母親（主たる養育者）に受け入れられ，十分に栄養を与えられ，排泄し，よく眠ることによって心身の発達が可能になるのだが，そのためには両親自身の健康が保たれていることが不可欠の条件である。しかし，近年の都市化，核家族化，シングルマザーの増加などによって，母親が育児について個別に教えてもらえる機会が乏しくなり，マスメディアの過剰な情報の中で，孤立し，過度の不安を抱き，それが子どもに反映して問題を引き起こしていることが指摘されている。

母性にかかわる心の病と看護

1 マタニティブルーズ

　マタニティブルーズは産後の心の病の中で最も軽症のものであり，出産直後から数日間に発現する一過性の気分の変動が見られる現象である。数時間から数日で消失し，退院後にはほとんど発症しない。気分の変動は，涙もろさ，気分の落ち込

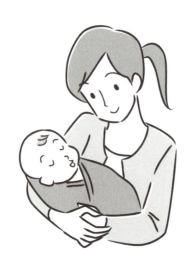

み，イライラ感，不眠，不安，集中力の低下，易刺激性などで，身体的には頭痛や疲労感，食欲不振などの症状がある。原因は十分に解明されていないが，分娩後の急激な内分泌系の変化が関係しているといわれ，このような身体的要因に心理社会的な要因が加わって発症に影響を及ぼすと考えられている。欧米では30〜70％の程度の発症が報告されているが，日本では5〜20％程度の発症である。

　病気ではないので治療の必要はないが，うつ病に移行しないよう経過を見守ることが大切である。また，出産後にはこのような心理状態になることがあり得るということを褥婦及び家族に認識してもらい，身近な人に症状や気持ちを表現できるよう支援することが望ましい。

2 産後うつ病

　産後うつ病は，出産後2〜3週間を過ぎた頃から3〜6か月後くらいの間に，10〜20％の人が発症する。早期に治療を受ければ通常4〜6週間で回復することが多いが，未治療のまま放置すると1年以上症状が続くこともある。生物学的要因としては，ホルモンバランスの変動があげられる。妊娠中増加していたエストロゲンやプロゲステロンが，分娩によって急激に減少する。乳汁分泌を促進するプロラクチンは出産直後にいったん減少するが，授乳によって急激に増加する。これらのホルモンの変動が心身を不安定にし，そこに母親という役割への不安や戸惑いのほか，育児疲れや家事と育児を両立できない罪悪感，孤独感などが加わって発症すると考えられている。さらに夫との関係や協力度，その他の家族との関係，経済状況や出産に至る経過，望まれた出産であったかどうかなどの生活背景の影響も大きい。

　症状は，精神的に不安定になる，自信がなくなる，感情表現が少なくなる，イライラして落ち着かない，気分が落ち込んで涙が出る，考えがまとまらず家事の段取りができない，無能感，不安，自責感，罪悪感，睡眠障害などであり，これらのことをもとにして，母親としての役割を果たせない，子どもの将来が心配だ，夫に愛情を感じられない，子どもをかわいく思えない，将来に対する自信がないなどと考え，自殺を考えたり，母子心中を考えたりすることもある。また，身体症状として頭痛や動悸，だるさなどを訴える場合もある。

　さらに，育児に対する自信がないのだが，育児上の些細なことにも異常に気を遣う傾向も併せ持っていて，マニュアル通りに完璧にやれないと落ち込むという一面もある。

　ケアは，まずは夫や周囲の人々に相談することである。産後うつ病についてよく話し合うことを勧める。この病気になった人はどちらかといえば何でも自分で抱え

込んでしまう人が多いが，周囲の人に協力してもらい，休養を取ることが大切であることを伝える。完璧を目指さないこと，子どもが眠っている間に家事をすませたいと思うかもしれないが，子どもと一緒に眠るようにして睡眠を確保すること，地域の保健センターなどを活用することを勧めるのも大切である。しかし，産後うつ病は，退院後の発症であることに加えて，対外的な接触を避け，家庭内に引きこもる傾向が強いために治療の開始が遅れ，治療を長引かせることも多い。したがって，前もってこのようなことがあったら早めに相談に来るように伝えておくことが重要である。

3 産褥期精神病

1,000人に1〜2人くらいの割合で発症する，幻覚，妄想，錯乱を主な症状とする状態である。産後数日以内に急激に発症する場合もあるが，産後2〜3週間，遅くても産後8週間くらいの間に発症する。要因ははっきりとはわかっていないが，ホルモンの変化によって引き起こされる遺伝的な脆弱性という説が有力である。

症状としては，不安や焦燥，悲哀感情，思考行動の抑制，罪業妄想，心気妄想などの抑うつ症状があらわれ，抑うつ性昏迷を示す場合もある。不眠や頭痛，めまい，心悸亢進などの神経症様の症状，精神運動性の興奮状態，幻覚・妄想状態，軽度の意識障害で話にまとまりがなく支離滅裂になるアメンチア（困惑状態）などの症状がみられる。

この病気は，自殺や母子心中の危険性が高いので入院治療が望ましいとされる。ケアとしては，焦らず，穏やかな気持ちで見守り，育児や家事を手助けし，本人の負担が軽くなるよう支援することが重要なので，家族にそのことを理解してもらうとともに，地域で利用できる資源を紹介するなどして，患者を支える家族も支えられることが必要である。

4 虐待

ここでは，虐待をしてしまう親の側面について述べる。虐待の種類や発生件数に関しては，13・14ページを参照していただきたい。

古いデータであるが，子どもの虹情報研修センターが調査した親子心中事件の分析によれば，2000年1月1日から2009年12月31日までの10年間に読売新聞と朝日新聞で報道された母子心中件数は395件で，被害児童数は552人にのぼる。被害児童の年齢は0歳児が最も多く17.1％を占める。その理由として，父子心中の場合は借金や失業が多いのに対して，母子心中では精神科に通院または入院歴がある，あるいはその時点で通院中という事例が最も多い。診断名がつくかどうかは別

として、心中する母親の心が健康であったとは言い難いということであろうか。

虐待はいくつもの要因が複雑に重なり合って起こるといわれる。子どもが低出生体重児や早産児であったり、障害児であったり、ただでさえ手のかかる乳幼児期に何らかの理由により育てにくさがある場合に、母親の性格や心身の不健康が加わり、さらに夫婦の不仲や、複雑な家族関係、あるいは社会的孤立、経済的な不安などの家庭環境で、追い詰められた心理状態になって、頭ではわかっていても、子どもを制したつもりの手が暴力に変わってしまったり、子どもが泣き叫んでもすぐに応える力がわいてこないという状況が起こり得る。

また、虐待は連鎖するといわれ、虐待を受けて育った場合、その後のケアが不十分であると、親になったとしても自身が幼く、衝動をコントロールすることができにくいのである。人はライフサイクルにおける発達課題を克服しながら成長する。その過程の中で、成長のためには、大人の愛情や支援が不可欠であることを学ぶのだが、虐待を受けていた人々はそのことを学ぶ機会がなかったともいえる。

いずれにせよ、虐待は親が追い詰められた末に起こる行動であり、子どもを傷つけずにはいられないほどの心境になる前に、母親（養育者）自身の心が救われる必要がある。

母親自身が、自分のそのような心境に気づいて、自ら誰かに相談すれば、必要なサポートを受けることができるであろうが、自分の行動が虐待化していることに気づかなかったり、相談することに躊躇したりすると、出口のない閉塞感にとらわれ、虐待は深刻化していく。したがって、困ったことはいつでも相談できる場所があることを、前もって伝えておくことが大切といえよう。

（坂田三允）

働く人の心の病と精神保健

働く人のストレスと心の病

1 働く人の生活環境とストレス

少なくない職場のストレス

働く人の労働環境は、グローバル化、経済効率の追求、IT（information technology）の普及、経済の低迷等の産業の変遷とともに目まぐるしく変化しており、これらの変化に適応していくことが、働く人のストレス要因の一端となってい

る。年功序列や終身雇用制度が崩壊し，雇用形態が多様化したことや生涯賃金が上昇しないこと等により，生活に必要な経済的基盤を確保することに不安を感じている人も少なくない。また，オフィスのIT化やSNS（social networking service）の普及等により，顔を合わせた人と人とのコミュニケーションが不足し，その波及的現象として，互いに支え合い心理的に安全を感じられるような人間関係が希薄化し，孤独を感じやすくなっているともいわれている。

　厚生労働省が1982年から実施している『労働者健康状況調査』，及び『労働安全衛生調査（実態調査）』によると，自分の仕事や職業生活に関することで強い不安，悩み，ストレス等を感じている労働者の割合は，時勢の影響を受けて変動するものの，50％〜60％強と過半数を超えている。そして，その主な内容は「仕事の質や量」「職場の人間関係（セクハラ・パワハラを含む）」「仕事の失敗，責任の発生等」となっている。

　職場のストレスが，どのように精神疾患に発展していくかの関連は，職業性ストレスモデルによってうかがい知ることができる。職場のストレスは，職場以外（家庭）の要因や個人の要因，また，ストレスを和らげる他者からのソーシャルサポートや自身のコーピング等の影響を受け，ストレス反応が持続し慢性化した場合に，疾患や問題行動につながっていくと考えられる（**図3**）。これにより，働く人自身や周りの人々（職場の上司や同僚，家族等）がストレス反応に早めに気づき，対処していくことが重要であるといえる。

働く人のライフサイクルと各ステージでの課題や危機

　ここで，働く人のライフサイクルと各ステージでの課題やそれに伴う危機について見てみたい。

　近年，働き方も家族のあり方も多様化し，標準的なライフサイクルのモデルはなく

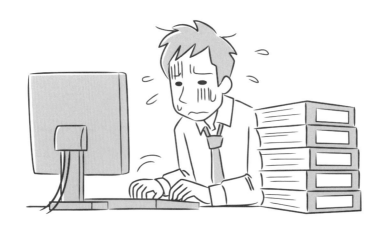

図3 NIOSHの職業性ストレスモデル

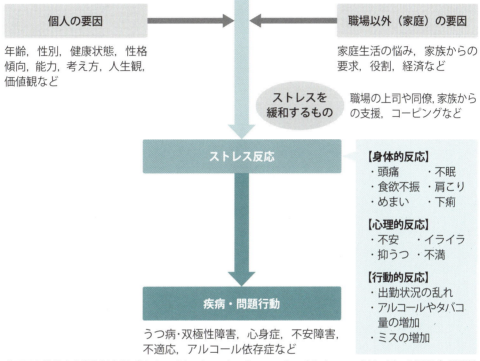

米国国立労働安全衛生研究所（National Institute for Occupational Safety and Health；NIOSH）職業性ストレスモデルを参考に作成

なりつつあるといえるが、1つのイメージとして表してみたものが**表2**である。職業生活や家庭生活で遭遇するさまざまな課題や危機の実際を、エリクソン（Erikson EH）の発達課題やキャリア段階、家族の発達段階を含めた時間軸に沿って、部分的に布置してみた。

　働く人のライフステージは、青年期後期から成人期・壮年期にあたり、その前後にある乳幼児期・学童期・老年期と比べると、心身ともに充実し、セルフケア能力が高まる時期といえる。しかし実際は、職場や家庭においてさまざまな生活課題をクリアすることが求められ、時にストレスが過剰となって、心身のバランスを崩してしまうことが少なくない。ことに、"中年期の危機"といわれる40歳くらいから60歳過ぎくらいの時期は、身体的には体力等が低下してくる一方で、職場や家庭での役割や責任は増し、多くの生活課題をこなさなくてはならないため、職業生活

表2 働く人のライフサイクルと各ステージでの課題や危機

	乳幼児期・学童期	青年期	成人期	壮年期	老年期
		アイデンティティの確立／アイデンティティの拡散／低迷の克服	親密性の獲得／孤立感の回避	世代性／自己停滞	

《キャリア段階》
キャリア探索・確立期 ── キャリア維持・再決断期 ── セカンドキャリア

[職業生活]
- 社会人スタート
- 仕事の不慣れ
- 離職
- 仕事の適性
- 上司・同僚・部下とのトラブル（ハラスメント）
- 年上の部下・年下の上司との関係
- 昇進・昇格
- 責任の変化
- 世代間ギャップ
- 異動・転勤
- 仕事のノルマ
- 転職
- 失職
- 後進の育成
- 出向
- 単身赴任
- 不安定な収入
- オーバーワーク
- 経済的な基盤の確保
- 仕事と介護の両立
- 定年
- 再就職
- 年金生活

[家庭生活]
- 恋愛
- 失恋
- 一人暮らし
- 共働き
- 結婚
- 妊娠・出産
- 引っ越し
- 夫婦げんか
- 夫婦関係
- 子育て
- 家事分担
- 子どもの病気
- 働き方の調整
- 仕事と子育ての両立
- 家計のやりくり
- 家計の見直し
- 離婚
- 役割の補完
- 子どもの受験・進学
- 親の介護
- 親の死
- 夫婦関係の見直し
- 子どもの就職・自立

《家族の発達段階》
結婚準備期 ── 新婚期 ── 養育期 ── 教育期 ── 分離期 ── 老後準備期

《年齢》 10　20　30　40　50　60

[身体・精神状態]
- 運動機能・体力の充実
- 不適応症状
- 生活習慣の乱れ
- 過剰適応
- 運動・睡眠不足
- うつ状態
- 生活習慣病
- 更年期症状・障害
- 喪失体験・空虚感
- 健康状態の維持と低下
- 認知症

※なお、1つ1つの項目の図形：▬▬ の長さは、必ずしも期間を反映してはいない

と家庭生活のバランスや，自身の心身のバランスをどのように保つかが最大の課題であるといえる。また，これらの課題に取り組んでいる同時期に，子世代は思春期から青年期の課題を，親世代は老年期の課題を抱えており，それぞれの課題が絡まり合って問題が生じている場合も少なくない。

ホームズ（Holmes TH）とレイ（Rahe RH）が1967年に発表した『社会的再適応評価尺度（Social Readjustment Rating Scale；SRRS）』は，「配偶者の死」「自分のケガや病気」等，ライフイベントがどのくらい生活に影響を及ぼすのかを点数化して示しており，現在もストレス評価法として用いられている。この尺度に示されているように，「結婚」「昇進」等の喜ばしいとされる出来事も，生活上の変化としてストレス要因となることがわかっている。

改めて**表2**を見ると，働く人のストレス要因は，大きく分けて職業生活と家庭生活の2つの環境の変化からもたらされていることがわかる。例えば，新社会人から20代は職業人としてのキャリアを探索し確立していく時期であり，当初は「仕事の不慣れ」や「一人暮らし」等の生活の変化から，一時的にストレスフルな状況に置かれるものの，大部分は次第に適応し落ち着きを取り戻していく。一方，少数ではあるが，仕事とのミスマッチや「上司とのトラブル」等による「不適応症状」や「離職」，過剰に適応しようとするあまり心身に不調が現れる者も見られる。また，プライベートではパートナー（配偶者）選びがこの時期の課題の1つであり，恋愛や結婚にまつわる出来事が時に心を波立たせ，仕事が手につかない状況になることもある。

働く人にとって，職場ではプライベート（家庭）の気がかりはいったん棚上げして仕事に専念し，プライベート（家庭）には仕事のストレスを持ち込まないという"仕事とプライベート（家庭）を区別する"姿勢は一般的であるといえる。しかし多くの場合，このようにきれいに割り切れるものではなく，仕事上のストレスがプライベート（家庭）でのイライラにつながったり，プライベート（家庭）のことがどうしても気になって仕事中にボーっとしてしまったりと，双方は互いに多少の影響を及ぼし合うものである。

また，個人差はあるものの，職業生活または家庭生活での1つのストレス要因でメンタルヘルス不調等を来すことは少ない。いくつかの要因が重なったり，日常生活の些細な煩わしさの積み重ねが絡まり合ったりして，心身の多大なエネルギーを消耗し，個々人の対処能力の範囲を超えてしまった時点で不調が現れるのである。

2 働く人の心の病の現状

医療技術の進展に伴って減少している疾病がある一方，労働環境の変化によっ

て，高血圧や虚血性心疾患等の循環器疾患，腰痛等の筋骨格系疾患，精神疾患を含むストレス関連疾患等の作業関連疾患は増加している。

　精神疾患の年齢別総患者数の年次推移を見てみると，統合失調症では，各年代ともにほぼ横ばいか減少傾向にあるのに対し，気分（感情）障害では，働く世代（25〜64歳）での著しい増加がみられる（**図4・5**）。これは，自殺予防対策として"うつ病"についての啓発活動が広がり，精神科受診の敷居が低くなったことに関連があるといわれているが，働く人の心身の負担が増している1つの表れともと

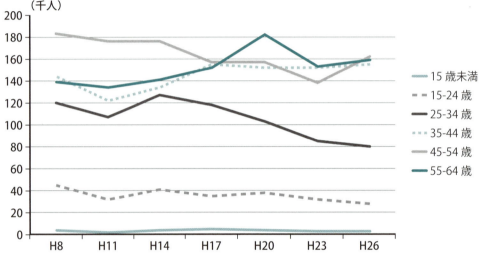

図4　統合失調症（F20-29）の年齢別総患者数の推移

厚生労働省：平成26年患者調査

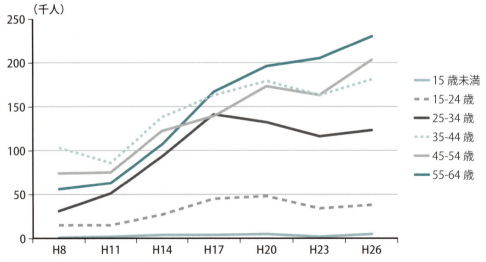

図5　気分（感情）障害（F30-39）の年齢別総患者数の推移

厚生労働省：平成26年患者調査

らえられる。

『地方公務員健康状況等の現況（平成28年度）』によると，「精神及び行動の障害」の長期病休者（傷病のため1か月以上休んだ者）が全体に占める割合は，平成24年度から連続して50％を超えて推移している。新生物などの他の疾患が減少傾向で推移しているのに比べ，年々増加の一途をたどっていることがわかる（**図6**）。このような状況は，民間企業においても多く見られており，現在，メンタルヘルス対策は経営や労務管理上の重要課題の1つと考えられている。また，職場において心の病は30代と40代に多く見られているが，最近では10～20代の若年層にも散見されたり，65歳まで雇用の時代を迎えて，認知症等の高齢者特有の健康課題が出現してきたりと，メンタルヘルスは各年代において重要な健康課題となっている。

働く人の精神疾患として印象が強いのは，うつ病・双極性障害と"新型うつ病"であろう。これらに加えて，統合失調症，神経症性障害，発達障害，パーソナリティ障害，アルコール依存症や摂食障害等のアディクション（addiction：嗜癖）の問題を抱えながら働く人等がさまざまに存在する。

なお，職域では心の病を"メンタルヘルス不調"として幅広くとらえ，メンタルヘルスケアの必要性を提示している。厚生労働省の『労働者の心の健康の保持増進

図6　長期病休者の疾病分類別構成比の推移

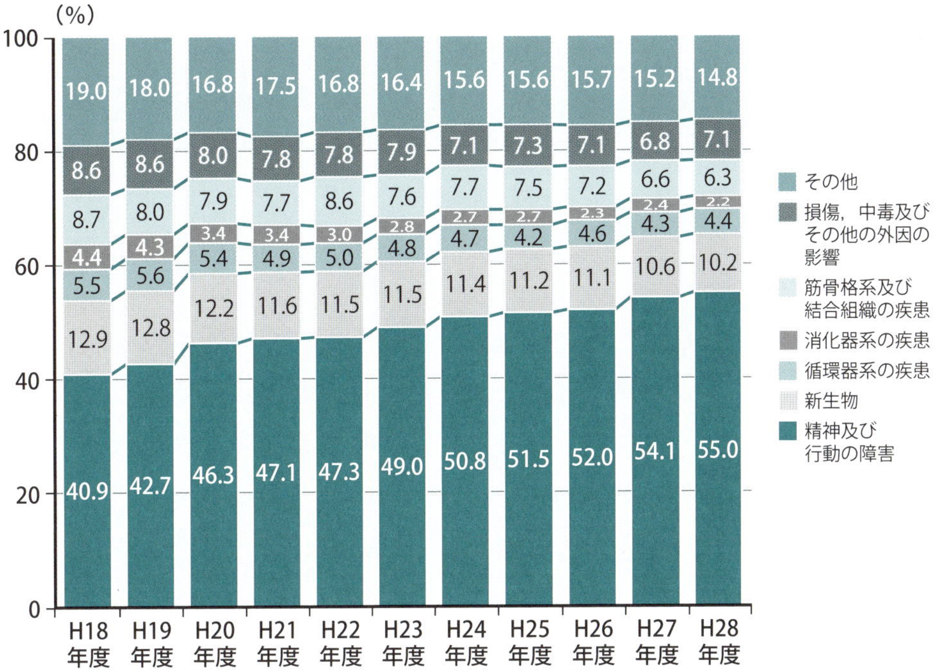

一般財団法人地方公務員安全衛生推進協会：地方公務員健康状況等の現況（平成28年度）より

のための指針』（平成18年，以下『指針』という）によれば，メンタルヘルス不調とは「精神および行動の障害に分類される精神障害や自殺のみならず，ストレスや強い痛み，不安など，労働者の心身の健康，社会生活および生活の質に影響を与える可能性のある精神的および行動上の問題を幅広く含むものをいう」とされている。

3 新型うつ病／非定型うつ病

うつ病のうち，いわゆる"新型うつ病"は，現在，大人の発達障害と並んで，職場の上司や同僚，人事労務担当者等が，その対応に頭を悩ませている事案の1つといえよう。従来のうつ病とは異なる印象を受けるものしてマスコミが取り上げたことから広く知られるようになり，専門家の間では「未熟型うつ病（阿部隆明）」「現代型うつ病（松浪克文）」「ディスチミア親和型うつ病（樽味伸）」「非定型うつ病（DSM-Ⅳ）」「特定不能の抑うつ障害（DSM-5）」等と呼ばれて，議論がなされている。

DSM-Ⅳでは，非定型うつ病は「大うつ病のうち，体重増加または食欲増進，過眠，鉛のような手や足の重さ，長期にわたる対人関係を拒絶されることへの過敏性などの特定の症状を有するうつ病」と定義されているが，一般的には，"新型うつ病"とほぼ同じ意味に扱われることもあるようである。

"新型うつ病"の定義や診断基準はないが，従来のうつ病（メランコリー親和型うつ病）と比べてみると，特徴が対照的であることがわかる。従来のうつ病の特徴は，中高年を中心として，元々の性格が几帳面で仕事熱心，他者への配慮や責任感の強さから「病気になって，迷惑をかけて申し訳ない」と言う等があげられる。一方，"新型うつ病"の特徴は，比較的若い年代に多く見られ，仕事では抑うつ的になるが休みの日は元気，元々の性格が自己中心的でわがまま，「病気になったのは会社（他者）のせい」と言う等があげられている。

また，従来のうつ病がすべてのことに対して意欲がなくなり，何事も楽しめなくなるのと違い，"新型うつ病"は仕事には行けないものの，自分の好きなことは楽しめることから，一見，性格や気の持ちようの問題と思われることも少なくない。しかし，当事者本人にとっては仕事でいろいろなことがうまくいかず，ダメになる感じ等の苦悩があり，一部のうつ病が従来とは違った様相を呈しているという理解のもと，対応していくことが大切である。

職場が"新型うつ病"の人への対応に苦慮している主な要因は，①従来のうつ病への治療法やかかわり方では状況があまり改善していかないこと，②"新型うつ

病"の特徴により，職場の周りの人たちから"厄介な人"と思われがちであり，時に関係がこじれてトラブルが起きたりするため，職場の人間関係を含めた環境調整に困難が生じやすいこと等である。

これらのことより，"新型うつ病"への支援は，うつ病を抱える当事者本人へのケアと社会化（育ち直し）へのアプローチはもとより，職場関係者（職場の上司や同僚，人事労務担当者等）の困り事にどのように対応していくのかが鍵といえよう。いくつかのポイントとしては，"新型うつ病"の特徴を理解したうえで，①当事者本人とのかかわりの中での陰性感情に気づき，冷静なコミュニケーションを工夫すること，②人材を育てるという成長的・教育的視点をもつこと，③職場のルールに則った公正な対応をしていくこと等があげられているが，現状として職場での支援には限界もあり，ケースバイケースの試行錯誤が続いているといえる。

4 大人の発達障害

児童精神科のみで対応されることの多かった発達障害が，近年，大人の精神科医療にも広がっており，職域でも話題となっている。発達障害とは，生まれつきの発達特性をもち，それによって日常生活に支障が現れるものをいう。精神科臨床でいう発達障害には，知的障害（mental retardation；MR），学習障害（learning disorder；LD），注意欠如・多動性障害（attention deficit / hyperactivity disorder；ADHD），自閉スペクトラム症／自閉症スペクトラム障害（autism spectrum disorder；ASD）等が含まれ，発達障害者支援法で示されている法律的な定義とは異なる。

このうち，職場で対応に困っているケースに見受けられるのが，対人関係でトラブルが生じやすいASDと不注意が目立つADHD，"聞いたことを理解してもすぐに忘れてしまう"などの「聞く」ことが困難なLDと似た特性をもったケースといえよう。発達障害の各々の特性や症状，診断基準，治療や対応を含む詳細は成書に委ね，ここでは，大人のASD及び自閉症スペクトラム（autism spectrum；AS）について簡単に取り上げる。

ASの3つの特徴（ウィング（Wing R）の3つ組）は，①対人関係でトラブルを起こしやすい「社会性の障害」，②言葉の理解や使い方が独特で会話が噛み合わない「コミュニケーションの障害」，③こだわりが強く，臨機応変に対応できない「想像力の障害」であり，これらの発達特性によって，日常生活に支障が現れるものがASDである。ASDは，臨床的にはアスペルガー症候群，アスペルガー障害，高次機能自閉症，または広汎性発達障害などさまざまな用語が使われている。そし

て，スペクトラム（連続体）という言葉が表しているように，発達特性の程度はなめらかに連続しているため，ここからが正常／異常というような境界線を引くことが難しい。

　職場で対応に困っているケースは，医療の視点から見れば，発達のばらつき（凸凹）の程度は比較的軽く，知的水準も保たれているため，学生生活や就職活動では何らかの課題を抱えながらも，大きなトラブルに発展することなく過ごしてきている。しかし，社会人として働き始めると，それまでの限られた範囲内での決まった手順や動作，処理能力を超えた臨機応変さを求められるようになり，生活や対人関係の広がりとともにさまざまな問題が表面化してくる。そしてある時期，問題が積み重なることで深刻化したりして，不適応症状やうつ病，不安障害等を引き起こし，保健医療職への相談や受診に至るという経過をたどっている。当事者本人または家族は，職場でうまくいっていないことを薄々感じつつも，「今まで問題はなかったのだから，そんなことはない。具合が悪くなったのは，職場（仕事）のせいではないか…」等の思いから，実際の職場での状況を伝えられても，なかなか受け止められないことも多い。

　一方，ASD の診断がついたこと等により，当事者本人や職場の周りの人たちがその特性や適性を正しく理解し，工夫や配慮を模索し積み重ねていくことで，職場に適応している事例や，保健医療職の支援がなくとも，風変わりであることは互いに認識しながら，ほどよいところで調和しともに働いているような事例もある。

　これらのことからも，ASD 及び AS の支援のポイントは，工夫の余地を当事者本人と職場の環境調整の両方に根気よく探っていくことであり，「治すこと」がゴールではない。そして，工夫の糸口を探る手がかりとして，診断や障害特性に関する知識を役立て，時に問題が起こっても，当事者本人と職場の周りの人たちがほどほどのところで折り合いをつけていけるよう，解決に向けた段取りを双方に働きかけていくことが肝要であるといえる。また，元々統合失調症者の社会生活指導の技術として用いられていた，生活臨床の働きかけの5原則（①時期を失せず，②具体的に，③断定的に，④反復して，⑤余計なことは言わない）を有用とする経験知もある。

　大人になってからの発達のばらつき（凸凹）への見立てや対応は今後の課題であるが，「職場でどのような対応が可能なのか」としてすでに見出されてきている工夫のいくつかは，職場適応困難に発達過程の遅れや偏りが想定されるケースを含め，どんな人にも役立つユニバーサルデザインであるといえよう。

職場における精神保健と看護

1 職場におけるメンタルヘルス対策

私たちのライフサイクルと保健活動とのかかわりをみると，主に，乳幼児期と老年期は地域保健，就学期は学校保健，そして，約40年間にわたる就労期は産業保健によって支えられている。

職場における精神保健は，産業保健（労働衛生）の一分野であり，産業医，産業看護職（産業保健領域で働く保健師・看護師の総称），衛生管理者，心理専門職，人事労務担当者等が中心となって，メンタルヘルスの課題に取り組んでいる。働く人々の健康状態は，健やかに働いている人から，勤務はしているものの健康と病気の間にある半健康的な人，そして疾病段階にある人まで多様である。そして，いずれの健康レベルについても対象を一人の生活者としてとらえ，健康と労働との調和を支援することが，産業看護職の中心的な役割である。

働く人の健康は，主に労働安全衛生法によって守られている。これに基づいて，メンタルヘルスケアの実践方法についての『指針』が定められ，職場でのケアの骨組みとされている。「セルフケア」「ラインによるケア」「事業場内産業保健スタッフ等によるケア」，及び「事業場外資源によるケア」の4つのケアを，一次〜三次予防の観点から継続的かつ具体的に展開していくことが，対象個人のみならず，集団，組織のよりよいメンタルヘルスのうえで欠かせないものといえる（図7）。

図7　4つのメンタルヘルスケアの推進

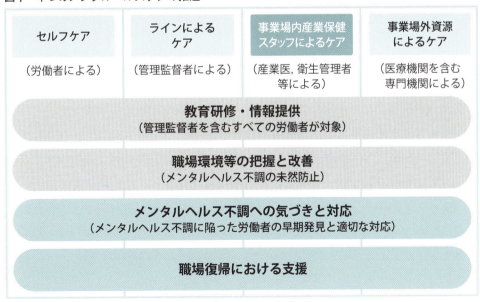

厚生労働省：事業場における労働者の心の健康づくりのための指針より

昨今のメンタルヘルス対策は，疾病管理からメンタルヘルス不調の予防と早期介入・支援，及び快適な職場環境づくりに力点が変わってきている。2015年12月に導入された『ストレスチェック制度』は，精神疾患の発見というスクリーニングテストではなく，一次予防を主な目的として，働く人自身のストレスへの気づきを促し，ケアを必要とする個人へのサポートを行う一方，集団ごとの集計・分析の結果を職場環境の改善につなげることとしている。

2 産業保健と看護の視点

メンタルヘルスの問題は，人間としての統合された機能・能力に絡むものであり，産業医・産業看護職等が主に把握している「健康及び治療状況」のみで判断し，解決できるものではない。原則として当事者本人の同意を得て，「勤務状況や業務遂行能力」「業務及び職場との適合性」「作業環境や業務量・質の状況」「職場側や家族による支援状況」等の情報を人事労務担当者や上司等とも共有しながら，多角的にアセスメントしていくことが重要である。

また，当事者本人や家族，職場でともに働く上司や同僚を含めたアプローチとして，「疾病性」と「事例性」の2つを分けて考えていくことも重要である。「疾病性（illness）」とは「被害妄想がある」「発達障害が疑われる」等，病気にかかわる事柄に着目し，どのような症状や病名であるか等を専門家が判断していくものである。一方，「事例性（caseness）」とは「仕事上のミスや事故が多くなった」「遅刻や欠勤が増えた」「周囲とのトラブルが多い」等，当事者本人のどのような言動が仕事上で問題となり，困っているのかということである。職場の上司や同僚，人事労務担当者等はメンタルヘルスの専門家ではないが，当事者本人のいつもと違った様子や業務上での困り事について，比較的早い段階から気づくことが多い。このような際，「疾病性」の有無を前提に支援を行うより，「事例性」に重きを置き，客観的な事実を把握することから解決に向けた支援を進めていくことが鍵といえよう。

ここで，産業看護職による個人を対象の中心とした支援について一部触れておく。産業看護職は，一般的に企業や健康保険組合，検診機関等に所属しているが，雇用・勤務形態はさまざまである。法的配置を義務づけられている産業医とともに，働く人々の身近な援助職として，相談活動や個人と職場間等のさまざまな調整を担っている。

個人を援助しようとする際，欠かせないものの1つが対象理解である。一人の人を理解しようとするとき，心と身体を看ることが土台となることはいうまでもないが，援助（かかわり）を通して，その人が生きてきた時代や家族背景等によって培

われてきた価値観や考え方，生活や体験の仕方等を含めて知っていくことが重要である。

そして，主なアプローチとして，①疾病を基準に置いて対象を理解し，基本的なかかわり方のポイントをおさえていく方法と，②対象自身と対象を取り巻く現象がどのようであるかを把握したうえで，それらの現象がどのような過程で引き起こされているのかを，かかわりを通して探求しながら，課題解決の糸口を見つけていく方法があげられる。

幅広い年代にわたって，さまざまな健康レベルにある人々を継続的に支援していく産業看護職は，「事例性」への対処を手がかりに，「疾病性」を見通しながら当事者本人の自助力に働きかけ，方向性をともに見出していくといえよう。

なお，メンタルヘルスケアに携わる看護職自身も働く一人の生活者であり，産業保健の支援の対象である。病棟看護師のメンタルヘルスの実態や対策については調査・研究が積み重ねられてきており，早期離職の防止や人材育成を含めたサポート体制作り，院内資源（例えば，リエゾンナースや臨床心理士等）の有効活用等，積極的に取り組んでいるところもみられる。しかし，一般的な企業と比べると，働く看護職それぞれが"自分の健康のことは自分でする"という意識を高くもっていることや，支援する側も同業者ゆえに介入しづらいこと等が関係しているのか，メンタルヘルスケアの実際はセルフケアに大きく委ねられている印象が強い。

看護の仕事は，「肉体労働」「頭脳労働」であるとともに「感情労働」であるといわれており，看護職のメンタルヘルスは感情の問題抜きには語れない。今後，感情労働を支える具体的アプローチが，職場のサポートシステムとして検討されていくことが望まれる。

職場復帰をめぐる現状と課題

1 職場への社会復帰とは

"職場への社会復帰"と聞いて，まず，どのようなイメージを思い浮かべるだろうか。精神科病棟で働く看護職にとっては，20歳前後に発症した統合失調症者が，20〜30代でリハビリテーションとして就労するというイメージが強いかもしれない。医療現場において"社会復帰"を示す幅は広く，帰る場所（家族，地域，学校，職場等）によって，復帰に必要な準備や課題のレベルも違ってくると考えられる。また，復帰の可否は帰る場所やそこで生活している人々の許容度によるところも大きい。

一方，職場関係者（職場の上司や同僚，人事労務担当者等）にとっては，復帰を目指す休業者の疾患や年代はさまざまであり，"職場への社会復帰"とは，ある一定の準備期間を経て再び安定した職業生活を維持し，業務を遂行できることを指している。そして，職場復帰を迎える際のポイントは，休業者本人の職場復帰の意思とともに，疾病や障害に関する症状等が落ち着き，自立した日常生活が送れていることに加えて，その職場で求められる業務遂行能力まで回復し，継続的な就業に耐え得る状態にあること，そして職場側にも支援準備が整うことであるといえる。

2 職場復帰支援に必要な視点

職場復帰支援は，疾病の再燃・再発予防と並んで，職場のメンタルヘルスの三次予防の中核をなすものである。復帰の可否の判断にあたり職場関係者が最も思案するのが，主治医の「復職可能」の診断書と休業者本人の状態とが一致しない場合である。前述のことからも，医療側が考える回復レベルと職場側が求める回復レベルには，多少の差が生じやすい。これは，医療側が休業者本人から重点的に話を聞くため，職場での実情や仕事内容，社内制度等に関する情報を把握しにくいこと，また，症状が落ち着いて日常生活を問題なく送れるようになった段階を回復とみなしている場合や，回復状態が十分とはいえないものの，休業者本人の意向を優先して「復職可能」と書く場合も少なからずあること等が理由として考えられる。

また，休業と復帰の繰り返しを防ぎ，職場復帰を円滑に進めるために，最近リワーク支援を活用することが増えてきている。リワーク支援は，医療機関や障害者職業センター等で実施しており，プログラムへの参加により，生活・睡眠リズムの立て直しや体力の回復，グループワーク等を通して対人関係のパターンや認知のくせに気づき，見直すこと等が期待できる。そして，集団活動の場面で浮かび上がってくる対人関係の課題は，職場での課題に相通ずるものがあるため，リワークでの課題解決への学びは，職場に戻った際にも有効である。

しかし，リワーク支援プログラムの実質はまちまちであり，どのような回復をどの程度目指してリワークするのかを見通せない場合には，職場復帰の効果が思うように上がらないという課題もある。

これらの課題解決として，①回復レベルにかかわるギャップを埋めたり，②リワーク支援で目指すものを見通すには，休業者本人を中心とした医療側と職場側との連携が必要であろう。事業所の規模は大小さまざまであり，現状では残念ながら，すべての職場で職場復帰支援プログラム等の円滑なケアシステムが構築されているとはいえない。医療側にしてみれば，職場側にどのような支援者（産業医，産

業看護職，衛生管理者，心理専門職，人事労務担当者，職場の上司等）がいて，それぞれどのようなサポートが可能なのかが見えにくいのである。

地道にではあるが，休業者一人ひとりの職場復帰支援のプロセスを通して，支援者同士の顔がつながり，医療側と職場側の双方がそれぞれの支援内容を理解し合う中で役割が分担され，よりよい連携が作られていくものと思われる。

坂田は，生活を営んでいくための基本的な2つの能力について，①自分の身体を維持するために，自動的なリズムとして体内に組み込まれている機構と，②他者を含む現実を認識し，かかわりあい，自分の生活を構築していく働きであると述べている[1]。この2つは相互に関連し合い，時に複雑に絡まり合っているようにも思える。ことにメンタルヘルス不調を抱え，職場復帰し就労を継続していく場合，この2つの能力の関連性も含めてアセスメントし，支援していく必要があると感じている。

ともすれば，ビジネスの場では利潤追求のため効率的にはっきりさせることが求められ，心の病のわからなさと不安定さをそのままに許容することが難しい。その中にあって，わからないといってあきらめたり，パターンに当てはめて対応するのではなく，わからなさと不安定さを保持しながら理解に向けてかかわり続ける姿勢が，支援者として重要である。

（松島尚子）

◻ 高齢者の心理的特徴と心の病

◻ 高齢者の心理的特徴

現在，日本人の平均寿命は伸長し続けており，世界の中でも有数の長寿国となっている。しかし，平均寿命と健康寿命（健康上の問題がない状態で日常生活を送ることができる期間）の間には，男性で約9年，女性では約12.5年の差がある。また，日本では核家族化が進んでおり，三世代はおろか，二世代で暮らす家族も減少し，高齢夫婦間での介護を迫られることも少なくない。

そのような背景の中で，「終活」という言葉を用いて自分の「終焉」を見つめ，残された時間をより充実したものにしていこうという考え方が広まってきている。社会変化とともに，不老不死が人としての「夢」という考え方から，「死」を見つめ「生」を考え「QOLをよりよいものにしたい」という，人生の「長さ」よりも

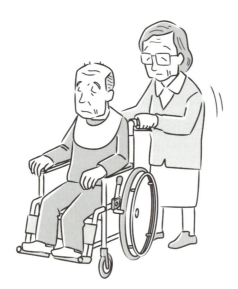

「質」を重視する高齢者が増えてきているのである。

1 発達課題

発達段階からみると，心理学者のエリクソン（Erikson EH）は「老年期における発達過程は〈統合〉対〈絶望と嫌悪〉である」と考察した。この時期は，これまで歩んできた自分の人生を振り返り，よいことも悪いこともすべてを受け入れて「自分の人生」を統合し，「自らの死に際」までも見据えなければならない時期である。

しかし，これまでの「人生」を振り返ったとき，その人生に納得できず後悔をすることもある。「人生」の統合がうまくできないと「死」に対する恐怖感は増し，絶望と嫌悪を感じることとなる。価値観は個々により大きく異なるため「人生の質」の違いも大きく，何に「価値観」を見出し，何をもって「人生の質」を評価するのかは千差万別である。

その人がその人なりの「統合」を行えることが重要であり，高齢者の心理はその個人なりの「人生の質」をいかに自己評価できているかで，多種多様な変化を見せることとなる。

2 感情と情動

高齢者では，表情筋群の加齢的変化や筋統制の低下から，表情が乏しく見えてくる場合がある。しかし，「うれしい」「悲しい」といった感情や，「快」や「不快」といった情動が乏しくなったわけではない。むしろ，「今までできていたことができなくなっていく自分」に直面し，イライラや不満，不安や悲しみといった気持ちがわきやすくなる。感情の抑制が効かず，些細なことでイライラし，時に自分で

きないのを他人のせいにするような「愚痴」が増加する場合もある。これは，自分の弱さを受容できない心の表れであり，その弱さを守るための「心の仕組み」（自己防衛）であるともいえる。

さらに，心の中で沸き起こる情動を抑えることができず，些細な出来事に対して大声を出すなど，易怒的にもなりやすい。また，保守的になりやすく，新しい考え方を取り入れていくことができず「頑固」になり，「古い」しきたりにこだわりがちとなる。

これから迎える「未来」に対し否定的な考え方となり，自分の輝いていた過去に執着を持ち続けてしまう傾向となりやすい。

3 心身相関と知能

「加齢」はさまざまな機能の低下を招く。人は身体の不調や疾病，物忘れや外出の減少，子育ての終了や定年などから「老い」を自覚していく。また，咀嚼や嚥下機能の低下，身体筋肉量の低下，反射神経の衰え，消化管機能の低下による便秘などの症状は，日常生活の基盤となるものであり，直接「老化」を感じることが大きく，それ自体が抑うつ気分を引き起こすきっかけとなり得る。

他人から見たら取るに足らないようなエピソードで容易に抑うつ状態となり，頭重感や腹部違和感，胸部不快感を訴え，医学的に説明できる器質的な異常が見当たらないにもかかわらず，執拗に身体の異常を訴えることもある。

もとより，身体と精神は相関しているが，高齢者ではその相関関係がより強いものになっていくため，〈身体の不調〉＝〈精神の不調〉となって出現することも少なくない。小さな変化に気づき，いち早く相談できる人や場所などの確保が重要となる。

知的水準については，学習経験や体験，知識の蓄積などからなっており，個人差が大きい。記銘力や計算力は流動性知能といい，加齢とともに低下しやすいが，これまでの人生で積み重ねてきた教養などの結晶性知能は，体験から得た知識や言語が基盤となっているため，加齢による低下は起こしにくいとされている。

高齢者を取り巻く社会環境

1 高齢化率と高齢者人口

増加する高齢者

総務省によれば，わが国の総人口は，2015 年 10 月 1 日現在，1 億 2,711 万人であるが，65 歳以上の高齢者人口は過去最高の 3,392 万人となり，総人口に占める割

合（高齢化率）は 26.7％となっている。

今後の推移

　高齢者人口は，「団塊の世代」が 65 歳以上となった 2015 年に 3,392 万人となり，「団塊の世代」が 75 歳以上となる 2025 年には 3,657 万人に達すると見込まれている。その後も高齢者人口は増加を続け，2042 年に 3,878 万人でピークを迎える。その後は減少に転じると推計されているが，総人口が減少する中で，高齢者が増加することにより高齢化率は上昇を続け，2035 年に 33.4％で 3 人に 1 人となる。さらに，2060 年には 39.9％に達して，国民の約 2.5 人に 1 人が 65 歳以上で，4 人に 1 人が 75 歳以上の高齢者となる社会が到来すると推計されている。

平均余命

　2016 年の簡易生命表によると，日本人の平均寿命は，男性が 80.98 年，女性が 87.14 年となり，前年と比較して男性は 0.23 年，女性は 0.15 年上回っている。平均寿命の男女差は 6.16 年で，前年より 0.08 年減少している。

　また，主な年齢の平均余命は，男女とも全年齢で 2015 年を上回っており，男女ともに平均寿命は延び続け，2060 年には男性 84.19 年，女性は 90 年を超える 90.93 年となることが見込まれている。

生産人口と出生数

　平均余命が伸び続ける中で，生産年齢人口（15 〜 64 歳）は 1995 年に 8,716 万人でピークを迎えた後に減少に転じ，2013 年には 7,901 万人と 1981 年以来 32 年ぶりに 8,000 万人を下回った。それに加え，出生数は減少を続け，2060 年には 48 万人になると推計されている。その結果，1950 年には 1 人の高齢者に対して 12.1 人の現役世代（15 〜 64 歳の者）がいたのに対して，2015 年には高齢者 1 人に対して現役世代が 2.3 人にまで減少している。今後，高齢化率は上昇を続け，現役世代の割合は低下し，2060 年には 1 人の高齢者に対して 1.3 人の現役世代という厳しい比率になると推測されている。

家族と世帯

　高齢者のいる世帯は全世帯の約半分で，「単独世帯」「夫婦のみ世帯」が全体の過半数となっている。65 歳以上の高齢者のいる世帯についてみると，2014 年現在，その世帯数は全世帯数の 46.7％を占めている。1980 年では世帯構造の中で三世代世帯の割合が一番多く，全体の約半数を占めていたが，2014 年では夫婦のみの世帯が一番多く，約 3 割を占めるようになっており，単独世帯と合わせると半数を超える状況になっている。

2 高齢社会対策

高齢社会対策大綱に基づく施策

　2012年9月に3度目の高齢社会対策大綱が閣議決定され，高齢社会対策基本法の基本理念を確認し，**表3**の基本的考え方に則り，高齢社会対策を推進することとなった。

　そして，**表3**にある6つの高齢社会対策推進の基本的考え方を踏まえ，分野別の基本的施策として，「就業・年金等分野」「健康・介護・医療等分野」「社会参加・学習等分野」「生活環境等分野」「高齢社会に対応した市場の活性化と調査研究推進」「全世代が参画する超高齢社会に対応した基盤構築」の6つの分野別基本的施策に関する中期にわたる指針が定められた。このうち，「健康・介護・医療等分野に係る基本的施策」の方針を**表4**に示す。

表3　国の示す基本的な考え方

①「高齢者」の捉え方の意識改革
②老後の安心を確保するための社会保障制度の確立
③高齢者の意欲と能力の活用
④地域力の強化と安定的な地域社会の実現
⑤安全・安心な生活環境の実現
⑥若年期からの「人生90年時代」への備えと世代循環の実現

高齢社会対策大綱より

表4　健康・介護・医療等分野に係る基本的施策の方針

・我が国において少子高齢化や疾病構造の変化が進む中で，生活習慣及び社会環境の改善を通じて，全ての国民が共に支え合いながら希望や生き甲斐を持ち，高齢期に至っても，健やかで心豊かに生活できる活力ある社会を実現し，長寿を全うできるよう，生涯にわたる健康づくりを総合的に推進する。
・高齢者介護については，介護を国民皆で支え合う仕組みとして創設された介護保険制度の着実な実施を図る。また，高齢者が可能な限り住み慣れた地域でその有する能力に応じ自立した日常生活を営むことができるようにするため，医療，介護，予防，住まい，生活支援サービスが一体的に提供される「地域包括ケアシステム」の確立を目指す。加えて今後急速に増加することが予想される認知症を有する人が地域において自立した生活を継続できるよう支援体制の整備を更に推進する。
・また，今後も高齢化の進展等で医療費の増加が見込まれる中，引き続き安心して良質な医療を受けることができるよう，人口構造の変化に対応できる持続可能な医療保険制度を構築する。

高齢社会対策大綱より

地域包括ケアシステム

　また，高齢者が住み慣れた地域で生活し続けることを可能とするために，医療，介護，予防，住まい，生活支援サービスが包括的に確保される地域包括ケアシステムの構築と介護保険制度の持続可能性の確保のため，「地域における医療及び介護の総合的な確保を推進するための関係法律の整備等に関する法律」（平成26年法律第83号。以下「医療介護総合確保推進法」という。）が2014年6月に成立した。

　具体的には，在宅医療・介護連携の推進，認知症施策の充実，地域ケア会議の推進及び生活支援サービスの基盤強化の充実等を図ることとし，地域住民が可能な限り，住み慣れた地域で介護サービスを継続的・一体的に受けることのできる体制（地域包括ケアシステム）の実現を目指す法律とされている。

◾ 老年期の心の病

　老年期における心の病（精神障害）の出現頻度は，壮年期に比べ3～4倍ほど高くなるともいわれている。老年期で初発する疾患もあれば，青年期，壮年期で発症し，そのまま老年期を迎えてしまったもの，一度は寛解を迎えたものの，老年期になって再燃してしまうものなどさまざまである。

　ここでは，老年期に生じやすいとされる心の病を述べる。

1 睡眠障害

　老年期になると，身体的，精神的，社会的な不安が生じやすく，特に喪失体験や急な独居生活による心理的ストレスから睡眠障害に陥りやすい。また，身体的，精神的機能の低下や加齢による睡眠パターンの変化から，睡眠の「質」と「量」が低下しやすい。個人差は大きいが，他人から見て「よく眠れていた」と思えても，本人が「眠れていない」と感じているのであれば，そこには「睡眠障害」が存在する。つまり，極めて主観的ではあるが，「質」と「量」が伴っていなければ，本人にとって大きな問題となり，「不眠」の訴えとして表現されるようになる。

不眠が及ぼす影響

　不眠とは，生理学的，身体的疾患，精神的疾患，薬物の影響，心理的要素など，さまざまなものが原因で出現する。「眠れない」という焦りや不安，心理的ストレスなどから交感神経が優位となり，さらに不眠が増してしまう。すると，日中の活動量低下や感情起伏の増大を招きやすくなるとともに，サーカディアンリズム（概日リズム）が崩れていくといった，負のスパイラルに陥ることとなる。そのような睡眠障害は，高齢者の精神疾患やせん妄などを引き起こす要因の1つとなってしまう場合もある。

2 せん妄

1つのことに注意を向け，「集中し維持する」ことができなくなるような軽度から中等度の意識混濁をベースに，失見当識，錯覚や幻覚・妄想，衝動行為，拒絶，独語などの「精神運動興奮」，遂行能力の障害が合わさった状態像で，そのほとんどに「睡眠障害」がみられる。その発症は急激で，短期間（数時間～数日）であり，意識混濁があるにもかかわらずその状態像は変動しやすい。原因と状態の重篤さによっては，長期にわたって続くこともある。

せん妄の種類

せん妄には「過活動型」と「低活動型」があり，臨床的には2つを併せ持った「混合型せん妄」が多いといわれている（**表5**）。

発症因子

老年期では脳血流量の低下や代謝の低下，電解質異常や薬物代謝機能の低下，低環境順応性など，さまざまな要因が絡み合い「せん妄」を起こしやすいといわれている。特に睡眠状態の影響は大きく，夜間に発症するものを「夜間せん妄」といい，大声や徘徊，放尿や弄便など，多くの状態を呈してしまう。

せん妄の発症因子は**図8**のようになっている。

3 幻覚・妄想状態

認知症やうつ病などといった精神障害では，幻覚・妄想状態の出現が高頻度となる。加齢による聴覚や視覚などの知覚機能の低下や，判断力の低下，喪失体験や社会的孤立感などからくる不安や不信，さらに環境条件などが相まって助長され，幻覚・妄想状態を引き起こす。また，多くの場合，その対象は一緒に住んでいる家族であったり，近隣の住人であったりする。入院生活をしている場合などは同室者や病棟スタッフであることが多く，幻覚・妄想の対象は，周囲にいる人々に限られる

表5 せん妄の症状

過活動型せん妄		低活動型せん妄
不眠	思考の偏り・脱線思考	不眠
多弁（早口で大声）	注意散漫	ボーっとしている
易刺激性で闘争的	易怒的	無関心・無感動
不安・焦燥感の増悪	悪夢	無反応
暴言，時に暴力	多幸・放歌	注意減退
非協調性	人の話が聞けない	不活発
多動的・徘徊	会話不成立	動作緩慢
落ち着きがない	など	発語の減少 　　　　　 など

図8 せん妄の発症因子

準備因子（準備状態となる素因）
・高齢（70歳以上）
・認知症（2/3がせん妄発症）
・脳器質疾患の既往（脳血管障害，頭部外傷等）
・薬物（アルコール，睡眠薬，抗不安薬内服中）
・低栄養
・せん妄の既往　　　　　　　　　　　　など

直接因子（直接引き起こすもの）
・身体疾患（中枢性疾患，全身性疾患）
・薬剤（アルコール，覚醒剤，抗パーキンソン薬，抗コリン薬，ステロイド）
・手術　　　　　　　　　　　　　　　など

促進因子（誘発しやすく，悪化や遷延化につながるもの）
・身体要因（疼痛，便秘，脱水，尿閉，拘束，視力・聴力の低下，ドレーン類）
・精神的要因（不安，抑うつ）
・環境（入院，ICUの入室，明るさ，騒音，独居，同居，引っ越し）
・睡眠（不眠，睡眠関連障害）　　　　　など

せん妄の発症

ことが多い傾向にある。

老年期に多い幻覚と妄想

　妄想の内容としては，「誰かに悪口を言われている」といった被害妄想が最も多く，その他には，身体的な不調を基盤とした心気妄想，「配偶者が浮気をしている」などの嫉妬妄想，「自分の血筋は天皇家である」といった誇大妄想，「家が破産した」という貧困妄想などがある。

　幻覚の内容としては幻聴が多く，「壁を叩く音がする」などの非言語的なものから，「食事を摂ってはいけない」といったような言語的幻聴もあり，話しかけてきたり，批判されたりする。その他には，「壁に虫がいっぱいいる」「小さな妖精がいる」といった幻視，「虫が身体を這っている」「お腹の中にネズミがいる」などの幻触・体感幻覚などがある。

4 抑うつ状態

　老年期のうつ病・抑うつ状態は，心理的・社会的要因や身体疾患，中枢性疾患などがその原因と誘発要因となっている。さらに，加齢に伴う脳機能の退行性変化や薬剤性などの要因も加わり，老年期における抑うつ状態の発症要因は多彩である。抑うつ状態でありながらその自覚が少なく，精神状態が表出しにくいような非定型的なタイプが多く，その症状のあらわれ方は特徴的であり，**表6**のような病態像を見せる。

表6　非定型タイプの主な病態

・抑うつ状態の訴えは少ないが，漠然とした不安を抱えており，生きがいや物事に対しての興味がわかない。
・精神症状の表出は少ないが，身体的な愁訴（食欲低下，不眠，頭重感，頭痛，発汗，口渇，胃部不快感，便秘，下痢など）が前面に出ている（仮面うつ病）。
・若い年齢層に比べて妄想を形成しやすく，罪業妄想，貧困妄想，特に，身体的な愁訴に関連した心気妄想や，「悪口を言われている」というような被害妄想形成がある。
・不安感，焦燥感が強く，じっとしていることができずに多弁となり，落ち着きがなくなる。興奮することもあり，不機嫌になったり苛立ちが強くなったりと易怒的になりやすい。

　表6にあるような症状とあわせ，老年期のうつ状態では，思考制止や集中困難，記憶力低下の訴えなどから，認知症と間違われることも少なくなく，実際に，認知症の初期ではうつ病の症状が出る場合もあるので注意が必要である。また，脱水などの身体的要因と抗うつ薬などによる薬物的な要因から，せん妄などの意識障害を来しやすい。

希死念慮

　老年期の抑うつ状態では自殺者が多く，老年期自殺者の70～80％には，その背景にうつ病があるといわれている。予告徴候がなく，突如として致死的手段をとることがあるので，細心の注意を払っていくことが必要である。

5 身体表現性障害（心気症）

　この病は自分の身体や健康状態について，過度にとらわれ不安や苦痛を感じている状態で，常に自分の心身状態に関心を寄せ，朝から晩まで身体の不調を訴え続ける。特に，老年期の女性に極めて多くみられる病である。

　老年期の場合は訴え自体が深刻性に欠け，「死に対する恐怖」と直接結びつかない。むしろ，「身体的快感や，個人の満足感が得られないだけの些細な身体的変化にとらわれているだけ」という状態が多いことから，疾病に対する「恐怖」ではなく，自己愛的な退行現象のあらわれであることも少なくない。老年期の特徴としては，多かれ少なかれ「他人から注目してもらいたい」という気持ちがあり，「他者と交わることの少なくなった高齢者」の多くが持ち合わせている「心の働き」が影響していると考えられる。しかし，不調の訴えの多い高齢者を身体表現性障害（心気症）と決めつけて放置してはならない。高齢者の身体疾患は元々症状がはっきりしないものもあるし，高齢者自身，自分の身体的不具合を伝えられない場合も多々あるからである。まずは身体的な疾患の有無を見極めていくことが重要である。

■ 急増する認知症患者

1 認知症をめぐる状況

　日本における認知症の患者数は 2012 年で約 462 万人，65 歳以上高齢者の約 7 人に 1 人と推計されている。認知症とはいえないが，正常ともいえない中間の状態である軽度認知障害（Mild Cognitive Impairment；MCI）と推計される約 400 万人と合わせると，65 歳以上高齢者の約 4 人に 1 人が認知症の人，またはその予備群であるともいわれている。

　また，この数は高齢化の進展に伴いさらに増加が見込まれており，今後の推計を行ったところ，団塊の世代が 75 歳以上になる 2025 年には，認知症に罹患した人の数は約 700 万人前後になる見込みとの結果が，厚生労働省の発表で明らかとなった。

2 認知症対策─新オレンジプラン

　高齢者の 4 人に 1 人が認知症の人，またはその予備軍であることを受け，国は認知症の人の意思が尊重され，できる限り住み慣れた地域のよい環境で自分らしく暮らし続けることができる社会の実現を目指し，認知症施策推進 5 か年計画（オレンジプラン）を改め，認知症施策推進総合戦略（新オレンジプラン）を策定し，認知症患者の急増に備えることとしている。

　なお，認知症の症状や看護については，第 2 章 15（192 ページ）を参照してほしい。

■ 今後の課題

減り続ける生産者人口

　高齢化率が上昇していく中で，生産者人口は減り続ける一方である。現役世代の減少率をいかに少なくしていくことができるかによって，高齢者の生活の質は大きく変化する。高齢者問題を考える場合，少子化問題にも焦点を当て，いかに次の世代を育んでいくのかということも並行して考えていく必要がある。

高齢者を取り巻く環境作り

　また，わが国における高齢化率の急増は，今までに類を見ないものとなっている。「少しでも長生きをする」というような「長さ」より，よりよく生きるという「質」を求める傾向の中で，地域で暮らす高齢者を支えるための「地域包括ケアシステム」が機能的かつ効率的に展開されることが望まれる。核家族化が進み，老老介護や孤独死，介護殺人などが現実にある中で，安心して老後が送れるための環境

整備は急務である。

地域格差

　集団就職や都市集中型の人口構成から，地方と都市圏での高齢者を支える基盤に差が生じてきている。地域によっては介護保険施設や福祉施設など，介護を必要とする高齢者の施設は充実してきているが，都市圏ではまだまだ不足の状態が続いている。このような地域格差をいかにして是正していくのかということも今後の課題として残されている。

社会的入院患者を作らない

　高齢であるがゆえに些細なことで疾病に罹患することも多くなる。老年期うつや認知症の行動・心理症状（BPSD）などの入院に対しては，身体科よりも，むしろ精神科でその治療を担っているのが現状である。精神科の場合，いまだ社会的入院を余儀なくされている患者が少なからずいる中で，新たに入院をしてきた高齢者の退院先がなく，「精神状態が落ち着いたのにもかかわらず退院することができない」といった社会的入院を余儀なくされてしまう状況も少なくない。高齢者の新たな社会的入院患者を作り出さないよう，早期退院の実現を目指し，地域連携基盤強化と協働活動のさらなる活性化が求められている。

（橋本健）

引用文献

1）坂田三允編：生活領域から見た精神科看護，3-15，医学書院，2001.

2 心を病む人の看護

看護の目標とその展開

看護の目標

　ノーマライゼーションの推進が図られてきている現在においても，心を病む人について，「怖い」「何を考えているのかわからない」「人が理解できないことを言ったり行ったりする」などのイメージを抱いている人は少なくない。また，看護師においても，かつて学生のときに精神看護実習で受け持ち患者について，例えば「普通の人と変わらない」「怖いと思っていたけれど違っていた」というような体験をしているにもかかわらず，心を病む人への看護というと，他の看護領域とは別物としてとらえられる場合も少なくない。ましてや学生は，いくら授業で病気（精神疾患）はその人の一部であって，自分たちと変わりのない人であると事前に学習をしていても，正直なところ"普通に"話をすることができるのだろうかと不安を抱えながら実習に臨むことになる。それでは，いったい心を病む人への看護の目標は，何を目指して立案されるのだろうか。以下で見ていくことにしよう。

1 患者はどのようなことに困っているのか

　まず，患者はなぜ入院治療を必要としているのかについて考えてみよう。一言で表すと，精神症状の出現，あるいは病状の悪化により，それまで送ってきた生活に支障が生じたため，その改善を目的として入院したということになる。したがって，病棟での生活という狭い範囲ではなく，退院後の患者の本来の生活を見据え，

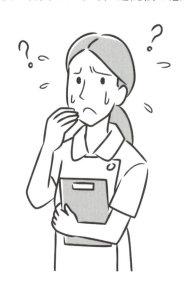

患者がどのようなことに困っているのかを把握し支援していくことが重要である。

　また，その際に，あくまでも患者が主体であるということを忘れず，患者自身が困難に感じていることと看護師の目から見て支援が必要であると考えられることとの相違点についてすり合わせをしたうえで，目標を設定する必要がある。看護師が困っていることではなく，患者本人が困っていること，どうにかしたいと思っていることに焦点を当てる。

2 患者はどのような生活を希望しているのか

　入院期間が短期間にせよ長期間にせよ，患者が自分の将来についてどのような希望を抱いているのかを把握し，看護師はその希望を大切にしつつ，現実検討をもって患者とともに目標を設定する必要がある。特に長期入院患者の中には，退院をあきらめていたり，たとえ退院したいと思っていても病院以外での生活についてイメージできなくなっていたり，あるいは入院の継続を望む人も少なくない。また，ときどき看護師も，その人が入院しているのが当然で，病棟生活以外考えていないこともある。それには住居や退院後の支援体制，患者のセルフケアレベルの問題など，さまざまな根拠があるかもしれないが，患者の希望を確認し，可能な限りそれに近づくよう支援することが重要である。

▣ 看護師としての心構え

　看護師である前にひとりの社会人として，責任感や倫理観など一般的な常識をもって人にかかわることが前提となる。当たり前のことであるが，一般社会で許されない，あるいは疑問をもたれるようなことは，医療現場だからといって許容されるものではないということを念頭に置くべきである。例えば，自分より目上の人に不適切な言葉遣いをしたり，認知力が低下しているからといってぞんざいな対応をしたりと，毎年の医療事故等の報告を見ても残念ながらゼロにはなっていない現状がうかがえる。したがって，ここでは看護活動の基盤となる倫理原則に関連して，看護師としての心構えを示す。

1 患者がよりよい状態となることを目指す

不利益を及ぼさない

　例えば，患者が自分でできることを看護師が行ってしまい，結果的にセルフケアレベルの低下を招いたり，あるいは，糖尿病を合併している患者に対し，食事制限をすると精神症状が悪化するからと最初からかかわろうとせず，結果的に糖尿病の合併症を引き起こすことになれば，患者に不利益を及ぼすことになる。そうとはい

え，身体合併症をもつ患者へのかかわりは容易ではないが，そこでこれまでの患者とかかわった経験を活かし，少しでもよい状態に向かうことができるよう支援するのが，精神科でケアに携わる看護師に求められる能力である。

患者の個別性を尊重する

病院という集団生活の場においては，安全や秩序を保つためのさまざまな規則が必要であるが，一律に患者を規則の枠組みに押し込めるのではなく，個別性や場合に応じて柔軟に運用することも大切である。時には，誰のための何のための規則なのかを再考することも必要かもしれない。例えば，患者になぜそのような決まりになっているのか尋ねられたときに，「病棟の決まりだから」「ずっとこうなっているので」としか答えようのないような，看護師自身も納得しているとは思えないような決まり事は，十分検討の余地があると思われる。

2 患者と共同で問題に取り組む

患者の意思を尊重する

患者や家族など対象となる人がどのようなことを希望しているのか，その目標に向かって私たち看護師は共同で問題に取り組む役割を担っている。その共同作業においては患者の意思が尊重されるべきであるが，その際には看護師自身の価値観にとらわれた一方的な働きかけをしていないかどうかについて振り返る必要がある。

人は皆，異なった経験，異なった人生を歩んできており，その人の価値観や人生観はその中で培われてきたものである。したがって，一人ひとり異なっているのが当然であるにもかかわらず，私たちはときどき自分の見方や考えだけを基準にして他者を判断することがある。たとえ，看護師からは問題に見える状況であったとしても，患者はなぜそのように考えているのかについて理解したうえで，解決策をともに考えていく必要がある。

しかしながら，意思を尊重できない場合もある。例えば「死にたい」と言う患者に対し，その気持ち通りに手助けすることはできないし，拒食を続ける患者をそのままにはしておけない。このような場合，相手の意思よりも生命の維持が優先されることもまた倫理的判断による。また，この状態が本当に本人の意思によるものであるのか，病状の影響によるものなのではないのかなど，多方面からみることも必要である。

約束を守る

守れない約束はしないことが原則となる。約束事を履行できなかった場合，相手の心理的な傷は大きくなる。怒りばかりでなく不信感が生じたりと，患者と看護師

との信頼関係に及ぼす影響も大きい。したがって，何でも安請け合いし，かえって相手を傷つけることのないよう，できないことはできないと誠実に相手に伝える勇気も必要である。

しかし，患者とのかかわりの中では「このことは内緒にしておいてください」と言われ，個人情報の保護や倫理的な観点からどのように対処すればよいのか迷うこともある。患者に関する情報の共有は，医療チームの連携に不可欠であり，それはまぎれもなく患者を支援するのに必要なことである。そこで，「私たちは，あなたをチームでケアしているので，ここのスタッフには伝えたい」と説明し，患者の同意を得るよう努める。万一，それで同意が得られなかった場合は，スタッフ間での共有が必要であると判断されるような内容でない限り患者との約束を守るしかないし，早急に他のスタッフにも知らせたほうがよいと判断した場合は，「そのような大事なことは，私ひとりでしまっておけないので約束できない」と患者に話すという方法も考えられる。それでも「○○さんを信じて話したのに」と拒否された場合には，再度スタッフ間での情報共有の必要性を話し，可能な限り患者の同意を求めるよう努める。しかしながら，最終的に同意が得られなかった場合には，他のスタッフに患者と自分だけとの間での話であることを前提に伝え，例えば「○○看護師から○○と聞いていますよ」など，他のスタッフから約束が守られなかったと患者が知ることがないよう注意する。このようなことは，約束をした看護師ばかりでなく，チーム全体の信頼にもかかわる。

3 公平であること

限られた時間の中で，公平に患者にかかわるよう判断するのは容易ではない。患者の重症度などケアの優先度やケアに要する時間の違いなどから，単純に物理的な時間配分で判断することはできない。したがって，その患者にとってどのようなかかわりが優先されるのか，あるいは不利益を及ぼすことはないのかなど，どの患者にも最善の看護を提供するという観点から判断することが重要なのである。

早期発見・早期介入の視点

心身ともに何らかの変化について早期発見するためには，さまざまな疾患や治療に関する知識とともに，その人の"いつもの"状態を把握しており，日々観察を怠らないことが重要である。特に，自らの訴えが少なかったり，その訴えが人にわかりにくいような場合，普段のその人を知らなければ変化に気づくのは難しい。

まず精神面の変化についてみると，例えば悪化するときにみられる行動や表情な

ど，その人独自のサインを把握していれば，状態の変化について予測が可能になり介入の準備もしやすくなる。これらのサインとして，目つきが鋭くなる，言葉遣いが荒くなる，口数が多くなる，または少なくなる，苛立っている，落ち着きがなくなる，外出が増える，または臥床がちになる，拒薬するなどさまざまな様相がみられる。一般的に，突然に変化したという状況よりも，ある程度心構えができているほうが，いざ介入するときに落ち着いて対処できるというものである。

また精神科において，時折身体面の変化を見逃しがちになるという，本来あってはならない問題が生じることがある。「精神科看護」という専門性があるにせよ，その対象となる人は心身両方を有しているわけであり，全人的に人を看るという看護の基本からも，精神面だけでなく身体面の変化にも注意しなければならない。

◨ 多職種連携にあたって

他科と同様に精神科においても，医師や看護師のほかにもさまざまな職種が連携を取りながらチーム医療を行っており，特に実際場面としては作業療法士，精神保健福祉士とのかかわりが多く，その他，心理職者，薬剤師，管理栄養士とのかかわりも少なくない。

このように他の職種と連携を図るには，第一に各々の専門性や役割について理解する必要がある。そうでないと患者のニーズに適するサービスを提供することはできない。そして互いに情報を提供し合い，チームで支援にあたっていることを忘れないようにしたい。1つの職種だけでは範囲の狭いサービスになってしまうし，他と連携することでより質の高いサービスを提供できるにもかかわらず，そのようにしないことは医療職者としての倫理にも反する。

そうとはいえ，残念ながら時折相互に齟齬が生じ連携がうまくとれなくなることがある。このような場合，例えば，情報の行き違い，情報に関する理解や重要性の認識の違いなど，その原因について検討し解決に向けて努めるべきである。また，多職種間で互いに遠慮なく意見を述べることができるという人間関係が重要である。どのようなサービスが必要で，それらを提供するにはどの職種が担当するのが最適なのか，当然のことながら，第一に患者の利益を考えて連携するべきである。

なお，各職種の詳細については第3章5（272ページ）を参照されたい。

看護の実際

情報収集とその視点

看護するには，その患者がどのような状況にあるのか，どのような人なのかについて知ることが必要になる。そのために患者に関する情報を収集するわけであるが，ただ単に集めればよいというわけではなく，収集した情報をどのように看護に活かすのかという目的がなければ無駄になってしまう。

また，収集した情報に関しては，系統的に整理し，不足している項目の有無について見直す必要がある。そして，各々の情報を別個に見るのではなく，例えば精神症状が生活にどのような影響を及ぼしているのかというように，各情報の関連を見ることが重要である。

1 情報の種類

客観的データと主観的データに分けられるが，前者には，身体の観察や各種検査結果から得られた患者の状態，家族や周囲の人々から見た患者の状態や生活背景などが含まれ，後者には，患者自身が考えたり感じていることを言語化した内容が含まれる（**表1**）。また，主観的データには，妄想や幻聴など精神症状に関するものや，これまでの家族との関係やさまざまな体験など非常に個人的な内容も含まれるが，患者が話したくないことを無理に聞き出そうとせず，患者との関係を築きなが

表1　情報の種類

●**客観的データ**
・身体の観察：外観（容貌），言動，姿勢，表情など
・検査結果：バイタルサイン，血液検査，尿検査，心電図，胸部 X 線写真， 　　　　　　MRI，CT，脳波，腹部エコー，心理検査など
・身体診査：身長，体重，視力（眼鏡・コンタクトレンズ装着の有無を含む）， 　　　　　　聴力（補聴器の装着の有無を含む），皮膚の状態，外傷の有無， 　　　　　　身体障害の有無，義歯の装着の有無，アルコール臭の有無など
・家族から見た患者の状態：日常生活行動の変化，表情・態度・言動の変化 　　　　　　　　　　　　　　など
●**主観的データ**
・精神症状：妄想・幻聴に関する内容，気分の変化など
・関心事，心配事
・家族や友人など他者に対する思い
・過去の体験・病気に関するとらえ方　　など

表2 情報収集の内容

●**生活背景**
- ・患者のプロフィール：年齢，性別，出生地，生育歴，現在の居住地，学歴，職歴，婚姻歴など
- ・入院前の生活状況：職業，経済状況，日常生活の送り方，対人関係（友人，職場）など
- ・家族の状況：家族構成，家族と患者との関係，キーパーソン，家族の期待など
- ・本人及び家族の病気に対する思い

●**日常生活行動・セルフケアレベル**

●**精神状態**
- ・精神症状：幻覚，妄想，感情（抑うつ，躁など），意欲，自殺企図，不安，興奮など
- ・日常生活における精神症状の影響
- ・現実検討力，対人関係，自尊心，役割意識，認知力など
- ・コミュニケーションの取り方

●**身体状況**
- ・既往歴：身体合併症
- ・身体症状の有無：症状の訴え
- ・客観的データ（検査結果）
- ・治療薬の副作用の有無
- ・身体機能の低下の程度と日常生活能力との関連

●**現在行われている治療法，処方されている薬剤，治療に対する反応，病気に関する理解・とらえ方など**

●**潜在能力（強み）：人柄，対処能力，特技，趣味など**

ら少しずつ収集する。

2 情報収集の内容

　主に患者のプロフィール，日常生活に関すること，精神症状など疾患に関連すること，身体面に関することが情報として重要になる（**表2**）。

生活背景

　年齢，性別，出生地，現在の居住地，家族構成，成育歴，婚姻歴，学歴，職歴，経済状況，社会保険制度の利用状況，社会資源の利用状況，信仰，入院形態などが含まれる。特に，現在の患者のありようを理解するうえで，患者の人生経験に関する情報は重要になる。

日常生活に関すること

　必要とされる看護ケアを検討するために，患者のセルフケアレベルに関する情報が重要になる。

精神状態に関連すること

精神症状（状態），精神症状による行動や生活への影響などに関する情報が含まれる。

身体面に関すること

精神疾患をもつ人に対して，看護師は精神症状や問題行動に注目しがちになり，身体的な変化や問題に気づかず，重大な身体合併症の発見が遅れる場合が少なくない。しかしながら，入院患者の高齢化や薬物療法や隔離・身体拘束の影響などにより，身体合併症や身体的な問題が生じるリスクは小さくない。したがって，身体面に関する情報も重要になる。

患者との面接法

看護師は通常，生活場面を通して患者にかかわることが多いが，例えば，受け持ち患者と退院後の生活について話し合ったり，何か問題が生じたときに患者と看護師が1対1で静かな環境で患者から話を聞いたり，非常に個人的な情報を聞くような場合，面接を行うことがある。

一般的に面接は，時間や目的など，一定の枠組みの中で行われる。このように面接の目的を設定したならば，それを相手に伝え，最終的には現時点で最善の対処や解決策を検討するという，患者と看護師双方の共同作業として進めていく。したがって看護師は，一方的に質問するのではなく，患者が気持ちを表現しやすいような雰囲気の中，患者から発せられるメッセージ（言語的メッセージ・非言語的メッセージ）*を受け止めるよう努めることが重要になる（**表3・4**）。

＊相手からのメッセージ…私たちは多くの場合，相手から発せられた言語的なメッセージに注目しがちであるし，それがわかりやすいものと思い込んでいる場合があるが，例えば言葉が途切れたときに生じる沈黙に意味があったり，表情や動作によって相手の心の動きがわかる場合も少なくない。また，言語的なメッセージにしても，必ずしも言葉通りではないこともあるため，相手から発せられている非言語的メッセージと言語的メッセージの両方をいかに感じ取るかという面接者側の感性も，相手を理解するうえで重要になる。

表3　言語的メッセージの観察点

● **言葉遣い**
・話す相手との関係において妥当であるか
・言葉遣いが荒い，あるいは必要以上に丁寧ではないか
・聞き取りやすいか
・1つの言葉に患者独特の意味（解釈）が含まれていないか

● **話の内容**
・現実的あるいは非現実的か
・1つのことにこだわり，同じ内容を繰り返していないか
・自己中心的な判断によって話を進めていないか

● **まとまりがあるか：話が飛ばないか**

● **会話において言葉や単語に関連性があるか**

● **事実を曲げて解釈していないか（→怒りの出現，自罰的になる，他者を悪く思うなど）**

● **会話の仕方：話す相手に向かって話しているか**

表4　非言語的メッセージの観察点

● **表情：**明るい／暗い，笑顔，硬い，冷たい，能面様（無表情），しかめっ面，口を歪めている，ボーっとしている　など

● **姿勢：**背筋が伸びている，前かがみ（うつむき加減），胸を張っている，緊張・硬直している　など

● **動作：**身振り・手振り，動きが機敏・遅い，落ち着きのなさ，貧乏ゆすり，指で膝や机をトントンと叩く，あくび，チック，声をかけると反応する，自発的に動く　など

● **身だしなみ：**季節に合った服装，だらしなさ（頭髪を整えていない，下着がはみ出している），頻回に更衣する，化粧　など

● **会話の仕方：**話す速度（早口，ゆっくり，言葉に詰まる，一方的にまくし立てる），話題がTPOに合っている，突然に話題が変わる，自分から話す，相手の話を聞くだけ，沈黙　など

● **声の調子：**声が大きい／小さい，抑揚がある／一本調子，声が高い／低い，嗄声，媚びるような甘い声　など

● **相手との距離：**近い／離れすぎ／適当，意味なく相手に触れる，相手からのタッチングを嫌う，相手との位置関係（正面，横，背を向けている，寝ころんでいる）　など

● **身体反応：**発汗，ふるえ，流涙，顔面紅潮／蒼白，呼吸促迫，動悸，嘔気・嘔吐，めまい，失禁　など

患者の状態の観察

　看護における観察は，患者の状態や置かれている状況を把握するために行われ，これらの観察結果がその人に関する情報となる。そして，それらの情報が看護の方向性を決めることにつながる。したがって，必要な情報を把握するにはどのようなことを観察すればよいのか，あるいは観察によって得られた情報が患者にとってどのような意味をもつのかというように，観察と情報の把握とは双方性をもつ。

1 観察する内容

　情報収集の内容に沿って身体的側面，精神的側面，外見，対人関係（コミュニケーション）など，全身の観察から思考，認知，不安やストレスなどの心理状態，行動や言動，日常生活の様子まで，患者のあらゆる側面が含まれる。

2 観察方法

直接的なかかわりにおいて観察する

　患者と話をしたり，日常生活におけるかかわりの中で見たり聞いたりすることで行われる。

患者の対人行動や活動を通して観察する

　患者が，例えば他患者や医師など，観察者である看護師自身でない人と交流している場面や，作業療法などの参加状況を通して行われる。

記録物や創作作品を通して観察する

　看護記録をはじめとする記録物，患者が作成した文章や俳句，書道や絵画などの創作作品を通して行われる。

測定や判定を通して観察する

　バイタルサイン，各種検査結果，心理テストの結果などを通して行われる。

他者による情報を通して観察する

　家族や他職種スタッフから得られた情報を通して行われる。これらの情報により，さらに情報が幅広いものとなり，対象理解を深めるのに役立つ。しかしながら，可能であれば自分でも確認し，情報の信憑性を高めることも必要である。

3 観察における留意点

　観察時には，以下の点に留意することが求められる。

①看護師自身の情緒が安定していることで，患者と良好なコミュニケーションを取ることができる。これは患者の状態を客観的かつ正確に把握するために重要である。看護師自身の情緒が不安定な場合，相手の言動について主観的な見方をしたり，相手の話をよく聴くことができなくなりコミュニケーションに支障が生じる

可能性が大きくなる。

②先入観にとらわれない。

③他者の情報を鵜呑みにせず可能な限り自分で確認する。他者を信用しないという わけではなく，より確実に患者の安全を図るために自分でも確かめることが重要 である。

④精神面と身体面の両方について十分に観察する。

⑤患者の個別性に応じて観察する。例えば，同じ疾患や症状である場合，それらの 患者を同一視しがちになるが，十人十色ということを忘れないよう注意する。複 数の患者を同一視してしまうと一人ひとりの変化に気づかなかったり，その人に 適する看護ケアを提供できなくなる。

▣ コミュニケーションの方法

1 コミュニケーションとは

コミュニケーションは，一般的には人から人への情報の移動や，その結果生じた 共通理解や心の触れ合いなどを意味する。また，言語的コミュニケーションと非言 語的コミュニケーションに分類され，実際には音声言語による情報の伝達量は少な いといわれている。

2 コミュニケーションの目的

特に精神看護領域ではコミュニケーションが重要であるとされ，臨地実習におい て毎日の行動計画の中に患者とのコミュニケーションをあげてくる学生も少なくな いが，コミュニケーションはいったい何のために取られるのだろうか。精神看護と いえばコミュニケーションというイメージが強いが，コミュニケーションを取るこ とが目的ではなく，患者のよりよい状態を目指す過程において，コミュニケーショ ンが必要になるということである。

例えば，精神症状の影響によりセルフケアレベルが低下している状態にあるとす る。起床から洗面，食事，入浴まで患者自らは行動せず，日常生活において看護師 の働きかけを要し，働きかけても拒否することもある。そういうときに看護師は，患 者の状態やこれまでのかかわりの経験から，コミュニケーションの方法を考え実行 するのである。「今日はこの前と同じ声かけではうまくいかないなぁ。さて，どうし たものか」と，そのときの患者の状態をみながらあれこれ考え再チャレンジする。 そこにコミュニケーション技術が活かされるということで，コミュニケーションが先 にありきではなく，患者に援助を行う過程において必要とされる1つの手段である。

❸ コミュニケーションの実践

コミュニケーションを取る際には，次のことが重要になる。

傾聴する

相手がどのようなことを伝えようとしているのかについて，相手の心情を考えながら話を聴く。その際に，自分の価値観に基づいて相手の言動を解釈するのではなく，相手のありのままを受容し気持ちに寄り添い（共感），相手の理解に努めることが重要である。

話しやすい環境を作る

相手が安心して話すことのできる雰囲気作りが重要になる。これには，看護師個人が相手に与える印象の影響も小さくない。例えば，看護師自身が緊張し表情もこわばり硬い口調であれば，相手に緊張を与え，患者はとても自分の話を聴いてもらえるとは思えなくなってしまう。反対に，看護師のほうでは相手の緊張をほぐすためにと考えたうえでリラックスした態度が，患者には真剣味が乏しく映ってしまい，こんな人に大事な話はできないと思わせてしまうかもしれない。

また，看護師が矢継ぎ早に質問ばかりするようなコミュニケーションの取り方では，患者は尋問されているようで気持ちを表現することなどできなくなる。十分な時間を取り，相手のペースに合わせ，沈黙したとしてもそれを待ちながら話を聴いていくことにより，患者は安心して自分が経験したさまざまな出来事や気持ちを語ろうとするようになっていく。

沈黙を大切にする

特に経験の浅い学生などは，話が途切れ患者が沈黙すると困惑し，何とか話を続けようと焦る場合が少なくない。このような経験の浅い人は，相手との言葉によるキャッチボールがスムーズな状況が良好なコミュニケーションであるととらえており，したがって，沈黙をコミュニケーションがうまくいかなくなった状態であると思い込んでいたりもする。そのような誤った認識がどこで生じたのかは人によって異なるものの，沈黙も自己表現の一手段であったり，あるいは精神症状の影響によるものかもしれないというように，その沈黙が意味することを看護師は考える必要がある。患者の傍らにいて沈黙という時間を共有することで，看護師は患者にとって安心できる存在となり得る。

非言語的メッセージを把握する

自分が本当に言いたいことを他者に伝えるときに，言語的表現だけでは難しい場合がある。また，表情や態度など非言語的に表現されたものと言語的表現が一致し

ていないこともある。したがって，相手が発しているメッセージをより正確に把握できるよう，言語的表現だけでなく非言語的表現にも気を配る必要がある。

自分が受け取ったメッセージについて自分らしく相手に返す

　看護師は，非言語的表現も含め患者から受け取ったメッセージを，自分がどのように受け取ったのかについて相手にわかりやすいよう自分の表現をもって伝え，相手の気持ちを確認し相手の理解につなげることが重要である。こうすることにより，看護師の患者に対する関心や受容が伝わり，患者がより自由に自己表現できるようになる可能性が広がる。

◼ 家族に関する情報の収集

1 家族情報の意味

　家族は，人の成長発達に大きな影響を及ぼす存在である。精神疾患の原因が家族にあるわけではないが，どのような環境の中で患者が発病したのか，患者の回復のためにどのような家族の協力が必要になるのかなど，患者についてより理解を深めたり，治療への協力を求めるためにも，家族に関する情報収集は重要になる。

2 家族に関する情報収集の内容

家族構成及び家族関係

　何人家族なのか，あるいは患者は単身なのか，患者は親なのか子なのか，きょうだいの中の何番目なのかなど，家族構成や家族における患者の立ち位置に関する情報は，患者に期待される家族内役割を知り，退院後の生活設計を検討するうえで重要になる。また各家族成員同士の関係から，患者にとってキーパーソンになり得る人は誰なのかを把握することは，治療への協力や退院後の支援を求めるうえでも必要となる。

家族の思い

　家族は患者に対してどのように思っているのか，どのような状態になって退院してほしいと願っているのかなど，家族の思いを把握する。これらは，家族構成における家族との関係や，入院前に経験したエピソードによっても異なるだろう。

　例えば，入院前に大変な目にあった家族は，二度とあのような状態にならないように治ってほしい，そうでないと退院を受け入れられないとか，患者がいると他のきょうだいの結婚に影響が及ぶので，退院しても家族とは離れたところで暮らせるようにしてほしいなど，医療者側からみると残念に思うこともあるものの，現実問題として家族はさまざまな思いを抱いている。もちろん，自分の目の黒いうちは患者と

ともに生きていく覚悟をもって受け入れている家族もみられる。さらに，将来について予測が困難な状況に不安を感じたり，特に親世代が高齢な場合，自分たちが先立った後に残された患者を心配することも少なくない。このように家族の思いを知ることも，患者の将来の生活及びそれに合わせた支援を考えるうえで重要になる。

■ 家族面接の方法

　家族との面接に際しては，例えば母親だけ，あるいは娘だけというように家族成員の一人と単独で面接する場合もあるし，両親あるいは子どもたちというように一度に複数の家族成員と面接する場合もある。また面接の内容によって，主治医が面接する場合もあるし，受け持ち看護師あるいは看護師長などの病棟管理者によることもある。

　患者との面接同様，まず家族の話をよく聴くことが大切である。その際には，こちらの価値観に基づいて家族の話を先取りして意見を述べたり，これまでの家族の患者に対するかかわりについて批判することのないようにする。面接において家族は緊張していることも少なくない。何を聞かれるのだろうか，何か意見されたり批判されるのではないかなど，身構えたり取り繕ったりもする。家族の中には患者が発病したのは自分のせいではないかと自責の念を抱いていたり，世間に負い目を感じている人もみられる。したがって，家族が少しでもリラックスできるような雰囲気作りも重要である。そうでないと，家族の思いやこれまでの出来事について，正直な話を聴くことができなくなる。看護師は，このようなことについて今まで誰にも話せずにいた家族も少なくないことを念頭に置き，家族が語ることを真摯に受け止める姿勢をもって面接に臨まなければならない。

■ 患者―看護師関係の展開

　患者―看護師関係は，両者が互いの反応によって何らかの影響を受け変化していくという，相互関係において発展していく。このような相互関係の中で，患者は看護師が何をする人なのかを知り，看護師は患者がどのような人なのかについて理解を深めていく。これは，患者に必要とされる看護を効果的に提供するための基盤となる。

　以下に，患者―看護師関係に関する主な理論をあげる。

1 ペプロウ

　ペプロウ（Peplau HE，1909-1999）は，患者と看護師との関係について，治療

的な対人プロセスであると強調し，①方向づけの局面，②同一化の局面，③開拓利用の局面，④問題解決の局面という 4 段階を経て発展するとした。

①方向づけの局面（orientation phase）：問題を明確にする段階

患者は自分の疑問や期待することを明らかにし，看護師はアセスメントしケアプランを立案するというようなやり取りにおいて，互いの役割が明確になる。

②同一化の局面（identification phase）：看護師から患者が専門的な援助を受ける段階

看護師による専門的援助を患者が受けることを通して，患者と看護師が援助的人間関係を築いていく。

③開拓利用の局面（exploitation phase）：自立に向けて患者が専門的援助を選択する段階

看護師は問題を解決するためのサービスを患者に提供し，患者はそれらのサービスを享受する中で問題に直面し，最良の健康状態を目指すために看護師と協力し合う。

④問題解決の局面（resolution phase）：専門的関係が終結する段階

患者のニードが満たされ，新しい目標に向かい始める時期をもって，患者と看護師との療養上の関係は終了する。

2 トラベルビー

トラベルビー（Travelbee J. 1926-1973）は，看護の目的について「病気や困難な体験を予防したり，あるいはそれに立ち向かうように，そして必要なときにはいつでもそれらの体験に中に意味を見出せるよう，個人や家族，あるいは地域社会を援助することである」としている。また，この看護の目的は，人間対人間の関係の確立によって達成されるとしている。

これは，患者と看護師との相互作用において成し遂げられ，看護師のコミュニケーション技術を前提とする意図的な関係作りによって確立される。さらに相互作用の目標（goal）として，①人を知ること，②病人の看護上のニードを確かめ満足させること，③看護の目的（purpose）を遂行することの 3 つをあげている。つまり，患者と看護師は，これらの目標の達成に向かって相互作用を発展させる中で人間対人間の関係が確立されるということである。

3 オーランド

オーランド（Orlando IJ. 1926- ）は，患者の言語的行動と非言語的行動が，それらの患者の行動を「知覚」し，それらについて「思考」し，何らかの「感情」を

抱くという看護師反応を刺激することにより，看護プロセスの方式が始まるとしている。この看護師反応により看護ケアが行われ，それを受けた患者の反応が刺激され，そこに相互作用が生まれる。これが看護プロセスであるとしている。

検査に関する知識と臨床への活かし方

一般的に，精神疾患の診断は，身体疾患を除外されたうえで行われる。また，身体疾患を併発している人も少なくないため，精神科においてもさまざまな検査が必要となる。

1 身体面に関する検査

身長・体重測定

精神科領域では，特にうつ病，摂食障害の場合の体重減少や，多飲水による体重の日内変動に注意する必要がある。

血圧測定

治療薬の副作用による血圧低下や，高血圧症を併発している場合には特に注意を要する。血圧低下によるふらつきが原因で転倒事故が起きたり，高血圧から脳出血が引き起こされる。また，ストレスなど精神的な負荷がかかることも血圧の上昇を招く。

血液生化学検査

他科と同様に，血液検査は患者の身体状況を検索するために行われる。特に患者が中高年である場合，糖尿病などの身体疾患を併発していたり，貧血や低栄養状態がみられる場合もあるため，検査結果の確認には注意を要する。また，非定型抗精神病薬の中には，副作用として血糖値の上昇がみられるものもあるため，血糖値に十分注意する必要がある。さらに，抗てんかん薬や炭酸リチウム（リーマス）の服用中は，有効投与量の確保と中毒の防止のために血中濃度の測定を欠かすことはできない。

尿検査

血液検査と同様に，患者の身体状況を検索するために行われるほか，乱用薬物の検出に利用されることもある。また頻尿がみられるものは，膀胱炎など身体疾患によるものなのか，あるいは不安など心理的な影響によるものなのかを判別する根拠になる。

心電図検査

動悸，頻脈，不整脈，胸痛，胸部違和感などの症状が出現した場合，心疾患の有無を確認するために心電図検査が行われる。また，向精神薬は全般的に心電図異常

を生じやすくしたり，特に抗うつ薬（三環系・四環系）や炭酸リチウムの服用により伝導ブロック（QT延長）や心室性不整脈が起こりやすくなるため，定期的な心電図検査が必要になる。

脳波検査

脳波は，大脳表面の神経細胞群から発生する電気活動の総和であり，頭皮上から波形として記録される。特に精神科領域では，てんかんの診断やてんかん発作の種類の判定に用いられる。

脳脊髄液検査（ルンバール）

髄液検査は，腰椎に針を穿刺して採取した髄液中の細胞数，タンパク，糖，細菌やウイルスの有無などを調べる検査であるが，CTやMRIなどの画像診断の進歩により最近は利用が減少している。しかしながら，脳炎や髄膜炎などの中枢神経系の感染症や多発性硬化症などの脱髄性疾患が疑われる場合に行われる。

画像検査

①頭部X線：頭蓋骨折や骨腫瘍，脳の異常石灰化などの判定に用いられる。

②頭部CT：脳出血やくも膜下出血などの出血性病変や石灰化の検出，頭部外傷による脳挫傷，脳出血，くも膜下出血，硬膜下血腫，急性硬膜外血腫などの鑑別に用いられる。

③頭部MRI：放射線を用いずに脳脊髄の詳細な断層像を示し，特に頭蓋内や脊髄病変の検索に優れている。しかしながら，閉鎖空間で大きな音の中で行われるため，閉所恐怖や音に敏感な人に対しては，事前説明を含め十分な注意を要する。また，検査室内では強い磁場が発生するため，ヘアピン，アクセサリー，時計，義歯，ベルト，金具付き下着など金属類を伴う物を外す必要がある。

④頭部MRA：脳血管の画像が得られる検査で，脳動脈瘤，塞栓，脳血管奇形などの検出に用いられる。一般的な血管造影に比べて被験者への侵襲が少ないため，脳血管のスクリーニング検査として利用価値が高い。

⑤脳機能画像（functional MRI；fMRI）：脳の活動が亢進すると脳の局所血流が増加するという性質を利用した検査で，脳の賦活部位の画像が示される。脳機能の局在を確認したり，てんかんの焦点の同定に有効である。

⑥脳血流シンチグラム（single photon emission computed tomography；SPECT）：脳の局所血流と脳のエネルギー代謝とはほぼ同時進行するという性質を利用した検査で，脳の活動状況の画像が示される。認知機能が障害されると，正常に比べて特異的な血流低下を示す。

⑦ポジトロンCT（PET）：SPECTと同様，ラジオアイソトープで標識した薬剤を投与し，体内の放射能の分布を画像としてとらえる検査で，用いる薬剤によって脳血流，脳代謝，神経伝達，酵素代謝など多彩な脳機能について画像が示される。

脳・神経学的検査

歩行状態や姿勢などから麻痺や運動失調状態，不随意運動が観察されるが，障害部位を推定し正確に診断するためにさまざまな検査が行われる。

i　意識レベルの判定

意識の覚醒レベルの変化を指し，傾眠，半昏睡，昏睡に分類される。この覚醒レベルを判断する尺度として，グラスゴー・コーマ・スケール（GCS）やジャパン・コーマ・スケール（JCS）が用いられる。

ii　運動機能に関する検査

・筋力検査：筋力の低下の範囲を確認するために行われ，片麻痺では頭蓋内病変，四肢麻痺では頸髄病変，上肢あるいは下肢の単麻痺では頭蓋内，頸椎，腰椎，末梢神経，筋肉などの病変が疑われる。また出現速度からみると，急激に出現した場合には脳血管障害や外傷が，徐々に出現した場合には筋肉の病変，末梢神経障害，腫瘍性病変が疑われる。

・腱反射：反射が亢進している場合は頭蓋内や脊髄の病変が，低下や消失している場合は末梢神経障害や筋肉の病変が疑われる。

iii　感覚機能に関する検査

痛覚，触覚，温度覚，振動覚，位置覚などの感覚障害，しびれ，灼熱感，冷感などの感覚異常の有無及び部位について確認する。

2　心理面に関する検査

心理検査は，一定の作業や課題に対する被験者の応答内容や課題の解決方法などを観察し，個人の知能や人格などの特徴をとらえるために行われる。多数の種類の心理検査があるが，次に一般的なものをあげる。

知能検査

知能指数（inteligence quotient；IQ）が示される。

①ウェクスラー式知能検査（Wechsler Adult Intelligence Scale；WAIS）：最も利用されている知能検査で，成人版（WAIS-Ⅲ：16 ～ 89歳），児童版（WISC-Ⅳ：5 ～ 16歳11か月），幼児版（WPPSI：3歳10か月～ 7歳1か月）がある。

②田中ビネー知能検査Ⅴ：対象年齢が2歳から成人と幅広く，14歳以上では知能を「結晶性」「流動性」「記憶」「論理推理」の4領域に分け，その人の得意不得

第1章　心を病む人の特徴と看護　　63

意が分析的に測定できるようになっている。

③長谷川式認知症スケール（HDS-R）：認知症のスクリーニングに用いられる。9項目の質問が口頭で行われる。

人格検査

被験者のパーソナリティを把握するために行われる。

i　質問紙による人格検査

① MMPI（Minnesota Multiphasic Personality Inventory；ミネソタ多面人格目録）：550項目の質問からなり，10の臨床尺度（心気症，抑うつ，ヒステリー，精神病質，男性性・女性性，パラノイア，精神衰弱，統合失調症，軽躁病，社会的内向性）と4つの妥当性尺度（疑問尺度，虚偽尺度，頻度尺度，修正尺度）という基本尺度がある。それに加え多数の追加尺度をもち，多面的に人格特徴をとらえることが可能である。

② Y-G性格検査（矢田部・ギルフォード性格検査）：12の性格特性（主観性・客観性，協調性，攻撃性，活動性，抑うつ性など）に関する120項目の質問からなり，その12因子の組み合わせから5つの性格類型に分けて評価する。

③ MPI（モーズレイ性格検査）：80項目の質問から，外向性・内向性及び神経症的傾向という2つの性格特性を測定する。

④ CMI（Cornell Medical Index；コーネル・メディカル・インデックス）：心身両面の自覚症状に関する質問からなり，日本版は身体的項目と精神的項目から構成されており，初診時にスクリーニングとして用いられることが多い。

⑤新版 TEG Ⅱ（Tokyo University Egogram New Ver. Ⅱ；東大式エゴグラム）：交流分析理論に基づいて5つの自我状態（批判的な親，養育的な親，大人，自由な子ども，順応した子ども）から性格特徴をとらえるもので，53項目の質問からなる。

ii　投影法による人格検査

①ロールシャッハテスト（Rorschach Test）：投影法の代表的な人格検査で，被験者は10枚のインクのしみの図が何に見えるのかについて答え，その回答から人格を分析する。

② TAT（Thematic Apperception Test；主題統覚検査）：被験者に多義的な見方ができる場面が描かれた絵を見せ，自由に連想させ，その物語から人格特性や対人関係，葛藤や欲求などをとらえる。

③ P-Fスタディ（Picture Frustration Study；絵画欲求不満テスト）：漫画風に描

かれた欲求不満場面を被験者に見せ，2人の人物のうちの1人として吹き出しに書き入れた言動から，人格特性や対人関係のパターンをとらえる。

④SCT（Sentence Completion Test；文章完成テスト）：被験者は，例えば「私はよく人から」というような短い刺激文に続く文章を完成させ，その内容からパーソナリティを把握する。

⑤バウムテスト（Baum Test）：被験者が画用紙に描いた樹木の幹や枝，葉，実，樹木の位置や大きさなどから人格特徴を分析する。

⑥HTP テスト（House-Tree-Person Test；家―木―人物画テスト）：被験者が3枚の画用紙に描いた家，木，人物画から，パーソナリティや心的状態を把握する。

その他の心理検査

①内田クレペリン精神作業検査：1桁の連続加算作業の量や継時的な変化から，作業能力や作業への適応パターンや人格傾向をとらえる。

②ベントン視覚記銘検査（Benton Visual Retention Test）：被験者は，図形が描かれた10枚のカードをそれぞれ10秒提示された後に再生する。その正確数や間違いの内容から，視覚認知，視覚記銘，視覚構成能力を評価する。

③ベンダー・ゲシュタルト・テスト（Bender Gestalt Test）：被験者は，カードに描かれた幾何学図形を1枚の用紙に模写する（9枚のカードが1枚ずつ提示される）。その再生図形の正確数や間違いの内容から，主に脳の器質的障害の有無について評価する。

④三宅式記銘力検査：被験者は，読み上げられた対になった10組の単語を記憶し，後に対の一方の単語を刺激語としてもう一方の単語を再生する。有関係対語と無関係対語各々について行い，言語記銘力を評価する。

3 社会面に関する尺度

精神科リハビリテーション行動評価尺度（Rehab）

精神科リハビリテーション行動評価尺度（Rehabilitation Evaluation Hall and Baker；Rehab）は，主に入院患者を対象とし，退院して地域で生活を送ることができるかどうかについてアセスメントしたり，援助の効果を判定する際に利用される。逸脱行動（失禁，暴力，自傷，性的問題行動，無断離院，怒声・暴言，独語・空笑），全般的行動（社会的活動性，言葉のわかりやすさ，セルフケア，社会生活の技能，全般的評価）について，専門家による過去1週間以上の観察に基づき評価される。

WHODAS2.0

WHODAS2.0（WHO Disability Assessment Schedule2.0）は，WHOが国際生活機能分類（ICF）の概念に基づいて作成した機能低下を評価する尺度で，理解とコミュニケーション運動，自己管理，人との交流，日常生活（家事，仕事／学校の活動），社会参加という6領域について最近30日間の様子から評価する。

なお，データ収集に際しては，自己記入版，面接版，家族などの代理人版が選択できる。

精神障害者社会生活評価尺度（LASMI）

精神障害者社会生活評価尺度（Life Assessment Scale for the Mentally Ill；LASMI）は，慢性の統合失調症の人の生活障害を包括的に評価するのに用いられる。日常生活，対人関係，労働または課題の遂行，持続性と安定性，自己認識の5領域について，過去1か月間の行動の観察や面接により評価する。

4 検査における看護

看護師が直接的にかかわることのない検査も多いが，患者ができるだけ不安になったり緊張することなく安全に滞りなく検査を受けることができるよう準備する必要がある。検査によっては患者の心理状態がその結果に影響を及ぼす場合もあるため，患者のコンディションを整えることは，検査結果の信頼性を高めるうえでも重要になる。

検査方法や内容について，主治医あるいは検査担当者から検査前に説明されている場合も少なくないが，患者は遠慮して疑問をもっても聞けずにいたり，あるいは一度の説明では理解が難しいこともある。そのため不安が募り，場合によっては恐怖さえ抱くこともある。したがって，看護師は患者の理解の程度や心配を確認するとともに，説明を補足するなどし，患者が安心して検査に臨めるようかかわる。

また看護師は，検査結果について必ず確認する必要がある。そうでなければ，最新の患者の状態を把握できず，必要とされる看護ケアを提供できなくなる可能性も小さくない。

（小林美子）

第2章

心を病む人の
生活障害と看護

1 不安状態

不安状態が生活に及ぼす影響

不安とは

　不安とは，将来的に起こるかもしれない危険や脅威，苦痛に対する恐れであり，漠然として不明瞭な落ち着かない感覚を生じさせる情動反応である。ちなみに，現実的な対象に対して危険や脅威を抱いた結果として生じる情動反応が，恐怖である。

　不安は，実生活において誰しも経験する情動反応であり，その個人によって不安と恐怖とを明確に区別するのは難しいこともある。また，他者からみると些細なことでも大きな不安を感じる人もいれば，他者が心配するほど本人は不安を感じていない人もいるというように，不安を感じる対象や程度は人によって異なる。

病的な不安

　不安は，人を落ち着かない緊張状態へと導き，それは生活するうえで非常に居心地の悪い状況であるため，不安が生じた場合，通常，人は何とか解消あるいは軽減を図ろうと対処に努める。たとえ不安の原因がわからない場合においても，他者の助けを借りてその状況から脱却できるならそうしたいと願う。しかしながら，長期にわたって不安状態におかれたり，不安が強大で対処が難しい場合，その不安は大きなエネルギーとなってその人を脅かすようになる。そうなると，落ち着かない状態が続くため，いつもはできていた物事が手につかなくなったり，考えもまとまらなくなり日常生活に支障が生じてくる。また，不安を引き起こす状況を回避しようとし，例えば，外出せずに家にこもってしまえば，仕事や学校，買い物にも行けなくなり，社会的，職業的にも支障を来すことも少なくない。これが病的な不安状態である（**図1**）。

　不安状態は，多くの精神疾患においてみられる症状であるが，特に不安を主症状とする精神疾患として，DSM-5では不安症群／不安障害群という大分類のもと，社交不安症／社交不安障害（社交恐怖），パニック症／パニック障害，広場恐怖症，全般不安症／全般性不安障害などがあげられている（**図2**）。

1 社交不安症／社交不安障害（社交恐怖）

　他者から注視される可能性のある社交場面において著しい不安や恐怖を示す。青年期に好発し，比較的少人数の集団内でみられる。人前で発言や食事をしたり，人

図1　病的な不安のあらわれ

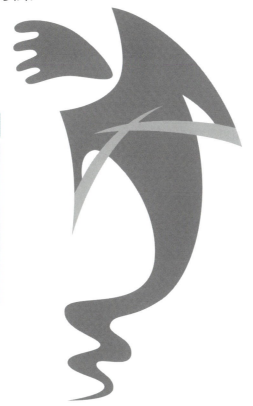

訴えの例
「落ち着かない」
「恐ろしい」
「何か嫌な（悪い）ことが起こりそう」
「どうにかなってしまいそう」
「息が詰まる」
「イライラする」
「とにかく心配」
「眠れない」　など

行動の変化
・うずくまる
・傍らにいる人にすがる
・そわそわする
・人の話をうわの空で聞いている
・まとまりを欠いた応答をする
・むやみに喫煙する
・頻回にトイレに行く
・頻回に飲水する
　　　　　　　　など

身体面の変化
・心悸亢進，動悸，心拍数の増加
・息切れ，息苦しさ
・発汗
・頻尿
・血圧の変動
・口渇
・入眠困難，熟眠感の欠如
　　　　　　　　　　　　など

と目を合わせることがストレスになることもある。したがって，そのような状況を回避しようとし，社会的に孤立する場合も少なくない。

2 パニック症／パニック障害

　突然に激しい恐怖や不快感の高まりが予期せずに生じるというパニック発作が繰り返される。数分以内にピークに達し，個人によって異なるが，動悸や心悸亢進，心拍数の増加，発汗，息切れや息苦しさ，胸部や腹部の不快感，めまい感や気が遠くなる感じなど多彩な症状を呈し，どうかなってしまうのではないか，死んでしまうのではないかという恐怖が引き起こされる。自分で予見できないため，また発作が起こるのではないかという予期不安を抱えることになり，一人でいられなくなっ

図2 病的な不安状態がみられる精神疾患と具体的な状態

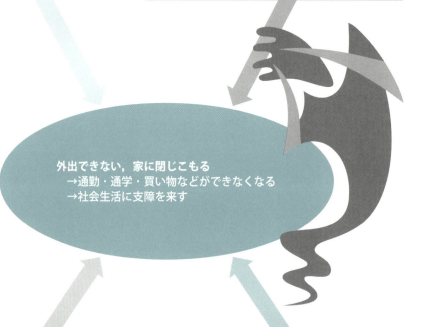

たり，公共の場に行くことが困難になる。

3 広場恐怖症

　個人によって異なるが，広い場所や囲まれた場所（店や映画館など）にいること，公共交通機関を利用すること，人ごみの中にいたり列に並ぶこと，家に一人でいることについて不安や恐怖が生じる。そして，このような状況においてパニック様の症状や耐えられない状況が起きたときに，そこからの脱出が困難で孤立無援となることを恐れ，外出できなくなり家にこもるような場合もある。

4 全般不安症／全般性不安障害

その人の日常におけるさまざまな活動や出来事について，過剰な不安と心配が少なくとも6か月以上にわたって頻繁に起こり，落ち着きのなさ，緊張感，易疲労，集中困難，易怒性，筋緊張，睡眠障害などを伴う。したがって，仕事や学業，家事など，これまで行っていたことに困難を来す。

不安状態にある人への看護

不安状態のアセスメント

不安の程度，状態，誘因を把握し（**図1**参照），その人が日常や社会生活を送るうえで困っている事柄に着目する。なお不安の誘因については，特定することが難しかったり不明なこともある。

看護の目標

自分で不安に対処できるようになることが，最終的な目標となる。私たちが生きていくうえで，不安が皆無の状態にはなり得ない。誰しも不安が生じたときには落ち着かなくなったり眠れなくなったり混乱することもある。しかしながら，多くの人はその状態を何とかしようとする。それにはまず，自分の状態を自覚しなければ，どのように対処してよいのかわからない。したがって，病的な不安状態にあるという事実を受け止め，その不安に向き合い，対処を考えていくという作業が必要となる。

看護の実際

1 不安の程度・状態・誘因を把握する

患者の言動，身体症状，睡眠状態，活動の際の集中力や作業能力などから，不安の程度及び状態を把握する（**図1**参照）。どのような場面で不安を感じるのか，それが生活に及ぼしている影響について視点をおく。

不安を引き起こす誘因については，例えば，人前で何か恥ずかしい思いをしたことが契機となったなど，個人のエピソードが比較的はっきりしている場合もあれば，特に全般性不安障害では「とにかく心配になる」など，漠然としている場合もある。また，患者自身は気づいていないが，何気ない会話の中で表出される可能性もある。さらに，心配性であるとか，完璧主義であるゆえに少しの失敗も恐れて不

安を増大させてしまうなど，元来の患者の性格傾向が関連している場合も少なくない。したがって，患者の話をよく聞き，フィードバックしながら患者とともに確認していく必要がある。

2 不安を軽減する

特に，パニック発作のように動悸や息苦しさ，絞扼感などの身体症状を伴うと，患者は「死んでしまうのではないか」という非常に切迫した恐怖にとらわれる。このような場合，看護師は患者に付き添いながら，患者が少しでも安心できるよう，そのような症状は長く続かず必ずおさまることを伝える。その際，患者が嫌がらなければ，深呼吸を勧めながら手を握ったり背中を軽くさするなどのタッチングが有効な場合もある。

また，病的な不安状態にある人の多くに，心身ともに緊張が高くリラックスできないという傾向がみられるため，看護師は一緒に散歩しながら話を聞いたり，ゲームや軽い運動をする中で，患者の緊張がほぐれ安心感を取り戻せるようかかわる。

3 不安への対処について検討する

不安が生じることで何が一番困るのか，どのようなことが苦痛なのかについて患者と一緒に確認したならば，次に，これまで何か自分なりに改善に向けて努力したこと，及びその成り行き，さらに，どうすればよいのかについて現時点で考えていることなど，今後に向けて不安の対処方法について検討する。

なお，患者が自分の状態を把握し，対処方法を身につけることを目指すというかかわりは，看護師だけなく，他の医療職者によって認知行動療法などの治療場面において行われることも少なくない。その際には互いに連携し，看護師は日常生活における患者の実際の対処状況について把握し，他職種と情報共有することも重要になる。

4 家族を支援する

特に患者の同居家族は，初診前から病的な不安状態を示す患者にどのように接すればよいのか困っている場合が少なくない。患者の不安が家族までも不安に巻き込み，共倒れになってしまう危険性さえ生じる。また，あきらめや無力感が生じ，やり場のない気持ちから患者に対して否定的な感情を抱くこともある。したがって，家族の不安や心配，患者に対する気持ち，どのようなことが困っているのか，今後どのようになることを望んでいるのかなど，よく話を聞くことが重要である。また，患者の病気に関する理解や具体的なかかわり方など，家族に対して教育的なかかわりが必要となる。

(小林美子)

2 幻覚・妄想状態

◼ 幻覚・妄想状態が生活に及ぼす影響

◻ 幻覚・妄想とは

　幻覚は，現実には存在しないものが本人には見えたり聞こえたりする知覚の異常である。一方の妄想は，本人の考え方の問題であり，周囲の現実世界に対する誤った信念のことである。幻覚と妄想はそれぞれの症状として説明できるが，実際の患者では幻覚と妄想が共存したり，両者の区別が困難な状態であることも多く，臨床的には「幻覚・妄想状態」という状態像がしばしば用いられる（図1）。

　急性期にある患者の幻覚・妄想は，患者の状態や気分の影響を受けて出現することが多く，被害的な内容によって苦しんだり困惑したりしており，本人ではそれが

図1　幻覚・妄想状態

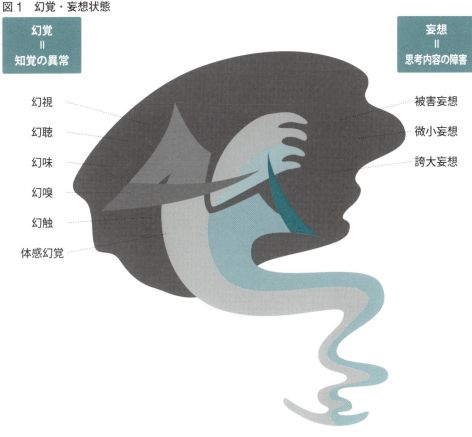

幻覚・妄想状態
→共存したり，区別が困難なことが多い

第2章　心を病む人の生活障害と看護

現実か否かの区別がつきにくい。また、幻覚・妄想の内容に翻弄されて現実の言動が左右されることも多い。例えば、「俺は神様だ」という妄想的な世界に生きているために医療者の指示を「神様に命令するな」と拒絶したり、「お前は常に監視されている」という幻聴に翻弄されて興奮状態になったりするなどである。

一方、慢性期にある患者の幻覚・妄想は、本人の願望が投影されたものに移行する場合が多く、内容が誇大的であったり保護的(患者のもつ価値観や世界観を表現したり支持するような内容であったりする)である場合が多い。このような場合には、現実の状況に影響されることなく、患者の中で1つの物語のように体系化されていることがある。また、いわゆる二重見当識といわれるような、生活するうえで妄想的な世界と現実的な世界を行ったり来たりする患者もいる。例えば、何十年も入院している統合失調症患者が、一方で自分は神様という妄想的な世界に生きているが、他方では看護師の指示に従って入浴したり買い物に出かけたりと現実的な世界でも生きているなどである。

1 幻覚

幻覚は、「外的刺激がないにもかかわらず起きる知覚様の体験である。幻覚は鮮明で正常な知覚と同等の強さで体験され、意思によって制御できない」[1]とされる知覚の異常である。統合失調症や認知症(レビー小体型に多い)、アルコール依存症などで認められる。中でも統合失調症が最も多く、8割程度の統合失調症患者に何かしらの幻覚があるといわれている。幻覚は、異常を示す感覚により、幻聴、幻視、幻味、幻嗅、幻触、体感幻覚に分類される(**図2**)。統合失調症では幻聴が多く、幻視はまれといわれている。

幻聴

幻覚の代表的なものとして、幻聴がある。幻聴とは、存在しない音や声がはっきりと聞こえるような聴覚における幻覚である。聞こえるものは、悪口や命令、自分の考え、人の話し声、数人の会話と、比較的単純なものから複雑なものまで程度はさまざまであり、耳から聞こえる、頭の中に直接響いてくる、腹部から聞こえる場合もある。臨床的には、「人の声が聞こえる」という言語性幻聴が重要である。

幻聴はしばしば妄想に結びつくのが特徴である。統合失調症の場合、前徴期では騒音であったものが徐々に声に聞こえるようになり、最終的には実在する人の声になって聞こえるなどの段階的な変化があり、また、症状の軽快に伴い鮮明に聞こえたものが不鮮明となっていくことから陽性症状の指標ともなる。本人にとっては、幻聴と現実を区別することは非常に困難である。

図2 幻覚の具体的な訴え

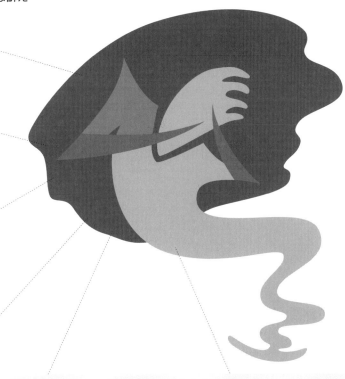

体感幻覚
「脳みそが溶けた」
「腸が飛び出す」
「虫が背中に張り付いている」

幻味
「変な味がする」
「この食べ物には毒が入っている」

幻嗅
「ガスがまかれた」
においが入ってこないように，部屋を閉め切る

幻触
「身体を虫が這っている」
「口の中に髪の毛がいっぱい入っている」

幻視
「窓からじっと見ている人がいる」
「虫がいっぱいいる」と，ベッド上の何もないところを払いのける仕草をする

幻聴
○悪口
「ぼくの悪口を言っている」「ひどいことを言われた」
○命令
「飛び降りろと言われた」
「ここから逃げろと言ってくる」
○自分の考え（独語）
「はい」「だから～」「うるさい！」「あっちいけ！」
○騒音だったものが実在の人の声として聞こえることもある

幻視

　幻視は，実在しないものが見えるような視覚における幻覚である。多くの場合は意識混濁などの意識障害時に生じることが多い。アルコール依存症の離脱期で認められる幻視は，アリやクモなどの小動物が見えるような小動物幻視が特徴的である。

　また，認知症の1つであるレビー小体型では約80%に幻視が認められ，「部屋に知らない人がいる」「遠くにいるはずの子どもが帰ってきた」などのような人にまつわる内容が多い。これらは意識変容によって生じると考えられている。一方，統合失調症で幻視が認められることは極めてまれといわれている。

　他の例としては，遭難中に幻視を見ることが多く，救助者や飲み物，帰る家な

ど，自分の期待するものを脳の働きよって作り出すといわれている。

幻味・幻嗅・幻触・体感幻覚

　幻味は，「変な味がする」「この食べ物には毒が入っている」など，被害的に解釈して訴えてくるような，対象がないにもかかわらず味がすると言ったりする味覚の障害である。

　幻嗅とは，「ガスがまかれた」などのように，被害的に解釈して訴えるような，対象がないにもかかわらずにおってくるような嗅覚の幻覚である。

　幻触は，口の中に髪の毛があるように感じる，身体中を電流が走っている，身体に虫が這っているように感じる等の身体の比較的表面に感じる違和感や蟻走感のような触覚（皮膚感覚）における幻覚である。

　体感幻覚は，「脳が溶けた」「腸が飛び出す」というような妄想的な解釈を伴った感じ方であり，対象がないにもかかわらず誰かに触られたり，体内に異物があるというような身体の深部や臓器に関連した幻覚である。

偽幻覚・真性幻覚・幻覚症

　また，幻覚は，偽幻覚，真性幻覚，幻覚症等に分類される。

　偽幻覚は，心の中で思い浮かべたことが鮮明になり，幻覚に近くなるものである。幻覚に対する確信は人によって差があり，ある程度その異常性を自覚していることもあるが，多くは幻覚を実在のものと確信している。例えば，仕事でミスをして上司に怒鳴られ，帰宅した後にもかかわらず怒鳴り声が頭の中で鳴り響くなどである。幻覚の内容がイメージ（表象）として現れるために輪郭がはっきりせず，消えたり現れたりする。

　真性幻覚は，本人にとって実際に存在しているように知覚される幻覚である。客体的な実体として輪郭がはっきりしており，それを意識的に見たり聞いたりするのではなく，現実に存在するものとして見たり聞いたりする。体験している内容が現実的には存在しないと言い聞かせても，本人には幻覚であることを理解できないのが特徴である。

　幻覚症は，現実に存在しないこと，幻覚であることが自分でわかっているのに知覚される状況のことである。

幻覚出現の背景

　幻覚が出現する神経生理学的背景として，感覚情報が集中する視床や大脳基底核，そして，大脳皮質や辺縁系，側頭葉，前頭葉等の広範な脳部位における障害が関与していると考えられている。この障害にはドパミンが深く関与し，ドパミンの

放出や反応が過剰になると，感覚情報の受信・処理に関する神経回路が興奮状態となり，感覚情報に対する抑制が機能せず，あらゆる感覚情報が神経回路に送り込まれる。その結果，神経回路の暴走が起こり，過去の記憶や現実にはない感覚情報等が無秩序に呼び起こされ，適切に処理できない状態に陥ることで幻覚が生じると考えられている。

なお，ドパミン以外の神経伝達物質によっても同様の現象が起きると考えられている。神経伝達物質の違いによって異常が生じる部位と神経経路が異なり，幻覚の現れ方が異なると考えられている。

また，心理社会学的背景として，過度のストレスや強く長期に渡る不安や恐怖などがあげられる。高齢者の幻覚には，若者よりも心理社会的な背景が大きく影響を与える。

2 妄想

妄想は，「外部の現実に関する不正確な推論に基づく誤った信念であり，他のほとんどの人が信じていることに反しているにもかかわらず，また議論の余地のない明白な証拠や反証にもかかわらず，強固に維持される。その信念はその人の文化や下位文化の他の成員が通常受け入れているものではない」[2] とされる思考内容の障害である。①通常の信念とは比較にならないくらい強く確信している，②理論的な説明では訂正できない，③内容が不合理である，④内容が本人と関連していることが特徴である。統合失調症やうつ病・双極性障害，認知症などで認められる。本人が妄想と現実の区別をつけることは難しい。

一次妄想と二次妄想

形式による分類として，一次妄想（真正妄想）と二次妄想（妄想様観念）がある。妄想の形式は診断上重要とされる。

一次妄想とは，その心理や思考過程に根拠がなく，了解不能な妄想である。一次妄想の形式には妄想気分，妄想着想，妄想知覚がある。妄想気分とは，「何かが起きている」というただならぬ気配を感じ，漠然とした意味づけ（自己関係づけの傾向が強い）が生じているが，特定の意味づけはまだ生じていない。統合失調症の急性期の症状であることが多い。自己関係づけに特定の意味が伴うと，妄想知覚が形成される。妄想知覚とは，了解可能な動機や原因がないにもかかわらず，現実の知覚に異常な意味が付与されるものである。例えば，患者は自宅の前に自動車が止まっているのを見ると，「自分を狙っている組織があり，見張られている」と確信する。意味づけの多くが被害的な自己関係づけであるが，あらゆる了解可能な意味

の背後に，無人称的な他者（上記の例では「組織」）が出現することが特徴である。

妄想知覚は，シュナイダーの1級症状であり，診断上重要である。妄想知覚の体験構造は二分節性と呼ばれる。すなわち，知覚された対象に関する了解可能な意味解釈に至る第1分節（「家の前に自動車が止まっている」）と，了解不能な意味づけである第2分節（「自分を狙っている組織がある」）からなる。妄想着想とは，知覚を媒介することなく着想が突然に生じて直ちに確信されるものである。内容は自己に関するもの（心気，血統，召命など），他者に関するもの（被害，嫉妬など），物に関するもの（発明など）などさまざまである。着想はきっかけなく生じることもあれば，何かを見た際などにそれが刺激となって生じることもある。

これらの一次妄想は本人には明白な理由と確信があるのだが，第三者である私たちには了解することが難しい。しかし二次妄想は，思考過程を現在の状況（他の精神病症状，気分状態，生活史，帰属する集団，パーソナリティなど）に由来するものとして了解可能であることが多い。一次妄想は統合失調症でよく見られ，二次妄想はうつ病のときによく見られる。

被害妄想・誇大妄想・微小妄想

また，内容に基づく分類として，誰かに見張られている，尾行されている，盗聴されているなどの被害妄想，天皇の子孫だ，神様だ，発明王だなどの誇大妄想等があり，統合失調症患者によく認められる（**図3**）。

うつ病・双極性障害で妄想が生じる頻度は多くないが，うつ状態では，「自分は何か重篤な病気にかかっている」などの心気妄想，「自分は罪深いことをしてしまったので罰を受ける」という罪業妄想，「自分にはお金がない」という貧困妄想が代表的である。これらの妄想は微小妄想といわれ，自分を過小評価している結果として生じる妄想である。一方で，躁状態では「自分はすごい！」などの誇大妄想が生じやすい。

認知症患者における妄想の出現頻度は高く，アルツハイマー型認知症の15〜56%，脳血管性認知症の27〜60%に認められる。内容は被害的なものが多く，財布や貯金通帳が盗まれたと訴える「物盗られ妄想」は8割以上とされる。

妄想かどうかの判断には，相反する証拠を示されても揺るがない確信の強さが重要である。妄想の内容に基づく分類は，診断上は形式に比べて重要度は低いが，症状の記述に役立つ。妄想の主題は患者の気分，パーソナリティ，生活史などに左右され，その具体的内容は妄想形成時の患者の社会的・文化的背景に影響を受ける。

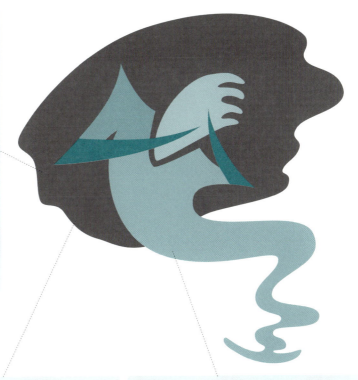

図3 妄想の具体例

被害妄想
・特定の人間や組織が自分に悪意をもっていると勝手に考えてしまう。
・営業の電話が家にかかってくると,それを誰かの嫌がらせと思い込んでしまったりする。
・被毒妄想（毒を盛られた）,注察妄想（みんなが見てくる）,関係妄想（テレビで私のことを言っている）,嫉妬妄想（恋人が浮気しているに違いないと思い込む）などがある。

誇大妄想
・微小妄想の逆で,自分の能力や地位などを過剰評価する。
・本当は平凡な能力しかなくても天才と思い込んでしまったり,ちょっとした発明や研究を革新的な発明と考えてしまったりする。
・恋愛妄想,宗教妄想,血統妄想などがある。

微小妄想
・自分の人格や能力を過小評価する。
・心気妄想（本当は健康であるのに,自分はがんですぐに死んでしまうのではないかと考える）,貧困妄想（お金に困っていないはずなのに,今月の家賃が払えなくてどうしようかと思い詰めてしまう）,罪業妄想（死んで罪をつぐなわなければならないと思い込む）がある。

妄想出現の背景

　妄想が出現する神経生理学的背景として,ドパミン神経系の過活動によってワーキングメモリの機能が低下し,社会的認知が障害されて生じると考えられている。また,妄想は,戦争や災害の被災者,また凶悪事件の被害者などにも認められることがある。これは,現実から逃避することで精神的なダメージを回避して心を守っていると考えられていることから,精神的なダメージから心を守るための本能的行動によって生じると考えられている。

自我障害

　妄想と類似している症状として,「考えていることが声となって聞こえてくる」（考想化声）,「自分の意思に反して誰かに考えや身体を操られてしまう」（作為体

験），「自分の考えが世界中に知れ渡っている」（思考伝播）のように，自分の考えや行動に関するものがある。これらは，自分が行っているという感覚が損なわれてしまうことが背景にあると考えられることから，自我障害と総称される。

◻ 病的な幻覚・妄想

　幻覚は知覚の異常であるが，知覚の異常として錯覚がある。錯覚は，知覚に関係する脳機能に異常がないのにもかかわらず，現実に存在しているものに対する知覚に，そこにないものの知覚や思い込みが加わるために違ったように見えたりするものである。多くの場合，視覚的に生ずる（錯視）が，聴覚，触覚などの五感の領域に出現するほか，身体が動いていないのに動いている感じ，足を曲げているのに伸ばしている感じなど，運動感覚や位置感覚などにも生じる。

　錯覚はその出現様式によって，注意が不十分のために起こる不注意錯覚，恐怖や期待などの心理状態が知覚に影響を与える感動錯覚，雲の形が顔に見えたり，しみの形が動物や虫に見えたりと，対象物が違ったものに見えるパイドレア，幾何学的錯視や音階が無限に上昇・下降を続けるように聞こえるシェパード・トーンなどのように，対象がある一定の配置や状態にあると起こる生理的錯覚に分けられる。このような錯覚は，一般的に認められるものであり，存在しない対象を存在すると知覚する幻覚とは区別される。

　妄想については，同じような意味として想像や空想がある。想像は，「実際には経験していない事柄などを推し量ること」，また「現実には存在しない事柄を心の中に思い描くこと」と定義される。例えば，遺跡や遺物などから過去の生活を「こうだったのではないか？」というように現実や類似する事実に基づいて推測したり，「宝くじが当たったら高級車を買おう」というように非現実を思い描くことである。想像や空想，妄想は，いずれも現実からかけ離れたことを思考しているが，本人が現実ではないことを自覚しているか，その思考に確信をもち訂正不能かどうかという点で異なる。

◻ 幻覚・妄想状態にある人への看護

◻ 幻覚・妄想状態のアセスメント

　幻覚・妄想は，知覚や思考内容の障害という精神機能の障害であるために，他者

にはなかなか理解しがたい。しかし，本人にとってみれば，“まぼろし”とは思えないほどリアリティのある事実や体験であり，しかも，不安や恐怖を伴う体験でもある。例えば，幻聴では，「お前は馬鹿だ」などと本人を批判・批評する内容，「あいつを殴れ！」と命令する内容，「今トイレに入りました」と監視されているような内容が多い。現実の声のように聞こえてくるために現実の声と区別できない場合や，直接頭の中に聞こえるような感じで声そのものよりも不思議と内容ばかりがピンとわかる場合などがある。周囲の人からは，聞こえない何かに聞き入っているためにニヤニヤ笑ったり（空笑），幻聴との対話でブツブツ言ったりする（独語）ために奇妙な人だと誤解され，苦しみを理解してもらいにくい。

　一方，周囲の人からすると，異常と思えるような言動に驚き，困惑する。幻覚・妄想に影響された言動ではあるが，周囲の人は大きな被害を受ける。そのため，誤解されたり，疎まれて孤立したり，攻撃されたりすることがある。また，誤解や偏見の大きな要因となる。周囲から孤立するということは，円滑な日常生活を送ることや健やかな人間関係の形成・維持が困難になる。周囲の人が離れていくことで，疎外感や孤立感，不安感を覚え，さらに症状を悪化させることもある。このように，幻覚・妄想は，本人に大きな不安や混乱，無力感を抱えさせ，生活の質に悪影響を及ぼす可能性がある。

◨ 看護の目標

　幻覚・妄想状態にある人への看護の対象は，幻覚や妄想そのものではなく，その人のセルフケアが不足している箇所や日常生活上の困難，対人関係上の問題，そして，それらに伴う不安やつらさ，苦悩等の生活上の障害である。幻覚・妄想状態にある人の多くは，支援を必要としていながらも病的な言動や振る舞いのために他者と適切にかかわることができず，孤立した状態にある。看護師は「よき理解者」として寄り添い，生活上の困難に対して支援を行うことでより健康的で現実的な生活が送れるように看護することが求められる。

◨ 看護の実際

1 その人を理解する

　幻覚・妄想は，現実には存在しないものであるが，本人にしてみればまぎれもない現実であり，事実である。例えば，幻聴の場合には後頭葉の聴覚野の血流量が増加しており，本人には明確に聞こえている。また，妄想は，現実世界に対する誤っ

た信念ではあるが，本人はその信念を確信しており，訂正不能であるがゆえに妄想なのである。すなわち，幻覚・妄想の内容を否定したり，矛盾を指摘して修正を強いることは無意味であり，本人にとっての現実を否定することにつながる。このような，本人にとっての現実を否定するかのような対応は，幻覚・妄想状態の悪化を招く結果となり得る。また，興味本位でむやみに深く追及して聞いたり，「そう思うならそうだと思います」などと安易に肯定したりすることは，確信の強化・体系化につながり，より一層，幻覚・妄想の世界に没頭してしまう恐れがある。

統合失調症の場合，幻覚・妄想状態には2つの特徴がある。第1は内容の特徴である。幻覚や妄想の主は他人で，その他人が自分に対して悪い働きかけをするということである（まれによい働きかけをしてくることもある）。つまり，本人を取り巻く人間関係が主題となっている。その内容は，大切に考えていること，劣等感を抱いていることなど，本人の価値観や関心と関連していることが多い。このように，幻覚や妄想の内容の根源は，本人の気持ちや考えに由来するものである。

第2は気分に及ぼす影響である。幻覚や妄想の多くは，本人にとっては真実のことと体験され，不安で恐ろしい気分を引き起こす。無視したり，放っておくことができず，否応なくその世界に引きずり込まれる。

このように，幻覚・妄想状態にある人が体験している世界は，主観的であり，人それぞれである。よって，看護の前提として，幻覚・妄想の内容を否定も肯定もせず，受容的な態度で5W1Hの質問を織り交ぜながら十分に聞き，幻覚・妄想の内容はその人の成育歴や現在の生活にとって何を意味しているのか，その人はどのような世界を体験しているのか等，その人を理解しようとする姿勢が重要となる。その際，本人自らが言語化する内容を手掛かりに，表情や態度，行動を観察することが重要であり，言語的コミュニケーションの側面のみならず，非言語的コミュニケーションの側面にも十分留意しながら，その人を理解していくことが必要である。

2 セルフケアの状況を把握する

幻覚・妄想状態にある人は，場合によっては，幻聴や妄想の内容に従った言動をとってしまう。例えば，幻聴が本人に話しかけてきて，本人がそれに答えるという対話性幻聴では，本人は幻聴と会話しているために，周囲の人からはブツブツと独り言を言っているように見えてしまう。命令性幻聴では，幻聴が本人に「寝るな」や「起きていろ」と命令するために，夜間は眠らずに起きていることもある。また，「監視されている」というような注察妄想の場合には，窓やカーテンを閉め

切ったり，部屋から出ることを頑なに拒否したり，人とかかわることを避けたり，常に周囲を見回すような奇異な行為が見られることもある。「誰かに毒を入れられたために食事が摂れない」という被毒妄想がある場合には，食事を十分に摂ることができないために，栄養状態の悪化の危険性や，恐怖のあまりに興奮状態になることもある。

このように，幻覚・妄想は，本人の思考や言動に大きな影響を及ぼすために，セルフケアに対する関心や意欲，行動を大きく左右する。また，自分を傷つける自傷行為や他人を傷つける他害行為を引き起こす要因ともなり，健康的な日常生活を送ることや対人関係を形成・維持することを困難にすることが多い。幻覚・妄想によってセルフケア状況や日常生活にどのような弊害が生じているか，また，対人関係においてどのような影響が出ているか等の観察と支援が重要である（**表1**）。

急性期にある人は，幻覚・妄想から大きな影響を受けており，非現実的な世界に生きている場合が多く，現実との区別がつきにくい。光や音，物，他者とのかかわりなどさまざまな刺激が幻覚・妄想を発展させることもある。セルフケアにおいては，食事，水分，排泄，睡眠，休息，自他の安全などの側面で幻覚・妄想の影響を受けて不足する可能性が高く，安全や生命の維持が危険に晒される可能性がある。心身の休息や安全を確保するために，物的・人的な環境調整や安全，生命の維持を最優先に支援を行う。

回復期から慢性期にある人の場合では，幻覚・妄想がほとんど自覚されない場合と固定化し持続して影響を受けている場合，持続しながらも現実との区別をすることができ影響を受けずに生活している場合がある。長期にわたる症状の経過の中

表1　セルフケアの状況を把握する視点

その人独自の表現と幻覚・妄想の見極め	・幻覚・妄想の主観的内容についての観察 ・腹痛，頭痛，下痢，月経等の身体的症状との関連づけの有無についての観察とアセスメント ・人生史や家族歴，経験等との関連づけの有無についての観察とアセスメント ・その人についての情報収集 ・自尊心や価値観，不安や恐怖などの心理面についての観察とアセスメント
幻覚・妄想によって障害されたセルフケア能力の査定	・食事，睡眠，清潔，活動，対人関係等のセルフケア能力への影響や問題についての観察とアセスメント ・服薬状況の観察とアセスメント ・以前（症状が出る前）のセルフケア能力や状況についての情報収集 ・自傷他害のリスクや安全の確保についての観察とアセスメント ・幻覚・妄想による不利益の予防についてのアセスメント ・現実世界でのセルフケア能力についての観察とアセスメント

で，症状の変化は目立たず安定しているが，自尊心や自己効力感，意欲が低下し，新しいことや変化への不安や抵抗感が強いことが多い。セルフケアに関しては，幻覚・妄想と付き合いながら日常生活を送ること，症状の再燃・悪化を予防するための治療継続，ストレスコーピングの工夫等を中心に支援する。できないこと以上にできること，健康的な側面に着目し，根気強く時間をかけて支援する。

3 不安やつらさを理解する

　幻覚・妄想状態にある人は，単純に幻覚や妄想の世界に入っているだけではない。本人にしてみれば，自分が体験している世界を誰にも理解してもらえないと感じ，不安やつらさ，孤独感を募らせ，苦痛に満ちた状態であることが多い。特に急性期にある人は，外界に対して敏感になっているために緊張，不安が強い。そのため，本人の不安やつらさを理解することが必要となる。本人が見ている現実，聞こえている声，感じているもの，考え等の体験している世界について聞きながら，不安やつらさの背景にある何かを同定していく。十分に言語化できない場合には，5W1Hの質問をしながら体験している世界や情緒的な反応を言語化できるように支援し，背景にある何かを同定していく（**表2**）。

　不安やつらさの背景にある何かが同定できたら，その軽減に向けて支援する。例えば，「今，着替えているな」という行為の実況解説のような注釈性幻聴がある人の場合，自分の言動が常に誰かに監視されているような気持ちになり，得も言われぬ不安と恐怖が高まっているため，結果として着替えるという行為を実行することが難しい。そのような場合，「早く着替えて」等のように注意したり叱責するのではなく，本人の不安やつらさに焦点を当てて「私がそばにいるので大丈夫です」と安心感を提供しながら，着替えという行為を促したり手伝ったりする。また，本人が打ち込めるもの，楽しいと思えるようなことを一緒に探し，実施することを通じて不安やつらさが軽減するように支援することも有用である。

表2　不安やつらさを理解する視点

幻覚・妄想の理解や受け入れの査定	・幻覚・妄想に対する自覚の有無についての観察とアセスメント ・幻覚・妄想に対する対処法やその有無についての観察とアセスメント ・現実生活におけるセルフケア状況，日常生活行動についての観察とアセスメント ・思考や日常生活行動，現実検討力についての観察とアセスメント
幻覚・妄想による不安やつらさの査定	・セルフケア状況や対人関係への影響についての観察とアセスメント ・不安や恐怖，孤独感や疎外感等の心理面についての観察とアセスメント ・自己不信感や自己否定感，自己意識の喪失等の自己概念についての観察とアセスメント

さらには，自我境界が弱い（脆い）ことから幻覚・妄想に翻弄されることが多くなり，自分で自分自身をコントロールしているという自己コントロール感の低下を招きやすい。また，外界への恐怖心が高まったり，逆に，周囲への注意が低下することがある。このような自己概念が障害されることにより，不安や恐怖が高まることもある。幻覚・妄想状態にある人の不安やつらさなどの感情に焦点を当てて寄り添いながらその軽減・解消に努め，より健康的で現実的な生活が送れるように支援する。

（関根正）

引用文献

1）日本精神神経学会 日本語版用語監修，髙橋三郎他訳：DSM-5 精神疾患の診断・統計マニュアル，87・88，医学書院，2014.
2）日本精神神経学会 日本語版用語監修，髙橋三郎他訳：DSM-5 精神疾患の診断・統計マニュアル，87，医学書院，2014.

3 引きこもり状態

引きこもり状態が生活に及ぼす影響

引きこもりとは

引きこもりという言葉は，最初は「社会的引きこもり」という言葉から始まった。DSM-Ⅲ に Social Withdrawal という言葉が，統合失調症やうつ病の症状の1つとして記載されたのが始まりであると言われている。

引きこもりは，精神疾患の名称ではなく，精神症状を説明する用語として用いられるものでもない。厚生労働省及び国立精神・神経センター精神保健研究所社会復帰部による「ひきこもり」の概念は，

◎「ひきこもり」は，単一の疾患や障害の概念ではない

◎「ひきこもり」の実態は多彩である

◎生物学的要因が強く関与している場合もある

◎明確な疾患や障害の存在が考えられない場合もある

◎「ひきこもり」の長期化はひとつの特徴である

◎長期化は，以下のようないくつかの側面から理解することができる

　　生物学的側面／心理的側面／社会的側面

◎「ひきこもり」は精神保健福祉の対象である

というものであり，支援の方針のために厚生労働省が決めた定義は「仕事や学校に行かず，かつ家族以外の人との交流をほとんどせずに，6か月以上続けて自宅にひきこもっている状態」というものである。また，時々は買い物などで外出することもあるという場合も「ひきこもり」に含めるとなっている（図1）。

引きこもりの中には，精神症状を伴うものと伴わないものがある。前者は統合失調症の幻覚・妄想状態や無為・自閉状態になった場合などにみられるものであり，後者は病的な原因がなく，他者や社会との関係を断っていく場合である。原因はさまざまに考えられているが定説はない。

また，かつては，引きこもりは若者の問題と考えられ，不登校と同一視されてきた経緯があり，支援対象者は10代から20代を想定した場合がほとんどであった。しかし近年では，引きこもりの長期化や，社会に出た後に引きこもりになってしまうケースなどにより，30代，40代の年齢層が増大している。引きこもりの平均年齢は30歳を越え，40代も2割近いという調査結果もある。

図1　引きこもり

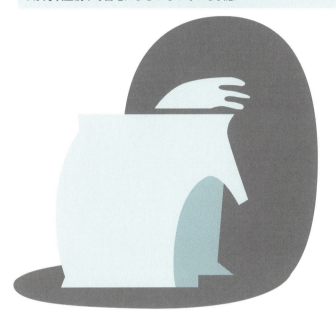

厚生労働省の定義：
仕事や学校に行かず，かつ家族以外の人との交流をほとんどせずに，6か月以上続けて自宅にひきこもっている状態

精神症状を伴うもの： 統合失調症の幻覚・妄想状態や無為・自閉状態になった場合などにみられる

時々は買い物などで外出することもあるという場合も含まれる。

精神症状を伴わないもの： 病的な原因がなく，他者や社会との関係を断っていく場合などにみられる

10～20代だけでなく，引きこもりの長期化等により，近年は30代・40代の引きこもりが急増している。

　ここでは，明らかな精神疾患や障害の存在はないが，他者や社会との関係を断っていることによって家族等が心配し，入院となった人について考えることとする。

引きこもりの長期化による問題

1 社会参加の困難さ

　引きこもりになってしまうと，社会的な適応度が著しく低下する（**図2**）。さらに，長期化とともに精神症状や二次的な問題行動を引き起こしてしまう可能性もある。何らかの精神科的な病気がある場合には，それに対して治療や介入をすることができるが，引きこもりは精神科的な病気がないにもかかわらず起こり，社会参加できない状態が10年以上もの長期に及ぶ事例が珍しくない。もちろん，すべての引きこもりにそのようなリスクが存在するわけではないが，時が経てば何とかなるだろうという根拠のない楽観的な考えはしないほうがよいのである。

図2　引きこもりの長期化が引き起こすもの

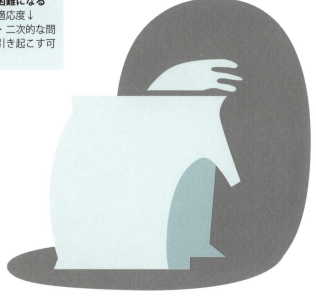

社会参加が困難になる
・社会的な適応度↓
・精神症状・二次的な問題行動を引き起こす可能性↑

退行
・かかわる相手がいなくなったりすることで，幼稚化する↑

家庭内暴力
・気に入らないことがあると暴力を振るう↑
・エスカレートすると，時に警察の介入も

精神症状の発現
・気持ち↓
・ストレス↑
・批判的な言動に対する，抑うつ症状や対人恐怖，自己臭恐怖，醜形恐怖，被害妄想，強迫行為などの精神症状の発現↑

　社会から隔絶された環境に慣れてしまうと，一般的にどんどん社会参加は困難になるのだから，正確な情報に基づいて注意喚起を行い，抜け出したいと望む人には適切な支援がなされるようにしていくことが大切なのではないだろうか。

2 退行

　他者との関係がなくなることによって，退行が見られる場合があることが指摘されている。人は成長に伴って世界が広がるものだが，引きこもってしまうとかかわりの相手がまったくいなくなってしまうか，家族のみという小さな社会集団にしか属さないことになり，幼稚化していくというのである。

3 家庭内暴力

　退行と並行して起こる場合が多いといわれる。引きこもっている人は親と一緒に生活しながら，小さなことでも気に入らないことがあると，感情を高ぶらせ家族に暴力を振るってしまうということがしばしば生じる。そしてそれは徐々にエスカレートしていき，時には警察の介入が必要な場合もある。このような状況をきっか

けとして入院させられてしまうことも少なくない。

4 精神症状の発現

　引きこもっている人たちは，必ずしも引きこもりという状態に充実感を味わい満足しているわけではない。むしろ，むなしくて，つらくて，何とかしたいと考えており，そこから抜け出せない自分をダメな人間だと考えて落ち込み，自責の念にかられてしまう場合も少なくない。このことは引きこもっている本人にとって大きなストレスとなる。

　さらに，引きこもりに対する周囲からの批判的な言動などがあれば孤立無援の状況になる。そのような状況に対する反応として，抑うつ症状や対人恐怖，自己臭恐怖，醜形恐怖，被害妄想，強迫行為などの精神症状が発現することはまれではない。このような状況をきっかけに入院に至る場合もある。

引きこもり状態にある人への看護

引きこもっている患者の状態のアセスメント

　引きこもり状態にある患者は，外の世界で生じていることにほとんど関心をもっていないように見え，身の回りのことも自分から行わずに，ベッドの中や部屋の隅でポツンとうずくまるような格好でいたり，壁を背にしてしゃがみこんだ状態で過ごしてしまう。表情にも乏しく，どんな思いでいるのか外から見ただけではなかなか理解しにくい。どのような状態で入院に至ったのかということを手掛かりにして，患者の全体像を把握していく。

1 日常生活への援助を行いながら身体の状態を観察する

　引きこもり状態にある患者は，行動・訴えが少ないために，どちらかといえば援助者から見過ごされやすいが，身の回りの世話を通して，身体的な状態や行動を観察していくことが大切である。

　引きこもった状態が長く続くと，緊張や運動不足が原因で，下痢や便秘，体重減少，褥瘡などが問題になりやすく，それらのことをもとに身体合併症を発症しやすいので，食事や水分の摂取状態や排泄の状態を観察する必要がある。また，不潔になりやすいので清潔を保つための援助を行ないながら，全身の観察を行う。

2 患者に関心を寄せて表情，態度を観察する

　言葉を多くかけるよりも，患者を理解していこうと心がけることが大切である。

患者は他者に無関心であるかのように見えるが，実際は他者の言動をよく見ていることが多い。患者が拒否しなければできるだけそばにいて，表情や姿勢，態度，服装，行動を観察する。その観察の中から患者がどのようなことに関心をもっているのか，どのような刺激でどのような反応を示したのかを見つけていく。このような非言語的コミュニケーションを続けることによって，患者が援助者を受け入れてくれるようになれば，患者の緊張はゆるんでいく。

◨ 看護の方向性

　最終的に目指すのは，引きこもっている本人が引きこもりから抜け出すことだが，それは本人のもっている力によるところが大きい。私たち援助者にできることは，本人が自分のことを話してみようか，あるいは話してみたいと思えるような気持ちになれるような関係を築いていけるようにすること，月並みなことだが，信頼関係の構築を目指すことである。

◨ 看護の実際

1 対応のポイント

　大切なのは，引きこもり状態の患者は，決して対人関係を拒否して，自分が安定することを望んでいるわけではなく，自分の気持ちを理解してくれる人との出会いを待ち望んでいるのだということを前提としてかかわることである。

患者との距離に注意する

　患者は援助者に対する依頼心や期待感をもっている。かかわりをもつ時間を多くすることは大切だが，あまりべったりくっつきすぎると，患者は負担を感じて援助者に両価的になり再び引きこもることになりかねない。近すぎず離れすぎずの距離を保つことが必要である。

引きこもりを尊重する

　あまり強引に働きかけすぎると，患者は自分の気持ちや意志を見失い，自由を奪われたように感じてしまう。援助者は，患者には引きこもっていなければならないような患者なりの理由があるのだということを心にとめ，むりやり患者を動かそうとしたり，できない状態を批判したりするのではなく，引きこもりを尊重して，患者のペースに合わせて行動する。そのような援助を続けることによって，患者の中に援助者が苦痛にならない身近な存在であり，安全で安心できる，自分のことをわかってくれる人かもしれないという気持ちが芽生える可能性がある。

焦らず，あきらめずにかかわる

　働きかけても，患者はなかなか反応を示さず，時には拒否される場合もある。このような状態は，援助者にとってはもどかしく，イライラさせられることにもなる。しかし，根気よくかかわり続ければ，気持ちが伝わることのほうが多い。コミュニケーションは言葉によるものばかりではない。言葉を使わなくても，人の気持ちや考えていることが相手に伝わっていくことは多いのである。患者の傍らにいて気づいた，小さな反応，ささやかな動き，例えば，毛布がちょっと動いて，援助者の働きかけが届いたのかもしれないというようなことや，援助者のほうをちらっと見たというようなことを手掛かりにして，患者が関心をもっているものを見出していく。そしてそれに気づいたら，「○○さんは，△△が好きですか？」など，そのことを話題にするのもよいだろうし，「△△をしてみませんか？」と誘ってみるのもよいだろう。あるいは，援助者が△△を患者のそばで行ってみることもよいかもしれない。

　なお，いうまでもないことだが，拒否されたときには，無理をせず，いったん引き下がり，時間をおいてあきらめずに繰り返し働きかけていく。

他の似たような症状との違いに注意する

　引きこもりと同じような状態を示していても，単なる引きこもりではない場合があり，対応が異なるので注意が必要である。意志の発動性の欠乏や，自発性の欠乏，制止と呼ばれる状態である。

　意志の発動性の欠乏は脳の器質的な障害によって生じるもので，食事や着衣など日常の習慣的な行動が面倒になり，おっくうがって何もしようとしない。自発性の欠乏は統合失調症の慢性期の患者に見られるもので，周囲への感情的な反応や関心が乏しく，日常生活のあらゆる場面に無関心となって，積極的に周囲に働きかけなくなる状態である。人とのかかわりに柔軟性がなく，硬くてぎこちないのが特徴的で，援助者の働きかけにもなかなか応じない。動きも緩慢で，働きかけに応じてもすぐにやめてしまう。働きかけがなければ，一日中ベッド上で横になっていたり，部屋の隅にうずくまっている。このような場合には援助者の積極的な働きかけが必要で，日常生活に不可欠な行為の1つひとつに言葉をかけて促し，一緒に行動する。寝ていれば肩を抱いたり，手を引いたりして起こし，なるべく多くの刺激に触れることができるようにする。

　また，制止はうつ状態に見られるもので，行動しなければならないと思っているが行動できない状態である。軽度であればゆっくり時間をかければ動くことは可能

なので，1つひとつの行為を促し，見守り介助することは必要だが，おだやかに誘い，せかさないことが大切である。制止が重度になるとほとんど動けなくなってしまい，寝返りさえもできなくなるので，あらゆることに介助が必要になる。この場合，外部からの刺激に何一つ反応しないので，何もわかっていないように見えるかもしれないが，働きかけられたことについてはすべて理解している。何かを介助するときには，その理由や目的をよく説明する必要がある。

2 社会参加

看護師との間に信頼関係が構築され，気持ちや希望を少しずつ話せるようになっても，すぐに実行に移せるわけではない。「何かしたい」という気持ちはあっても自信はもてず，不安でいっぱいという期間が続く。1対1の関係でなら安定していられても，集団の中で何かをするということにはためらいがある。「何かしたい」と聞くといろいろ提案したくなるかもしれないが，患者の中で動いてみようという決断ができるまでは，見守り続けることが大切である。「何かしたい」という気持ちが芽生えたことを大切にして，患者とともに今後の計画について話し合う。最終的なゴールに向かうために試行錯誤するのは当然のことだということも含めて，社会資源（フリースペース，デイケア，ハローワーク，フリースクール，作業所など）を紹介するのもよいかもしれない。何より大切なのは，焦って先回りしないことである。

（坂田三允）

4 意欲低下（欠如）状態

意欲低下（欠如）状態が生活に及ぼす影響

意欲低下（欠如）とは

　意欲とは「物事を積極的にしようとする意志，気持ち」であり，「欲動と意志を合わせたもの」ともいわれる。したがって，意欲の低下あるいは欠如とは，物事を積極的にしようという意志や気持ちが弱くなったり，無くなってしまった状態である。

　意欲低下は「自発性の欠如」と「発動性の欠如」，「制止」に分けられる。自発性とは他からの影響や強制などによるのではなく，自分から進んで自分の内部の原因によって物事を行おうとすることであり，発動性は自発性に似ているが，より根源的で生命的な意味合いをもつとされる。発動性は欲動に基づく行動の発現であるのに対して，自発性は意志による行動という意味合いがあるともいわれる。制止は精神運動性の低下とともに，衝動や自発性を失う状態である。自発性の欠如は統合失調症の慢性期に見られる陰性症状であり，発動性の欠如は，外傷などによる前頭葉の損傷から生じるものである。また，制止はうつ状態の際に見られる。

　ここでは，統合失調症で見られる自発性の欠如について述べていく。

自発性欠如状態が日常生活に及ぼす影響

　自発性の欠如した状態は無為ともいわれる。無為は感情鈍麻と関連し，周囲への感情反応が乏しくなり，関心も薄れる。意志が減弱している，またはなくなっているために行動が起こらない。患者は何をするというのでもなく，部屋の隅でうずくまっていたり，毛布をかぶって臥床していたりする。日常生活のあらゆる面に対して関心が薄いので，自ら環境内の出来事に何らかの働きかけることはない。眠っているわけではないのだが，働きかけに対しても反応は鈍い。日常生活は全般に障害され，体力も低下する。人と接することがないので，社会生活にも影響は大きい（図1）。

第2章　心を病む人の生活障害と看護　93

図1　自発性欠如状態が日常生活に及ぼす影響

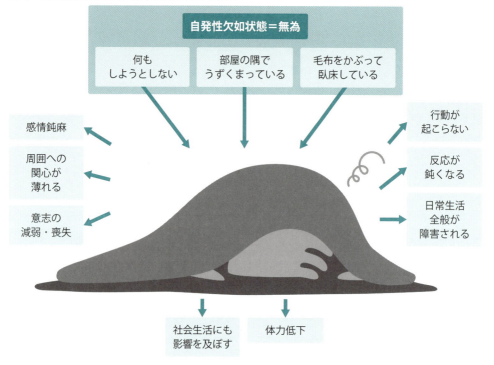

意欲低下（欠如）状態にある人への看護

日常生活の状態の把握

　患者の無為状態は，患者が「そうしたい」からしているのではないということに配慮して，日常生活上のケアをしながら，注意深く小さな変化を見逃さないように観察していく。

　患者は何も話さなくても，感覚器に異常があるわけではないので，看護師の声を聞いている。看護師がはっきりと話しかければ，自分に対する働きかけだということは認識できる。

　朝，食事が来る前に声をかける。まず，カーテンを開けて，朝の光が入るようにし，「朝ですよ。目は覚めていますか。そろそろ起きましょう」などと言ってベッドの傍らによる。「お顔を見せてください」「毛布を取りますよ」と声をかけ，顔が見える程度に毛布を取る。開眼しているのか閉眼しているのかを確認し，開眼していたら，「おはようございます。起きましょうか」と声をかけて毛布をたたむ。そして患者が嫌がらないようであれば，肩に手をかけて身体を起こす。閉眼している

ときには「まだ眠いですか」「今日はいいお天気ですよ」「起きましょう」と声をかけて,瞼が動くかどうか観察する。

以上のようなことを通して患者の状態を把握していくとよい。もとより,何らかのはっきりした反応が返ってくることはないかもしれないが,声かけで,毛布が少し動いた,身体の向きが変わった,足元がピクリと動いた,顔を看護師のほうに向けたなどの些細な変化を手掛かりにして,かかわりを進めながら日常生活全般の患者の状態を把握する。

看護の方向性

日常生活全般への介助をしながら,患者の反応を見極め,少しずつ行動範囲を広げるようにし,自立に向けて誘導し,患者自身ができることを増やしていく。大切なのは,無理に病室から出てもらおうと焦らないことである。看護のポイントについて,図2にまとめる。

看護の実際

1 日常生活が円滑に行えるように支援する

日常生活のさまざまな場面で働きかけをする。起床時には,「今日はいいお天気ですよ」などと周囲の状況を知らせながら,起床を促す。前述のように,「毛布を取りますよ」などとこれから何をするかを伝えながら行動する。そのときにだめだったら,少し時間をおいて再度声をかけるようにする。

図2 意欲低下(欠如)状態にある患者への看護のポイント

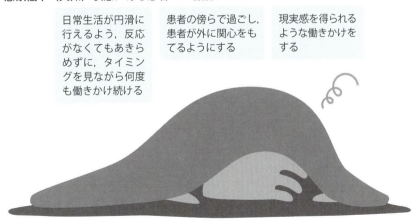

洗面や歯磨きは声をかけてもなかなか動けないかもしれないので，歯ブラシに歯磨き粉をつけて手渡しするなど，介助しながら自分でできる方向に援助する。洗面後に石鹸が残っているようなときにも，具体的に「ここのところに石鹸が残っていますから，もう一度洗いましょう」と声をかけて誘導する。

　食事のときにははっきりと覚醒してもらえるよう，明瞭に何をするかを伝える。部屋から出てこられないような状態であっても，なるべくベッドを起こして，起きる態勢を整える。起き上がることができれば食堂まで一緒に歩く。どちらかといえば患者は，食事を始めるとご飯ばかりを食べるというように偏った食べ方をすることが多いので，バランスよく摂取できるように，必要に応じて「これも食べてみてください」と声をかけながら食器の位置を変えて摂取を勧める。また，咀嚼や嚥下の状態を観察し，障害の有無を確認することも大切である。食事摂取量が少なく，栄養状態も悪いときには，摂取しやすい食品を管理栄養士と連携して工夫していく必要があるかもしれないし，経腸栄養などについて医師と話し合う必要があるかもしれない。

　更衣や整容に関しては，患者は無頓着である場合が多い。髪の毛に寝癖がついていても気にせず，髭を剃っても剃り残しがあったり，中途半端であったりする。ブラシを渡しながら「髪をとかしましょう」と促したり，並んで鏡を見ながら「ここが残っていますよ」と声をかけ，うまくできないようであれば介助する必要がある。臥床がちな患者の中には，更衣のことなどまったく考えておらず，何日間も同じ着衣で過ごしていることもある。交代制の勤務をしている看護師は，毎日勤務しているとは限らないので，毎日同じ着衣でいることに気づきにくいかもしれない。患者と話し合って，更衣する曜日を決めるようにするとよい。自分で更衣したとしても，ボタンがずれているなど，整えられていない場合もあるので，その都度注意する必要がある。また，着替えを手伝ったときには皮膚の状態を観察して，発疹や褥瘡の有無を確認する。

　排泄に関しては，排泄の回数や状態，便秘や下痢の有無，排泄後の後始末の状況などについて観察する。「お通じがありましたか」と聞いても答えてもらえない場合も多いので，生活全般の観察からトイレに行っているのかどうか，実際に排泄できているのかどうかを把握する必要がある。臥床し続けている患者の場合は，時間をみて誘導することも必要になる。薬物の副作用に加えて，動きや水分の摂取量も少ないので，便秘傾向がある可能性が高くなる。患者が嫌がらなければ，時々腹部の触診や聴診をすることも必要である。女性患者の場合には，月経の周期やその処

理状況にも注意する。

　入浴や清潔の保持についての行為も滞る場合が多い。入浴は，誘導してもなかなかできない場合が多い。「清潔を保つ」という目的のみであれば，清拭という手段があるが，無為の場合には，自分で行動してもらうということも大切なので，できるだけ入浴を勧める方向で援助する。したがって，悪臭がするようなときには，患者が抵抗を示しても，強引に誘導して入浴を勧める。自分で身体を洗うことができるようであれば，タオルに石鹸をつけて渡してみる。それでも動きがないときには「手を洗いましょう」などと部分に分けて声をかける。背中など自分では洗いにくそうであれば介助する。介助しながら，全身の状態を観察することも忘れてはならない。

　入浴ができれば，更衣もそのときに行う。着替える物の選択は，できれば患者の好みに合わせることがよいが，なかなか決まらないようであれば，看護師が選ぶ。洗濯を自ら行うことはもとより，汚れた物と洗濯済の物をきちんと分けて収納することも難しい場合が多い。声をかけながら，汚れ物ときれいな物に分け，一緒に洗濯する。最初は患者には看護師が行うことを見ていてもらうだけでもよいだろう。

2 現実感を得られるような働きかけをする

　周囲の出来事に関心がもてない患者に，日常生活の小さなことから現実感が得られるよう配慮する。それは，朝になったら外の光を感じてもらうことであったり，陽の暖かさであったり，さわやかな風であったりする。患者に返事を求めるような声かけではなく，看護師の独り言でよい。「わぁ，まぶしい」「あら，いい風」「暖かい」「う〜，寒い寒い」など患者にも感じてもらいたい言葉を届けるのである。入浴後には「気持ちいいですか」ではなく，「あ〜，気持ちいい」「さっぱり，さっぱり」である。そのときに患者の表情に少しでも変化が見られたら，その声は届いていると考えてよいだろう。もちろん，変化が見られなくてもそのことにがっかりせず，入浴に抵抗していた患者が入浴できたことを喜べばよい。

3 患者の傍らで時を過ごす

　臥床しがちな患者には，患者が臥床したままでもできることを行う。看護師が患者のもとに出向いて一緒に時を過ごすことである。「ちょっとここにいてもいいですか」と声をかけ，患者が嫌がらなければ傍らにいるだけでよい。可能であれば，毎日一定の時間に30分，そんなに長く時間が取れないということであれば15分でも20分でもよい。何もしないでいてもよいし，患者が興味をもってくれそうな話をすることや，今は何時で，外ではこんなことがあるという実況中継でもよい。新

聞を持ち込んでニュースを届けるのもよいだろう。絵本を見ながら患者に絵を見せたり，折り紙を持っていって完成したものを患者に見てもらったり，スケッチブックを持っていって絵を描いたり，自分の得意なことをするのもよいだろう。私はあなたに関心があり，あなたのことを知りたいと思っているし，あなたにも外のことに関心をもってもらいたいと思っているのだ，ということを患者に伝えたいという看護師の気持ちが伝わればよいのである。

4 身体面の変化に注意する

患者は自分の身体で生じていることを自ら訴えることができない。したがって看護師は，患者の身体で生じている変化を見落とさないように注意深くあることが大切である。表情の変化や食事量，排泄の状態，姿勢，歩行などから，身体面の変化を把握し，異常の早期発見に努める。

5 活動の場を広げる

患者が無為であることから抜け出し，社会参加ができるようにするためには，部屋から病棟ホールへ，病棟内から病棟外へと，いられる場所を広げていく必要がある。

患者に動きが出てきたら，自室から出てホールで過ごすことを勧める。初めは短時間でよいので，テレビを見るとか，新聞を読む，窓から外を眺める，疲れない程度のゲームや運動に取り組むことなどに誘う。

患者が，自室から出てもいつもと変わらない外界がそこにあり，自分に声をかけてくれる人もいて，自分が一人ではないという状況がわかってくれば，少しずつ自分の周囲が現実の世界として感じられるようになるかもしれない。そもそも自発性は，自分の内部の原因によって何かを行おうとすることであるから，自室から出ることができたとしても，他者と積極的にかかわろうとか，自分から進んで何かをしようということにはならないが，緊張しないでその場にとどまっていられることは，次のステップに進むことができる可能性があるということであり，他からの働きかけであっても，何かをすることができれば人とのかかわりは続く。

レクリエーションなどの活動にも参加を促し，少しずつ他の患者と一緒にいられる時間を延ばして生活範囲を広げていく。作業療法に参加するのもよいであろうし，散歩に出かけたり，自分の生活必需品を買いに出かけたりするのもよいであろう。できるだけ自分の時間にこもっていることを避けることが大切である。

そして，そのような活動の中で，季節の移り変わりや外観の変化などを話題にして，患者の感情が少しでも揺れ動くように働きかける。入院が長引いているときには，服薬や金銭の自己管理もできるように進めていく必要があるだろう。

今後の課題

　長期在院患者の中には無為というほどではなくとも，自発性の低下した人々が多数存在する。それは，かつての管理的な病棟運営の側面が大きく影響していることを否定できない。それらの人々の多くは高齢であり，今更社会参加といわれても，という気持ちの人も少なくない。しかし，社会参加は必ずしも病院の外に出なければならないということでもない。病院の中にあっても，他からの指示や強制によるのではなく，自ら積極的に事をなす自発性の回復は試みられてよい。患者の自発的な行動が少しでも増えるような働きかけを，あきらめず，懲りずに続けていくことが大切である。

（坂田三允）

5 躁状態

躁状態が生活に及ぼす影響

躁とは

　人は感情の動物である以上，誰もが感情に左右されながら生活を営んでいる。日常の生活を送るために，感情をコントロールし，人間関係を円滑に維持している。
　感情は喜怒哀楽などで表現され，嬉しいとき，楽しいときには表情豊かに表現され，悲しいときには暗く落胆した表情になる。その感情の表出は誰が見ても一目でわかるものである。そのバランス感覚が崩れてくると軽躁状態になったり，抑うつ的になったりする。感情が高揚しすぎると表情も一変し，感情のコントロールができなくなる。
　躁病の原因はいまだはっきりしていない。一部の報告によれば，神経細胞の活動

図1　躁状態

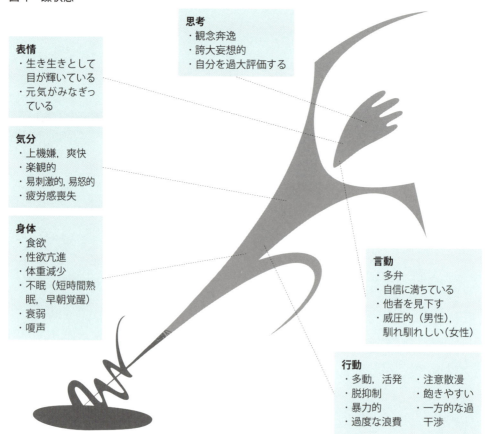

を促進するドパミンなどの増加が何らかの形で作用しているとの説もある。躁状態は，内分泌疾患，器質的な脳障害やアルコール，覚醒剤などの使用時にも見られることがある。統合失調症の緊張性興奮に躁状態に類似した症状を呈するものがあるが，これは躁状態とはいわない。

躁状態では感情が高揚し言動に自信がみなぎり，気分爽快で体力の疲労感もなく活発に行動する傾向がある。周りの人々の状況を把握することができなくなり迷惑をかけることが多々ある。そのため，事業を勝手に拡大し多額の借金を背負ったり，ギャンブルで湯水のようにお金を浪費する場合もある。また，食事などにおいても多食で一日に何回となく何らかの形で摂取するが，体力を消耗するためかあまり太ることはない。症状が亢進すると睡眠時間も短く多弁多動になり，他者との折り合いや隣近所との付き合いがうまくいかずトラブルになることも多くなる。ちょっとした刺激にも興奮し，怒りっぽく喧嘩になる場合もある。

このように躁状態になると自制もきかなく，距離を保てない状況になるため，他者との折り合いが悪く日常生活に支障を来すようになる（**図1**）。

病的躁状態の特徴

1 思考の促進

次から次へと考えが浮かぶが注意が散漫であるため，考えることに一貫性がなくまとまりがない（観念奔逸）状態になる。誇大的で自分の身体に神様でも乗り移ったような気分になり，"自分は何でもできる""常に自分は一番である"ような言葉づかいをするなど自信に満ち，自己を過大に評価してしまうこともある。また，他者を見下すような行動を取り，お金はいくらでもあるような振る舞いをする。入院している場合には，お寿司30人前，ケーキ50個などを注文し，出前が来て初めて職員が気づくこともある。周りの者や家族・職員への要求も多く，困惑させられることが多い。

2 気分や欲求の変化

快調で自信に満ち，向かうところ敵なしという楽観的な感情になり，身体が生命力にあふれ充実している感じがする。少しの睡眠で満足感があり早朝より行動する。24時間自分のために地球が回っているような気分になり，疲れをまったく感じない（疲労感喪失）時期もある。食欲は亢進するが，行動が活発なため体重は減少傾向にあり，衰弱が目立つこともある。

一方，気分の調節が困難で持続性が低下し，ちょっとした刺激に反応しやすい。

自己評価が過大で活動性が高いため，欲求を妨げられると自制できず，攻撃的になりやすいなど，社会的逸脱行動を起こしやすい状況になる。特に性欲が亢進するため，性的逸脱行動を起こしやすい。

3 行動や身体症状の変化

行動が活発で家族や職員への要求が多いが，計画性がないためすぐに飽きてしまう。また，多弁で命令口調になり，他患者への干渉も多く粗暴になる。いろいろなことに関心を示すが長続きせず，目標が定まらない。お金がないのに浪費傾向になるため，残高のことで職員とトラブルになることが多く見られる。欲求を自制できず，欲求のままに行動してしまい（脱抑制），無銭飲食などの違法行為を犯すこともある。

身体面では昼夜問わず喋りながら歩き回るため，喉の痛みを訴え嗄声になることが多い。不眠不休になるが，本人は十分な休息が取れていると感じている。

躁状態にある人への看護

日常生活の状態の把握

1 入院前

病的な躁状態にある人は，自分が病気であるという認識（病識）がなく，治療の対象であっても受診を拒み，治療を望む家族や周りの人たちへの反感をもち，トラブルになることが少なくない。著しい興奮状態になり，人を寄せ付けないような雰囲気で無遠慮な行動を取って抵抗して，「病気でない人間をどうして入院させるのか」と医師や看護師を罵倒し会話が成り立たないため，大騒ぎになる場合もある。家族は心身ともに疲れきった状況に陥ることが多い。

2 入院後

入院当初は派手な身なりをし，肩を張ったいかつい歩き方をするなど，他患者を圧倒するような行動が見られ，苦情やトラブルが絶えない時期である。

男性の場合，威圧的な行動を取り，お金がないのに食べ物など色々な物を振る舞い妙に強がった態度を取ることが多い。また，世界をあっといわせるような発明（発明妄想）をしたので貯金が数億あるなど誇大妄想的な発言が多くなる。口調や態度が粗暴で一方的になりやすいため，周囲の患者と会話が円滑に進まないことがある。そしてそれを，自分を無視しているなどと考え，周囲との関係が成り立たない。

女性の場合は派手な厚化粧になり馴れ馴れしい態度になることが多くなる。また，私はどこそこの王室の子孫（血統妄想）であるから命令に従いなさいなど，誇大的な表現が多く，周りの者が唖然とすることもある。

一方では，困っている患者を見ると放っておくことができず，何だかんだと手を出すお節介なところが見られる。しかし，その患者の意図するところを無視しても自分の意思を通そうとするため，迷惑な場合が多い。

全体として他人の話を聞き入れないところがあり，周囲との関係を築けないことが多い。

看護の方向性

入院当初は気分が高揚しているため自己をコントロールできず，他患者，職員，家族とトラブルを起こしやすい状況にある。患者が興奮しないでいられるよう，どのような刺激にどのように反応するのかを把握し，トラブル等を未然に防ぐ手立てを考えながら関係を深めていくことが大切である。トラブルになった場合は，混乱のレベルを見極めながら判断することが看護師には求められる。自傷・他害の危険性がある場合は担当医と相談し，個室使用を念頭に入れながら日常生活に及ぼす影響を絶えず確認し，その状況に応じた対応が必要となる。誇大的発想やそれに伴う金銭管理能力の欠如が問題となるので，残高確認を密にして買い物の調整を図る必要がある。また，睡眠不足によるふらつきや食欲亢進による栄養バランスの崩れも予想されるので，身体症状に注意しながら生活行動の改善に関与していく必要がある。

躁状態が極限に達したときは，清潔面への配慮も乏しくなり不潔な状態に陥ることが多いので，洗面，入浴などの援助や介助が必要になる。徐々に症状が改善してきたら，それまでの言動を患者とともに振り返ることも看護師の役割として重要である。同時に，再発予防のためには服薬の重要性を確認することも忘れてはならない。入院時の活発な行動などで家族や職場との間にトラブルが起こっていることが多いので，患者と話し合い，精神保健福祉士（PSW）との調整を図りながら退院へ向けて支援することが重要である。

看護の実際

1 トラブルを回避する

落ち着いた入院生活を送るために，トラブルを最小限に食い止める手立てを考える。

入院当初は，なぜ入院させられたのかと納得していないことが多い。また，ちょっとした刺激にも反応し，誰彼となくトラブルを起こしやすい状況にある。あまりにも興奮が強い場合は，刺激を遮断する意味でも個室の利用や保護室への入室を考え，患者の安全と安楽を最優先する必要がある。感情が高揚しているため反発的な態度で話してくることが多いので，相手のペースに巻き込まれないよう落ち着いた態度で接し，環境整備にも心配りをする。

日常生活の援助では，患者を刺激するような言動を慎み，何か問題が生じた場合でも即答を避け，安易な約束をしないことが重要である。カンファレンス等で決めたことは職員全体で守り，次々と要求があっても受け流すくらいの余裕をもって対応する。約束したことは，優先順位を決め患者に振り回されないよう毅然とした態度で実施する。職員が約束を破るようなことをしてはならない。

また，躁状態のピークで感情を抑えきれない状況にあるときは，どうしてもはけ口を他の患者や器物に向ける恐れがあるので，看護師は絶えず安全を念頭に置き，患者の行動を見守る必要がある。患者と接する場合はゆったりとした口調と柔らかい表情で対応するとともに，静かで落ち着ける環境を整えることも重要である。

2 個室や保護室での対応

不穏状態で興奮が強く，他者を傷つけたり器物破損の恐れがある場合は，他者や患者自身に危険が及ばないよう注意が必要である。どうしても興奮が収まらない場合は医師と相談し，保護室等の使用を考え，静かな環境を整える。保護室等での対応は興奮に巻き込まれやすいので，単独は避け数名で応対すること自体が興奮を回避する1つの方法となる場合もある。

患者に威圧感を与えるような態度を取り，強制的な言葉で押し付けるような物言いをすることは，信頼関係を損なうので避ける。同時に，医師の指示を得て薬剤を投与する。興奮で疲労が激しい場合は脱水等に気をつけ，水分補給を怠ってはならない。少し落ち着いてきたら怪我などの外傷がないかを確認し，信頼関係を構築するためにも，興奮状態のときのことを振り返ることができるように進めるのが重要である。

3 行動をコントロールする

患者が自らの行動をコントロールするために必要な枠組みを一緒に考える。

躁状態の強いときは論理的に説明してもあまり意味がなく，かえって患者をイライラさせる原因になるので，説明は短時間で終える工夫をする。他患者とのかかわりに悪影響を及ぼさない限り，無理に行動に口を挟まないで見守ることが大切であ

る。無理に抑制すると敵対行動に走ることが多く，看護師との関係も不安定になり興奮を助長することにもつながる。

ただし，他患者へ悪影響が及ぼすようであれば，その時点で患者と話し合い，活動の範囲を制限することも視野に入れておく必要がある。自らの行動をコントロールできるようになるためにも，中途半端でまとまらない行動と他患者への干渉もできるだけ避けるよう指導する。

4 睡眠をコントロールする

感情が高ぶり気分も高揚しているため，どんなに動き回っても疲労感がなく活力に際限がない。夜中でも，他人の迷惑を考えることができず，多動で，平気で洗濯をしたり，テレビを大きな音声でつけたりして，他患者の睡眠を妨げることもある。このようなときには，他者に迷惑をかけないよう静かに過ごすことを約束し様子を見る。睡眠薬の指示があれば速やかに与薬し，就眠しやすいよう部屋を暗くして環境を整える。しかしながら，あまりにも迷惑行為が激しくどうしても改善されない場合は，医師の指示を受けながら保護室の使用も考える。水分摂取不足からくる脱水等に注意をしながら，日中でも休息や昼寝を勧め，体力保持に努める。

5 食欲をコントロールする

昼夜問わず行動する時期は，消費エネルギーが増大するため食欲が亢進する。食事の仕方は雑で他患者に不快感を与え，食物の授受を受けようとしてトラブルに発展することもある。落ち着いて摂取できるよう環境を整え，適量を摂取するよう指導する。

逆に，活発に行動するため食事に集中できず，摂取量が減少するケースもある。落ち着いて食べられない場合は，動きながらでも摂取できるよう，一口おにぎりなど一口で食べられるものを準備することが必要になる。皆と食べるのが嫌であるなら自室で食べてもらうのも1つの工夫である。それでも食欲がない場合は，"間食を摂り過ぎていないか，煙草を吸い過ぎていないか"をチェックし，食事量を見ていく必要がある。

6 服薬をコントロールする

躁状態の特徴の1つに病識の欠如がある。服薬は拒否的で「何で病気でないのに薬を飲まなければならないのか」と看護師としばしば押し問答になる。若い看護師や女性の看護師に対しては強い口調で「お前飲んでみろ」と威圧的に迫ってくるようなこともある。そのようなときは，冷静に毅然とした態度で「私は病気でないので飲む必要はありません。でも，○○さんは病気で入院しているので早く治るため

にも服薬しましょう」と促すことが大切である。あまりにも口調が激しい場合は，医師や師長に相談し臨機応変に行動することも看護師に求められる。患者のペースにはまり一緒になって興奮する看護師もしばしば見受けられるが，冷静に対処することが望まれる。

また，患者によっては錠剤を舌下に忍ばせ隠して，洗面所に吐き出すことがあるので，服薬後の行動にも注意が必要である。同時に，服薬後の状況を把握し，嘔気，口渇，便秘，尿閉，振戦，アカシジア，めまい，血圧低下，意識障害，痙攣などの副作用がないかを注意深く観察する。症状があるようであれば速やかに報告し，患者の安全を守る。

7 浪費をコントロールする

病識が欠如している時期は，誇大的発想に左右され金銭管理能力が著しく低下または欠如しているので，浪費を重ねるようになる。どうしても抑制がきかない場合は，看護師が金銭を管理し，一回の買い物の金額を決め計画的に購入できるよう話し合う。患者は無尽蔵にお金があるような感覚でいるため，残高が少ないことを説明しても納得しないケースが多々ある。残高を絶えず患者に伝え，根気強く話し合いながら無駄な浪費をしないよう指導する。必要であれば家族とも連絡を取り合い，お金の要求があっても無闇に要求に従わないで計画的に使うことを約束してもらう。

同時に，ネットショッピングや通信販売等に申し込んでいないかを確認することも忘れてはならない。また，他患者の外出などに買い物を頼んでないかを確認し，トラブルを未然に防ぐことも重要である。症状がよくなってきたら，患者自身が金銭を管理し計画的に使い道を考えられるように話し合っていく。

8 身の回りを整備する

どうしても持ち物の整理ができなくなり，ベッド周辺が乱雑になる。入院当初は整理するよう要請しても意味がなく，かえってトラブルに発展する恐れがある。患者自身には何らかのこだわりや意味があるので，むやみに看護師が手をかけないほうがよい。どうしても整理ができないようであれば，患者と話し合い一緒に片付けをするとよい。

また，躁状態が亢進しているときは，勝手に色々な物を集めることがある。他患者の洗濯物を勝手に取り込んでいないか，所持品を勝手に使用していないか等，トラブルの原因になりそうな事柄について注意深く観察する。間違って取り込んでいた場合でも，強く叱ったり，プライドを傷つけるような言葉は避ける。また，強制的な所持品検査は避けるべきであるが，どうしても必要な場合は患者立会いのうえ

で行う。

9 エネルギーを発散させる

躁状態が亢進しエネルギーが有り余っている状況の中では，何をしても中途半端で長続きしない。エネルギーの発散を考えるあまり，いろいろな種目をさせようとすればするほど，かえって逆効果になることもある。

集中力が散漫なときは，患者自らが得意とする趣味やスポーツに誘い，エネルギーの発散を図る。集団的な活動ができるまでは，看護師と1対1で行うような種類のものにする。初めは，あまり没頭させないで汗をかく程度か，ちょっと集中できる程度の時間とする。点数を争い興奮をあおるお祭り騒ぎのような競技は，患者に負担をかけるばかりではなく，刺激に反応して感情が高揚し行動が一層活発になることも懸念されるので，避けたほうがよい。症状が落ち着いてきて集団でスポーツなどを行う場合でも，初めはリーダシップを取ることを避け，ゆったりとした立場で参加することができるとよい。その判断は難しいので，カンファレンス等で話し合い，焦らないで進めることが重要である。

復帰に向けての活動

家族関係の修復

入院前の患者は自らの感情をコントロールできず，家族や周りの人に対し暴言を吐き，多大な迷惑をかける状況下にあったと思われる。そのため，家族との関係はあまりよくなく，退院に向けて修復が必要となる。家族も不安や恐怖感を体験しているので，修復には時間が必要である。

まずは，患者自身が躁状態であったときの自分の言動を，現実に照らし合わせて振り返ることができるように支援することが重要である。このときには，過去のことで患者が自身を過度に責めたり，抑うつ的にならないよう配慮することも忘れてはならない。また，看護師は退院に向けて，病気の説明やこれからの生活のあり方，注意点を家族に知らせ，理解を得ることも必要である。

退院してから患者と接するときには，ネガティブな部分だけを取り上げるのではなく，入院前の楽しく過ごした時間のことを思い出すことも大切であると，家族に勧める。日常の会話もきつい口調にならないよう注意し，普段と同じように対応することを促す。同時に，患者の話し方がきつくなり，強制的な言い方になっても一

緒に興奮することなく，できるだけ穏やかに接するよう，伝える。状態が悪い方向に向かっているようであれば，家族だけで何とか対処しようとするのではなく，PSWや看護師に相談することを勧めておく。また，患者・家族が穏やかに過ごすうえで何か困ったことが起きた場合は，病院に相談することを伝え，少しでも負担がかからないよう配慮することが望まれる。

再発のサインとしては，**図2**に示したものなどがある。患者も家族も軽躁状態には寛大であることが多いが，これらの変化があったら，早めに受診することを勧めておく。軽躁状態で気分がよい患者は受診を嫌がるかもしれないが，この段階であれば激しい拒否はしないと思われるので，家族が付き添って受診したほうがよいことを伝えておくとよい。

一人暮らしで仕事についていない患者の場合は，退院前に病院のデイケアや訪問看護を勧めるとともに，社会資源の活用の仕方を教え，退院してからも日常生活に困らないような配慮をする。

定期的な訪問や外来通院が再発の予防につながることを，患者に理解してもらい退院となる。

図2 再発のサイン

○決まった時間に眠れない日が3日以上続いた
○薬の飲み忘れが多くなった
○薬を飲みたがらなくなった
○帰宅時間が遅くなった
○電話をかける回数が増えた
○声が大きくなった
○怒鳴る回数が増えた
○小遣いの使用量が増えた
○手帳やメモなどを書く量が増えた
など

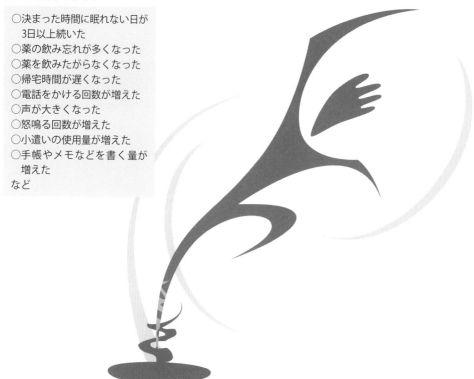

職場との関係

　家族関係と同じように悪化していることが多く，場合によっては取り返しのつかない状況に発展していることもある。このことは退院に向け大きな障害となり，家族や患者自身を悩ますことになる。看護師が直接職場へ働きかけることはほとんどないであろうが，PSW などを通して病気のことや治療のことを尋ねられる可能性はある。医師と連携を保ちながら治療を継続していけば問題がないことを伝え，職場復帰への手助けをする。

　復帰できた場合，患者をあまり監視するような態度にならないよう対応してほしいことを伝え，受診の時間や日程を守ることができるような配慮をしていただくこと，患者自身も現実を直視しながら働くためには勇気が必要であることを理解してもらう。また，本人に変わったような行動が多く見られるようであれば相談してほしいことを伝える。復帰当初はプライバシーに配慮しながらも，服薬を速やかに行っているか，十分な睡眠をしているかを家族に確認してもらう。

服薬について

　本人はもちろんのこと，家族も巻き込んで服薬の必要性を主治医に説明してもらう。特に，薬物の理解度が低い家族には，外出・外泊を通して繰り返し説明をする。退院が近くなったら薬の自己管理を進め，服薬の必要性を理解してもらう。

　仕事に復帰した場合などでは服薬の回数を減らし，散剤から錠剤へ切り替え，負担が最小限となるように工夫する。眠前薬が処方されている場合は服薬時間を守るよう指導し，目覚めの時間が仕事に支障のないことを確認する。また，家族等には服薬の状況や副作用の出現に注意するよう伝え，副作用の症状などを伝えておくことも大切である。

　いずれにしても，継続的に服用しなければ再発や再入院につながることを伝え，服薬の重要性を再認識してもらう。

問題点・不安への対応

　家族や周りの人々はどうしても病状の激しさに不安を覚え，"また，あのようになるのではないか"と不安がつきまとう。その時期は病気でそのような状態になったことを知らせ，治療を継続的に受けていれば大丈夫であることを理解してもらうことが何よりも大切である。患者とは退院前に今後の生活について時間をかけて話し合い，不安の軽減に努める。

（田中隆志）

6 抑うつ状態

抑うつ状態が生活に及ぼす影響

抑うつとは

　感情は，周囲の出来事や自分自身の内的状態に基づいて個人によって体験され行動に反映されるものであり，人間にとって重要な意義をもっている。悲しいときつらいときは，誰もが心が沈み暗い表情になる。たった一人で暗い部屋に電気をつけずにいる姿を想像してみてほしい。とても空虚でむなしい気分になるだろう。人間は生きていくために感情を表出し，コントロールしながら対人関係を保っている。突然，思考が制止し気分が憂うつになり，不安，焦燥，苦悶，それに伴う絶望感が襲ってきたら，人はどうなるであろうか。

　抑うつ状態とは生命感情が低下した状態であり，そのことを基盤として日常生活が障害されると同時に，人間関係や社会生活も障害される。喜びや悲しみの表出がなくなり，精神運動制止により活動が低下し，また同時に，表情が乏しくなり弱々しい感じになる（図1）。

図1　抑うつ状態

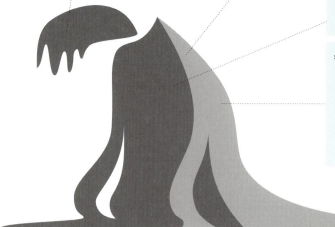

思考
・頭の回転が鈍くなる
・決断力・判断力が衰える
・新聞やテレビの内容が頭に入らない
・罪業妄想，貧困妄想，心気妄想などの微小妄想の出現

行動
・セルフケア能力の低下
・動作緩慢
・寡黙
・昏迷状態
・自殺企図

感情
・気が滅入る感じ，重たい気分
・不安・焦燥感でいっぱい
・落ち着かない
・自己の極端な過小評価
・劣等感が強くなる
・意欲低下
・易疲労感
・離人感
・希死念慮

身体
・便秘
・食欲不振
・無月経・月経異常
・睡眠障害（入眠困難，中途覚醒，早朝覚醒）
・多彩な身体的な訴え（心気妄想的）

抑うつ状態は，うつ病・双極性障害によるものや，適応障害，パーソナリティ障害，脳外傷や器質的障害，パーキンソン病，認知症や初期の認知症性疾患，マタニティブルーズや産後うつ病性疾患，糖尿病，甲状腺機能の障害，内分泌疾患，免疫性疾患や膠原病（関節リウマチ，全身性エリテマトーデス），アルコールなどの依存症，及び薬物による副作用（ステロイド剤，降圧剤，抗精神病薬，インターフェロン）などでみられる。

　抑うつ状態やうつ病の原因ははっきりしていないが，脳の情報伝達物質であるセロトニン不足がもたらすのではないかとの研究が進んでいる。なぜ不足するかについては，日照時間との関係などの仮説はあるが，いまだに解明されていない。

　発症の契機としては，昇進や転居などによる環境の変化，結婚・離婚，出産，家族・友人の死などのストレスが引き金になることが多い。

病的抑うつ状態の特徴

1 感情面での変化

抑うつ気分

　気が滅入る感じ，重たい気分というように体験される。憂うつな気分は早朝の目覚めのときからあるが，午後から夕方にかけては多少楽になり，活動性が出てくる。

不安・焦燥感

　不安は，自分に襲いかかるものをこれといって名指すことのできないまま，自分の存在が脅かされていると感じることである。また，不安のためにじっとしていられなくなった状態が焦燥である。何をしても落ち着かず，ため息をつきながら立ったり座ったり，うろうろしたりする。

自己評価の低下

　自己を極端に過小評価するようになる。自分は何もできない人間だと思う，自信がなくなる，劣等感が強くなるということがみられる。

意欲低下・易疲労感

　物事への興味がわかず，意欲が低下する。また，おっくう感（易疲労感）もある。喜びの感情が低下する，何事に対しても関心が薄れる，外界を生き生きと感じられない（離人感）などがみられ，何かをするとすぐに疲労を感じ，洋服を着るというような日常的なことも，面倒くさくおっくうで時間がかかったりする。

希死念慮

　憂うつな気分が強くなると，「消えてなくなりたい」「生きる価値がない」などと

第 2 章　心を病む人の生活障害と看護　　111

思うようになり，自殺を繰り返し考えるようになる（希死念慮）。そして，何を考えても「自分は役立たずの人間だ」と思い込み，絶望的になって自殺を企図することがある。

2 行動面での変化（精神運動制止）

セルフケア能力の低下

易疲労感とも関連するが，ほとんど身体を動かしていないのにとても疲れた感じがしたり，身体を重く感じたりする。身体の動きが鈍くなり，口数も少なくなるなど，活動性が全般的に低下するため，セルフケア不足となる（欲求や意志の発動性が抑制されるため，欲求に基づく行動の発現が難しくなる。動作が緩慢になり，寡黙が目立つ）。

昏迷状態

行動の抑止が強い場合（精神運動制止が重い場合）には，まったく動かず刺激にも反応しない，昏迷状態となることがある。

3 思考面での変化

思考過程の遅延

考えが進まず，頭の回転が鈍くなる。決断力や判断力が衰える。新聞やテレビを見てもその内容が頭の中に入らず，記憶障害や認知症と間違えられることがしばしば生じる。

思考内容の変化

うつ状態が重症化すると，罪業妄想，貧困妄想，心気妄想などの微小妄想が出現する。

4 身体面での変化

便秘

活動性の低下や食事摂取量の減少から，便秘になりやすい。欲動の低下と関連して，食欲がなくなる。好きな物を食べてもおいしいと思えず，砂を噛んでいるような感じがするなどと訴え，食事摂取量が減少する。

無月経・月経異常

食事摂取量の減少から体重も減るため，無月経や月経異常を来しやすい。

睡眠障害

うつ病の人の80〜100％に睡眠障害がみられるといわれるほど，睡眠障害を訴える人は多い。睡眠障害には，寝付けない・眠れない（入眠困難），途中で目が覚める（中途覚醒），早朝に目が覚める（早朝覚醒），熟眠感がないなどの種類があるが，うつ病では特に，早朝覚醒と熟眠感のなさが多い。

多彩な身体的な訴え

　全身倦怠感・頭痛・頭重感・肩凝り・背部痛・胸痛・筋肉痛・関節痛・疲れやすいなど，抑うつ状態にある人の身体的な訴えは多彩である。検査をしても異常が見つからず，医学的に説明できない身体の不調であり，いわゆる心気妄想であることも多いが，最初から精神症状と決めつけることは避けなければならない。

◻ 抑うつ状態にある人への看護

◻ 日常生活の状態の把握

1 入院前

　抑うつ状態の患者は生命感情の低下などにより，思考や気分の変化，精神運動制止による活動の低下があるため，行動面や身体面に大きな変化が見られる。抑うつ状態が進むにつれて生活行動の乱れや睡眠のバランスが崩れはじめ，ほとんど部屋やベッド上で過ごすようになる。そのような状況がさらに進むと，食事も摂らず，自発的に行動することが困難になり日常生活行動ができなくなる。同時に悲観的な発想が目立ち，"生きていてもしょうがない""家族に迷惑ばかりかける"など自殺願望が顕著になってくる。あまりの変わりように家族が動転し，急ぎ病院受診を勧められ来院することが多い。躁病とは違い，家族や友人の説得には抵抗することはあまりない。焦燥感や絶望感のあまり，全面的な介助が必要になって入院となる例もまれではない。

2 入院後

　入院当初は意欲が低下し，臥床傾向である。活動も低下し自発性がほとんど見られず，会話や訴えもない。同時に，食欲もなく実際に摂食行動を取ることもおっくうでできない。そのため，栄養失調状態であると考えたほうがよい。また，臥床している割には熟眠していることが少なく，悶々と横になっていることが多い。特に，入院当初は清潔や身だしなみ等に無関心な時期で，入浴など清潔に対しても，介助がなければ不潔のまま過ごすことが多い。

　少しずつ訴えが出てくると，"友人や職場に取り返しのできないことをした""家族に迷惑かけている"等，自責の念が強く悲観的な訴えが見られるようになる。また，苦しい，つらいなど心気的な訴えが多く出てくる。

第 2 章　心を病む人の生活障害と看護　　113

看護の方向性

抑うつ状態では思考や気分，行動，身体面に変化が見られ，入院当初は妄想などに左右されながら行動する時期でもある。入院当初や抑うつ状態が激しい時期には自発的な行動がほとんどなく，臥床傾向にある。そのため，清潔や身の回りのことができず，日常生活に支障を来す。このように生活全般にわたってセルフケア能力が低下し，自ら訴えることもできない時期は，症状が改善することを保障して安心感が得られるようにすることが重要となる。

入院してからも，不安や焦燥感のため，不眠に経過することがあるので，臥床しているからといって安心しないで入眠の状況を把握する。また，希死念慮のある患者には"自殺をほのめかしたり，自殺を企てたりしないか"を絶えず確認し，そのような行動や動作が見られるようであれば直ちに報告し，事故等を未然に防ぐ。自殺は，抑うつ状態が軽減し症状が改善した頃に実行することが多いので，注意が必要である。当然，栄養状況も悪いと予想されるので，入院前の食事摂取量や水分の補給状況等を家族に確かめ，脱水の有無に注意しながら栄養状態の改善を図るよう計画を立てる。同時に，服薬開始による副作用がないか，排尿の様子や便秘の有無等をチェックしながら症状の改善を図る。

患者の行動が部屋から病棟内に広がってきたら，軽いレクリエーションに誘い，集団の中で過ごすことを勧める。集団の中でも困難がなくなってきたら，退院後の社会生活の方策を考え，退院に向け支援する。

看護の実際

抑うつ状態にある患者へのかかわりのポイントを**図2**にまとめる。

1 不安の軽減を図る

安心感を共有する

抑うつ状態にある患者は不安が強く，ちょっとしたことで気分の変調を来しやすく自信も喪失しやすい。身体面でも絶えず，不調感，食欲の低下や睡眠に対する不安感をもち，心身ともに絶不調の状況にある。入院してからも心気的な訴えが多く続くことから，看護師もそのペースに惑わされ，イライラすることもある。スタッフはできるだけ急ぐような物言いを避け，患者のペースに合わせて余裕をもった態度で接することが重要である。この苦しい状態は必ず改善することを保証し，治療中は苦しい時期があるが必ずよくなると伝え，看護全体で注意深く見守ることが大切となる。

図2 抑うつ状態にある患者へのかかわりのポイント

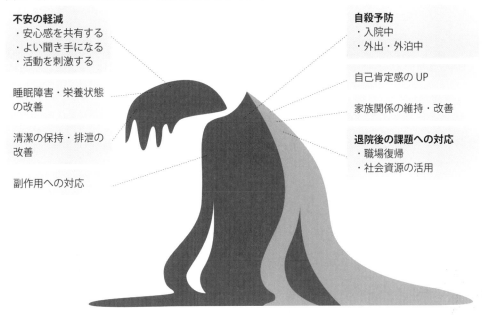

不安の軽減
・安心感を共有する
・よい聞き手になる
・活動を刺激する

睡眠障害・栄養状態の改善

清潔の保持・排泄の改善

副作用への対応

自殺予防
・入院中
・外出・外泊中

自己肯定感のUP

家族関係の維持・改善

退院後の課題への対応
・職場復帰
・社会資源の活用

よい聞き手になる

　心気的な訴えを執拗に繰り返す患者が多いので，看護師にも忍耐が必要になる。何回となく同じ訴えが続くと，どうしても「またか」というような態度になりやすく，患者に不快感を与えるので言動に気をつける。同じような訴えであっても，その都度真剣に聞き，不安を受容しながらよい聞き手にならなければならない。同時に，患者の訴えを聞いているときに言葉を否定し，看護師のほうから一方的に話を進め，無理に納得させようとすると逆効果になり，引きこもりの原因を作ることになるので，注意が必要である。現時点でどのような不安を抱いているのかを把握し，スタッフ間で話し合うことが看護の実際につながり治療の手助けになる。勝手に内容を評価し，決断を迫る行為は，結果的に患者を追い詰めることになるので避け，見守りながら耳を傾けることが必要である。接し方如何では，患者との信頼関係を損なうばかりか，治療にまで影響を与えることになる。

　自殺願望の訴えがある場合は，速やかに医師に報告し指示を受けることが重要である。また，訴えることができない時期は無理に話をさせようとせず，そばにいて見守ることで安心感を得られるようにする。

　会話ができるようになったときには大声で返答するのではなく，最初はうなずく程度であっても気持ちを込めて接すると相手に伝わるので，無理をせず見守る。また，患者の言うことがたどたどしい時期は，言葉をオウム返しして話すこともコ

ミュニケーション技術の1つである。

刺激を与えて活動を促す

臥床傾向にある患者は，意欲の低下や精神運動制止（抑制）が見られ，引きこもり傾向が強い。そのような時期は無理に離床を促すことなく，様子を注意深く観察する。うつ病性の昏迷状態に陥っている患者は自発的な行動が皆無であり，自身で行動ができないので看護師の手が必要になる。反応がなくても，体位変換や処置等を行う場合は必ず声かけをしてから行う。刺激に反応できるようになったら，ベッドサイドで状況を観察しながら次のステップへ導く。

抑うつ気分のときには他者とかかわると疲れやすいこともあり（対他配慮が強い傾向のため），どうしても他患者とのかかわりが消極的で避ける傾向にあるので，看護師は気分の程度を把握しながら少しずつ活動を広げていくことが重要となる。初めは，ベッド上で短時間でもよいから雑誌や新聞を見たり，好きな音楽があるようであれば聴くことを勧めるなど，一人でもできることから刺激が受けられるように工夫をする。患者が嫌がるようであれば無理強いはせず，気が向いたら身体を少しずつ動かすことを勧める。患者の行動が上向いてきたら散歩や軽度のレクリエーションに誘い，一緒に行動することも，患者には安心できる穏やかな刺激になる。

一方では，患者は大きな負担を強いられて行動していることを忘れてならない。これだけできるのだから次に進もうと励ましたり，目標値を定めそれに向かわせようと叱咤激励すると，患者に多大な負担をかけるばかりではなく，できない自分を再認識させ負の負担を背負わせることになる。せっかく築き上げた信頼関係を失うことにもつながるので，抑うつ状態の特質を見極めながら慎重に進めることが肝心である。患者のためだと思い勝手に先走りをすることは，かえって状況を悪くする恐れがあるので，相手のペースを尊重し負担を軽減しながら取り組むことが求められる。

② 睡眠障害の改善を図る

抑うつ状態になると，活動量の低下等による睡眠パターンの変化が見られ，不眠傾向になる。特に，不安や焦燥感が強くなると，入眠困難，中途覚醒，早朝覚醒等で熟眠感が得られずイライラした状態が続く。そのため，入院後も環境の変化等により，熟眠感を得るまでには時間がかかる。看護師は入院当初から不眠に対する対策を話し合い，不眠を引き起こす環境因子を可能な限り取り除く方策を患者に伝える。特に入院当初は，睡眠薬を活用する必要性について患者と話し合い，睡眠リズムの改善を図る。また，どうしても日中から臥床していることが多いのでベッド上で過ごしてもよいが，可能な限り座って過ごすことを勧める。

動きが出てきたら軽い運動を一緒に行い，少しずつ活動のリズムを取り戻す。本を読んだり，音楽を聴いたり，寝る前に軽いストレッチをしたり，意識的に活動することは心地よい睡眠の手助けになることを説明する。また，足が冷え睡眠の妨げになるようであれば軽い足浴を勧め，心に満足感や余裕をもつと安眠を得られることを説明し，望むようであれば実践する。ただし，患者を焦らすような急な広がりは避ける。なお，消灯前から，「眠れないと思うので睡眠薬がほしい」と患者が薬に固執するようであれば，もう少しゆとりをもって時間を過ごすことを勧め，どうしても眠れないときにのみ睡眠薬を利用する。

3 栄養の改善を図る

抑うつ状態が続くと食事の摂取量が極端に減少する。入院してからも食が進まないようであれば，好みのものや食べたいものを，時間にとらわれず食べられるよう工夫をする。同時に，家族にも協力を依頼し，普段の食事の状況（摂取量，好き嫌い，嗜好品）等の情報を得ることも大切である。食欲がなく食事の時間がずれこむ場合は，温めて提供する配慮も必要である。他患者と食べるのが嫌な時期は，好む場所で食べることを勧めることも大事である。また，入院前から食事を摂っていないからといって，無理な勧め方をしてはならない。どうしても経口から摂れない場合は医師と相談し，点滴等で様子を見ることも考えておく必要がある。体力の増進を図りたいあまり，焦って無理強いするような行為をすれば，信頼関係を損なう危険性があるので慎むべきである。

妄想による拒食やうつ病性昏迷などで食べられない場合は，栄養のバランスが極端に崩れ，生命維持に必要な電解質等に異常を来す恐れがあるので，血液データなどをチェックしながら対策を立てる。全身状態が思わしくない場合は，経管栄養などによる栄養補給に切り替えることも時には必要である。活動が活発になってきたら体力の増進を図り，退院に向けスケジュールを調整していく。

4 清潔の保持と改善を図る

抑うつ状態が進むと，いつも清潔な身だしなみをしていた人が同じ服を洗濯もしないで着衣し，部屋の掃除もおろそかになり不潔な状況に陥ることがある。状態が悪くなるにつれて自発性や意欲の低下が顕著になり，他者を含めて物事への無関心が目立つようになる。特に入院当初などは清潔行為への関心が薄れ，洗面・入浴・歯磨き・髪の手入れ等，身だしなみがおろそかになる傾向がある。症状が長く続くような場合は，入浴や日々の清潔行為を看護師が介助することも必要になる。ただし，患者が介助を嫌がった場合は強引に行うことは避け，様子を見ながら進める。

また，入院当初は臥床していることが多いため，ベッド周辺の環境整備は看護師が患者に確認を取りながら清潔保持に努める。ある程度できるようになったら，患者自身で周辺の環境整備を行うよう声かけをする。更衣は患者の回復状況を見極めながら，できるようになるまで介助する。洗濯は，自分でできるようになるまでは，家族に協力をお願いしながら清潔の保持に努める。

5 排泄の改善を図る

意欲や活動の低下に伴い栄養や代謝機能のバランスが崩れ，便秘や尿閉など排泄が困難な状況になることがある。抑うつ状態の程度にもよるが，運動量の低下，食事量の減少，及び抗うつ薬の副作用などの影響が考えられる。排泄は患者にとって羞恥心が伴い，訴えづらい点があることを念頭に入れ，プライドを傷つけないよう配慮しながら，回数や排尿量を確認する。同時に，腹部や膀胱の膨満や緊張，腸蠕動の程度を確かめながら，情報収集にあたる。

また，便秘や尿閉は苦痛を伴うので，速やかに察知し苦痛を長引かせないことが重要である。どうしても自然排泄ができない場合は，医師と相談し下剤を定期的に服用してもらう。うつ病性の昏迷で尿閉が強い場合は導尿も視野に入れ，膀胱の膨満状況を確認する。便秘が長引くようであれば腹部マッサージを試み，排泄時の腹圧のかけかた等を指導しながら，排泄は必ず治ると安心感が得られるよう行動する。

6 副作用の改善を図る

抑うつ状態の場合は躁状態と違い，服薬に対して拒否的なことはあまりなく，むしろ依存的になりやすい傾向がある。初めて抗うつ薬を服用するようになると，徐々に副作用の症状が出始める。副作用は倦怠感，不快感，口渇，めまい，便秘，尿閉，嘔気，血圧低下などさまざまな症状があげられる。本来であれば，事前に起こりやすい副作用について説明するべきであるが，混乱状態のなかでの入院で動揺していることが多いことから説明できないことがある。たとえ説明できたとしても理解しているかどうか疑問が残るので，副作用の確認は検査データを活用しながらバイタルサインをチェックし，症状の程度を入念に確認する。

また，身体に異常を感じても訴えることができない患者が多くいるので，日頃から患者の状態を把握し，迅速な行動ができるよう技術を高めておくことが重要である。異常を発見した場合は速やかに医師に報告し対処する。薬を服用している以上，副作用は必ず出現すると心がけ観察をする。副作用を早期に発見し，身体に及ぼす影響を極力避け，快適な入院生活を送れるよう努力する。

自殺を予防する

入院中の自殺

　抑うつ状態での自殺の原因はいろいろ考えられる。罪業妄想や貧困妄想等からくる罪悪感に耐え切れないことによる自殺，抑うつ気分で悲観的になり，身体的にどうしようもない不調感に悩まされ絶望感から自殺するケースなどさまざまである。自殺を予防することは難しいが，抑うつ状態から脱却した頃や退院間近で将来に希望が見えた頃に自殺の危険性が高いことは確かである。回復することで自分の置かれている立場や状況を患者なりに判断し，将来に対する不安，悲観が絶望感に変わり，自殺という行動に出ると考えられる。また，身体的回復に比べて精神的な回復が遅いため，身体が動くようになったときに実行するのだともいわれている。

　仮に，自殺を完全に予防しようとすれば，拘束し監視下に置かなければ現実的には不可能である。しかし，拘束することは患者自身の自由を奪うばかりではなく，みじめな気持ちを強くし結果的にマイナスな状況を作り上げることになる。患者との会話の中で「死にたい，生きていても無意味だ」などの言葉が発せられるようであれば危険信号である。根本的な解決法はないが，医師を交えスタッフ間で連携を図りながら未然に防ぐ手立てを考えるしかない。どうしても管理が行き届かない場合は，一時的に保護室を使用することもある。患者には安全を守るためであることをはっきりと伝え，使用する。保護室に入室したからといって安心することなく，十分な水分補給を心がけながら患者の安全を守る。

外出・外泊における自殺

　回復してくると，退院に向けて外出・外泊が実施される。外泊は失われていた家族との調和を図るとともに，自身への試練でもある。外泊は患者にとって社会生活への第一歩であり，不安感でいっぱいである。喜び勇んで外泊したが，思い描いていた家族との関係が思わしくない方向に展開することもある。家庭内での居場所のなさ，役割の喪失，孤独感，それに対しての自身への怒り，焦りなどで衝動的に自殺行為に及ぶこともある。それを防ぐためにも，外泊する前，患者と家族を交えて過ごし方を一緒に考え，孤独感や孤立感を感じないでいられる雰囲気を作る話し合いをする。同時に，外泊中の内服薬の説明を家族にし，間違った服用をしないために，薬袋に1日3回の薬，就前薬，睡眠薬等と書き，内容を確認しながら服用する

よう，わかりやすく説明する。外泊中は，気分の変化で眠れなくなる恐れがあるので，睡眠薬の服用方法を説明し，十分に睡眠が取れるような配慮が必要であることも伝える。

また，不審な行動が見られ自傷への懸念が表れるようであれば，すぐに病棟に連絡を取り，患者を一人にしないようにして帰院することを説明しておく。自殺企図を起こした場合は病棟に至急連絡し，その後の対処をどのようにするかをあらかじめ説明しておくことが大切である。何事もなく帰院できた場合は，外泊中の様子を患者や家族に尋ね，退院に向けての第一歩にする。外泊から沈んだ様子で帰ってきた場合は，家族から家での行動に何か不満なことや不審なことがなかったかを確認し，次回の外泊に役立たせる。

復帰に向けての活動

自己肯定感を高める

抑うつ状態から脱却し，患者自身が社会生活へ目を向けるようになったら，現時点で何が問題であるかを考え，自己肯定感を高めていく必要がある。そもそも抑うつ傾向にある患者は自己否定感が強く，内面的に自分を追い詰める傾向がある。社会生活を営むには行動の範囲を広げ，自己肯定感をもてるような導きが必要になる。看護師は1つの目標に対してできないことを追求するのではなく，今できることをやり遂げる大切さを示し，人はみな万能であるわけがなく，できないこともあると気づいてもらえるように働きかける。

そのためにも，自室から病棟，病棟から他病棟へと交わりを広げ，いろいろな活動への参加を促し，集団の中でも自己主張できるように自信がもてるようにすることが重要である。

家族関係の維持

躁状態とは異なり，他者を攻撃し不満を誰彼となく言いふらすわけでもないので，家族関係は悪いわけではない。むしろ，何かあっても抱え込むことが多く，他者や家族に援助を求めるのが苦手で，自滅していく傾向が強い。もちろん，元気なときは家族や周りの人に迷惑をかけることはあったかもしれないが，人は誰でもそのような体験を通して生きているのである。看護師は患者と家族の関係が円滑であ

るかどうかを確かめ，家庭内ではどのような立場であるか，家族の理解度はどの程度か，どの程度支援できるのかを見極め，できる限り家族と話し合いをもつようにする。

社会復帰に向けて患者は不安でいっぱいであろうが，家族も同様にどう受け入れたらよいか不安でいっぱいであろうことを認識しておくべきである。どこまでが正常で，どこまでが病気なのか理解しづらい面があり，退院してからどう接したらよいのか気が抜けない気苦労がある。少しでも家族の負担を和らげるために，抑うつ状態の危険な症状やそれに関しての注意点を，看護師は伝えておくべきである。

退院後の問題と課題

再出発の不安で一番問題になるのが職場復帰のことであろう。職場で問題を抱え込んでの入院が多いことから，復帰には慎重に対処する必要がある。抑うつ状態の特質上，頼まれたことを嫌だとも言えず，許容以上に仕事を抱え込み，どうしようもない状況に追い込まれてからはじめて周りが気づくことがある。だからといって，他者に援助を求めることが苦手であり，一人で何とか解決しようともがき続け，身動きが取れない状態に陥り入院となる場合が多い。

そのような経緯での復帰となるので，復職に関しては仕事量や受診の調整など難しい問題が多い。職場の上司と相談し問題を1つひとつ解決しながら復帰のタイミングを図る必要がある。復帰後は，絶えず不安がつきまとうと思われるが，職場に協力を依頼しながら定期的に受診し再発予防に努める。

また，一人暮らしで仕事についていない場合は，どのような環境のもとで生活するのかを確かめ，患者が安心して生活できるための方策を医療従事者等と話し合う必要がある。患者にも，退院と同時に社会資源の活用が必要になる可能性が高いことを知らせ，その方策をしっかり理解してもらう。また，何かあった場合でも一人で解決しようとせず，周りの手助けを借りながら生活する術を身につけることを勧めておく。同時に，薬の飲み忘れや不規則な生活をしないことを約束し，定期の外来受診を怠らないよう伝えて退院に向けた支援を行う。

（田中隆志）

7 興奮状態

興奮状態が生活に及ぼす影響

興奮とは

　人は日々の生活の中で喜怒哀楽を表現しながら生きている。興奮そのものは誰もが日常的に体験することで異常なことではない。しかし興奮状態とは，感情が高まり自分自身で感情をコントロールできなくなることをいう。一過性であれば問題にならないが，極度の興奮状態が続くと刺激を上手に処理できず，攻撃的になりやすく日常生活にも支障を来すようになる。特に興奮状態での入院は，自分の意思に反した入院が多く，怒りや不満を募らせやすい。同時に，閉鎖的な病棟に入院すること自体が，興奮状態や攻撃行動を作りやすい状況にあるともいえる。そのため看護師は，患者や家族との関係を構築・維持することが難しく，信頼関係を築くのに時間がかかる。

　興奮には，病的な精神運動性興奮と対人関係の困難性による興奮状態がある。精神運動性興奮は意欲の発動が盛んになった状態で，躁状態おける易刺激性に基づく興奮と，統合失調症緊張型の急性期における幻覚・妄想が強い時期の興奮がある。

　対人関係の困難性による興奮は，一般的に対人関係が苦手であり，自分のことを思うように表現できないことで，不安や不満がストレスとなり，その表現が興奮という形で現れる。精神障害者に多く見られ，攻撃的で暴力にまで発展する場合，その原因の多くは，対人関係におけるコミュニケーション不足（困難性）に対する不平・不満による興奮である。

　その他，転換性障害，強迫性障害，恐怖症などの感情の高まりによって起こる興奮，パーソナリティ障害での他者を操作し巻き込んで大騒ぎする興奮，精神発達遅滞における欲求が思い通りにならないときの爆発的な興奮，アルコール，覚醒剤，麻薬等の依存性疾患の離脱症状における興奮，意識変容によるせん妄での幻視，錯覚などで状況認識が著しく低下した中での衝動的な行為など，原因はさまざまで多様である。

　いずれにしても，興奮は他者を巻き込み，器物の破損等をするなど自暴自棄になり自傷他害に陥りやすいので，注意が必要である（図1）。

図1 興奮状態

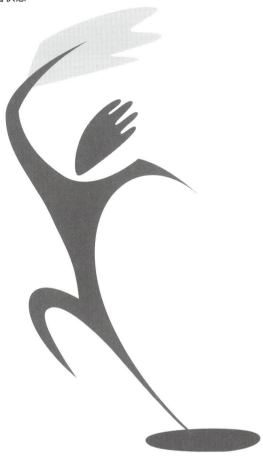

興奮状態＝
感情が高まり，自分自身で感情をコントロールできなくなること。他者を巻き込み，器物の破損等をするなど自暴自棄になり，自傷他害に陥りやすい。

興奮の原因

○精神運動性興奮
 ・躁状態における易刺激性
 ・統合失調症緊張型の急性期における幻覚・妄想
○対人関係の困難性による興奮
 ・コミュニケーションの困難性による不安・不満から生じるストレス
○転換性障害
○強迫性障害
○恐怖症
○パーソナリティ障害
○精神発達遅滞
○依存性疾患における離脱症状
○せん妄における幻視，錯覚
 など

興奮の特徴

1 躁病性興奮

　精神運動性興奮の代表的なものの1つである。気分爽快で昼夜を問わず一貫性なく動き回り，無遠慮な言動で，他患者，看護師，家族を巻き込みながら問題を起こす特徴がある。しかし，興奮がひどくても行動は高揚した感情に対応し，一応，周囲との関係は保つことができる。感情と行動の関連もある程度認められる。

　一方では，自分の考えに沿わないとすぐに腹を立て，ちょっとした刺激にも反応し，衝動行為や社会的逸脱行動を起こしやすい。また，多弁・多動になり，次々と要求や訴えが多くなる。対人関係においても，自分の考えや行動が自信過剰になっていることに気づかず，一方的な振る舞いが多く見られ，トラブルが絶えない状況になる。自分の欲求行動が妨げられるとさらにエスカレートし，手のつけられない状況になることもある。

金銭面に関しても，後先を顧みないで浪費する。他患者への干渉が多く見られトラブルが生じやすい。

身体面では，十分な睡眠が取れない状況でありながら，本人は十分に休養が取れていると感じている。元来，躁状態のピーク時はほとんど病識がなく，周りを煽り立てるような行動を取る傾向にあるため，病棟全体が落ち着かない雰囲気で療養環境に適さなくなる場合もある。

また，家族やサポートする周囲の人たちへも同じような行動を取り，信頼関係を損なう1つの原因となる。入院後も口調や態度が粗暴で会話が成立しないため，さらに興奮度を増す傾向にある。全体的に不安定で易怒性が強く，周囲との関係を築けないことが多い。

2 緊張性興奮

精神運動性興奮の1つで統合失調症の緊張型に見られ，躁病性興奮とは異なり，気分の高揚や爽快感がなく周囲との関係がほとんど取れない。また，感情が伴わない無意味な動作を常同的に繰り返し，突然，大声を出しながら走り出すような意味や目的がわからない不自然な行動を取る。同時に，落ち着きのない状態から衝動的な暴力行為なども見られ，まとまりのない不可解な行動が目立つ。周りの者が恐怖を感じるくらい強い興奮が現れることもある。

一方では，自分の要求が通らないと不安定な感情をコントロールできず，躁病性興奮と同じように刺激に反応し，時には爆発的な興奮を呈することもある。そして，衝動的な行為が目立ち，暴力にまで発展することも多く見られ，周りの患者や家族は恐怖を感じる。また，緊張性の興奮は幻覚・妄想に支配されていることが多く，「他者から危害を受ける，悪口を言われる」など，被害的な妄想や支離滅裂な言動が見られる。自傷他害の恐れのある突発的な行動で，周りの者が振り回される場合も多々ある。常同症，衝動行為を伴い，症状が改善するまで不安定な状態が続く傾向にある。

興奮状態にある人への看護

興奮状態のアセスメント

1 日常生活の状態の把握

興奮は感情が高まれば日常的に起こり得ることである。そして，ひとたび興奮状

態に陥ると，誰彼となく攻撃の対象となり，周りの人々を巻き込みながら興奮が強くなっていく傾向がある。しかしながら，患者自身は興奮している感覚はあまりなく，訴えを聞き入れないほうが悪いと感じている。そのため，家族，支援者の負担は計り知れないものがあり，とりわけ，家族にとってはいろいろな意味で気苦労が多く，疲労困憊のあまり，家族ケアが必要になる場合もある。

入院後も数日間は刺激に反応しやすく，興奮が収まるまでは不安定な状態が続く。この時期は，周りを威圧するような行動を取り，トラブルが絶えない。落ち着いてくるまでは会話が成立しないため，周囲との関係も悪く衝動行為もみられるので，気を抜いてはならない。

興奮には前述のように，精神運動性興奮と対人関係の困難性による興奮状態がある。興奮の特徴によっては対応が少し異なるので，看護師はあらかじめ入院時に興奮の要因を把握しておく必要がある。いずれにしても，患者は周囲との関係を築けないことが多い。

2 アセスメントのポイント

患者の興奮がどのようであるか注意深く観察する必要があるが，主な観察ポイントは以下のような点である。
〇幻覚や妄想の有無
〇興奮の原因（治療への抵抗や不満，医療者への不満や怒り，家族への不満など）
〇疎通性
〇感情の高揚
〇興奮の程度
〇危険物の所持（自傷・他害の危険はないか）

◾ 看護の方向性

精神運動性興奮状態では，興奮時の対応が重要となる。同じ興奮状態でも躁病性興奮と緊張性興奮では看護の方向性が異なることもある。

1 躁病性興奮への対応

躁病性興奮では，最初は爽快な気分で意欲的に動き回り疎通性が見られるが，状態の悪化とともに多弁で命令口調になる。このように気分が高揚し自己をコントロールできない状態になると，疎通性もなくちょっとした刺激にも興奮しやすくなる。しかし，緊張性興奮とは違い，高揚した感情に順応しつつ周囲との関係を保っていることが多い。

第2章　心を病む人の生活障害と看護　　125

そのため，ある話題で興奮しても，原因となった話題から別の話題に切り替えることで，興奮が収まることもある。刺激に反応しやすい時期は，できるだけ刺激を避けながら関係を深めていくことが要求される。また，多弁・多動で他患者に干渉しやすい時期は，周囲の安全を確保する意味でも活動の範囲を制限し，行動がコントロールできるまで他患者との接触を最小限にするよう支援する。

興奮した場合は「話のできる状態か，緊急を要する状態か」など，興奮の程度を見極め，迅速に行動することが要求される。攻撃性が強く危険性が伴うようであれば，直ちに医師に連絡し，個室使用を念頭に入れ行動することが重要となる。

買い物など金銭にかかわる面でも，自分の意に沿わないとすぐに腹を立てる時期があるので，できるだけ残高確認を一緒にしながら調整を図る。症状が落ち着いてくると，興奮する回数も減り疎通性が保たれてくる。

2 緊張性興奮への対応

緊張性興奮では，疎通性に欠け他患者との接点もなく感情と行動の関連性が乏しいため，どのように患者と応対したらよいか難しい一面がある。興奮した場合は，その興奮が妄想・幻覚によるものか否かを判断することが，後々の看護に影響を及ぼすことになる。

幻覚・妄想に支配されての興奮は，理由がはっきりしない了解不能な行動を取ったり，衝動行為として興奮に至ることがあるので，細心の注意が必要となる。また，被害妄想等によるものでは，妄想の恐ろしさから逃れようと，患者自身が先手を打って攻撃する場合があることを知っておく必要がある。また，興奮しているときは，理由を聞こうと話しかけても意味がなく，かえって刺激を増幅することになるので注意が必要である。

一方では躁病性の興奮のように，自分の要求が通らないと強い興奮が現れ攻撃的になる恐れがあるので，自傷・他害などの衝動行為を視野に入れながら行動する。周りのザワツキや多人数の出入りなどによっても不安や混乱を招く場合があるので，刺激を避け静かな場所で過ごすことができるよう援助する。

3 対応のポイント

いずれの興奮においても，"興奮状態に至った背景と疾患の特徴，及び興奮の要因と程度"を探り，服薬の状況，ADLの状態を把握しながら行動する。

看護師はカンファレンスやミーティング等で得た情報を的確に判断し，患者の安全と周囲の者を守る必要性を意識しながら看護にあたる必要がある。

看護の実際

1 症状の改善と状態の安定を図る

危険を回避する

興奮状態の患者への対応で大切なことは，トラブルを最小限に食い止め安全を確保することである。興奮状態の患者を制止する場合は，ゆとりをもった対応が望まれるので，必ず複数で臨む。決して看護師一人で対応してはならない。

特に，刺激に反応しやすい時期には，刺激を遮断する意味でも保護室や個室の利用を念頭に置き，患者の安全を優先することが大切である。興奮時には，感情が高揚しているため攻撃的に迫ってくることも考えられるので，相手のペースに巻き込まれないよう落ち着いた態度で応対することが要求される。時に患者の言動に振り回され，自己の感情を向き出しにしている看護師も見受けられるが，自己をコントロールできているか確認しつつ行動することが望まれる。決して看護師自身の価値観（プライド）を振り回し，患者の安全を守ると称した，無理な抑制や威圧的な行動は許されるものではない。また，日頃から患者が取る自己破壊的な行動は，どのような感情（症状）が原因なのか情報を共有し，自己を見失うことなく本来すべきケアを実施する。

i 発生した問題に対処する

患者同士でトラブルになった場合は，まず互いの顔が見えないところに引き離すことが最も重要となる。騒ぎの起こった現場で，患者双方から理由を聞き解決を図ろうとする看護師を目にするが，決してその現場で対応してはならない。双方の興奮に一呼吸置く意味でも，騒ぎの起こった現場から離れることが大切である。患者が落ち着いてきたら静かな場所を設定し，双方の意見を集約する。話し合うときは患者同士の位置も大切で，適度な距離を保ちながら，興奮しないことを約束したうえで話し合いをする。

看護師はゆったりとした口調と穏やかな態度で双方の意見を聞き，無理に急がせたり大声を発するような行動は避ける。話し合いは公平な態度を心がけるとともに，後々の看護にも影響を及ぼすので，安易な約束などはしないよう気をつける。執拗に迫られても毅然とした態度で対応する。話し合いの進行には，多方向から見ることができる広い視野，及びさまざまな価値観を受け止められる柔軟な心，さらに双方の言い分を十分に聞くことができる技術が必要とされるので，看護師はこれらのスキルに習熟しておくとよいだろう。患者双方が納得したら，トラブルを起こさないことを約束してもらう。

ii　精神的なケア

同時に，興奮によって影響を受けた患者への精神的ケアも重要である。

幻覚や妄想による興奮の場合は，患者自身で興奮を止めることができないため，自傷他害に発展することもまれではない。患者の安全を考え，観察が行き届く保護室や個室で対応することが望ましい。興奮しているときは，思考の混乱や異常行動から思いがけない行動に出ることがあるので，患者はもとより，周囲の安全を守ることができるようにかかわることが大切である。また，興奮や暴力的な行動がおさまっても精神的な安定が保持されていないことが多いので，"なぜあんな行動を取ったのか"など，興奮をぶり返すような言動は避けたほうがよい。

このように，ちょっとした刺激にも反応する時期は，看護師の不用意な言動が患者を追い込むことになるので注意が必要である。また，患者の一連の行動を，余裕をもって見守るようにする。

iii　看護師が攻撃された場合

看護師が攻撃を受けることも起こり得る。常日頃から，興奮状態に直面したときの心構えを想定し，絶えず緊張した中で訓練をしておく必要がある。最終的には患者を安全に誘導することが優先されるので，役割分担を明確にして安全確保に最善を尽くすことが要求される。また，攻撃行動を受けた看護師には精神面の不安が付きまとうので，カンファレンス等で情報を共有し，精神面の立て直しを病棟全体で考え支援する。

保護室での対応

幻覚・妄想状態による興奮で保護室に入室した場合は，原則として2人以上で対応することが望ましい。どうしても幻覚・妄想に支配されての興奮は，思考の混乱が強く危険性が伴うので，処置（服薬，注射，清潔）や清掃のために入室する際には細心の注意が必要となる。また，患者が暴れて入室した場合は，極度の興奮状態に陥っていることが想定されるので，水分補給を忘れないようにする。そして，落ち着いてきたら怪我や外傷がないか確認する。

身体的な観察や体力の消耗，脱水，清潔に注意し，興奮が長引かないよう刺激を避け，落ち着きが見られたら医師と相談し，早めに隔離を解除する（図2）。

2　行動の安定を図る

興奮状態が収まったら…

興奮状態が収まってくると，患者は釈然としない自分の行動を思い出してくる。病気とはいえ，"看護師への罵倒，他患者への攻撃，器物の破損"等への自責の念

を抱くことになる。看護師は患者の思いをしっかりと受け止めたうえで，許容される行動と許容されない行動について，患者と話し合うことが大切である。

ケアを通して患者の成長を促進できれば，将来へつながることになる。看護師の温かい励ましと寛容な受容は自己を取り戻すよい機会となり，それを土台として，患者は周囲と関係を修復しつつ，信頼関係を取り戻すための姿勢を取ることができるようになる。

エネルギーの発散

刺激に反応し興奮しやすい状況では，気持ちの発散がうまくいかず，患者自身もストレスを感じていることが多い。イライラした状態が続くと，気持ちをコントロールすることが難しく感情も安定しない。行動を安定させるためには，静かな環境作りと散歩などで気分転換を図ることも1つの方法である。集団で活動できるまでは，読書や絵画など一人でゆったりできることを勧める。身体を使った運動で

図2 興奮状態で保護室へ入室した人への対応

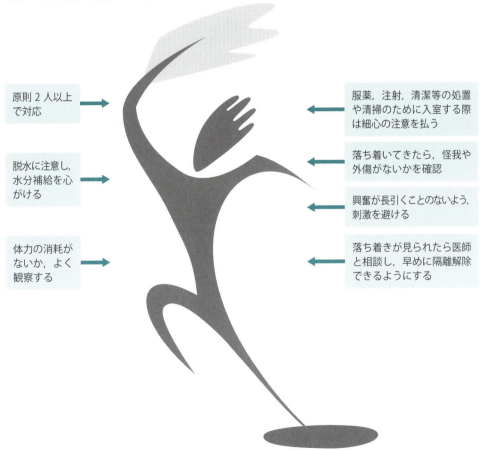

も，初めは汗をかく程度かちょっと集中できるストレッチのような種目にし，時間も短めにする。集団への参加は軽いレクリエーションから始め，ゆったりとした環境下で参加できるようにすることが望まれる。初めから勝敗を決める競技やリーダーシップが必要とされるような競技は，避けたほうがよい。行動が安定してきたら，余裕をもった計画で皆と同じような時間を過ごし，自分の行動を省みて将来に備えるよう支援する。

3 睡眠と体調のコントロール（確実な服薬）

興奮状態の患者は，感情が高ぶり気分が高揚していることから，他者の迷惑を考えることなく早朝から動き回り，不眠で経過することが多い。そのため，栄養不足や脱水になりやすく体調のコントロールが難しい。また，興奮状態のピーク時には病識が欠如しているため，服薬も拒否的になり，トラブルを起こしやすい状況にあるので注意深く観察する。同時に，看護師に対しても挑戦的で，「こんな薬飲めるか，お前が飲め」などと，威圧的で攻撃的になりやすいので注意が必要である。そのような状況に遭遇しても毅然とした態度で接し，早く治すためにも服薬しましょうと促すことが大切である。患者の口車に乗って一緒に興奮しないようにすることが必要である。

あまりにも口調が激しい場合は，周囲の状況を把握しつつ，他患者に迷惑が及ぶようであれば医師と相談し，臨機応変に対処することも看護師には求められる。服薬の行動を確認しながら，副作用（嘔気，便秘，口渇，めまい，血圧低下，意識障害，振戦，痙攣，アカシジア等）が出現していないか，観察する。症状があるようであれば，速やかに医師に報告し患者の安全を守る。

復帰に向けての活動

家族へのケア

興奮時の看護で忘れがちになるのは，家族へのサポートである。

興奮状態での入院は，応々にして家族や周囲の人たちを巻き込む形が多く，家族にとっても自責の念にとらわれやすい状況にある。家族にとっては，興奮（入院）の原因が自分たちにあると考え，葛藤に苛まれ，つらい日々を送ることもあれば，入院に至るまでの患者の行動に恐怖や怒りを感じることもあって心が揺れ動き，患者の将来に不安を抱き悲観的になりやすい。

家族の不安の軽減のためにも，興奮（摩擦）の原因は病気によるもので，家族関係のために興奮したのではないことを伝え，たまたま，身近にいる家族に興奮の矛先が向かったことを理解してもらう。家族の気持ちを十分考慮しながら患者の回復状況を説明し，関係の改善修復を図ることが家族へのサポートにつながる。

看護師として気をつけなければならないことは，修復を優先するあまり，家族との信頼関係を損なうことである。焦ってはよい結果は望めない。家族との信頼関係を構築しながら関係修復を進めることが，双方にとって大切となる。

患者が落ち着いてきたら興奮の経緯を説明し，家族が追い込まれている状況を伝えながら少しずつ関係改善を図っていく。家族に余裕が出てきたら，面会等を通して家族関係を修復していくことが将来へつながる。

退院に向けて

症状も落ち着き退院の目処が立ってきたら，社会資源の活用を考える必要がある。

すべてを家族で補うには大変なエネルギーが必要となるので，退院前から病院のデイケア等への参加を促し，自力で社会へ復帰できるような手立てをする。また，訪問看護ステーションへの働きかけを通して家族の負担を軽減する方策を考える。社会資源を活用しながら家族と関係を深め，自立できるよう改善を図る。

一人暮らしの場合は精神保健福祉士（PSW）を通して訪問看護ステーションの利用方法を知り，日常生活に困らないような方策を考え次のステップへつなげる。定期的に外来通院をすることや服薬の指導を繰り返し，不規則な生活を送らないように援助して，退院を目指す。

退院後の生活に対する家族の不安を取り除く

興奮状態であった患者の病状が安定しても，家族は恐怖感や病状の激しさに翻弄されてきたため，"また，興奮状態になるのではないか"と絶えず不安感をもつ。家族には，治療を継続的に受けていれば大丈夫であることを理解してもらい，時間をかけて不安の軽減に努める。また，不安があるようであれば，病院や病棟に相談できることを伝え，安心して社会生活が送れるよう援助することが再入院を防ぐ手立てとなる。

病的な興奮は患者・家族を含めて大変な労力と根気が必要となるので，できるだけ早めの受診が望まれる。

（田中隆志）

8 操作的・試し行為を続ける状態

操作的・試し行為を続ける状態が生活に及ぼす影響

操作的・試し行為とは

操作的・試し行為とは，対人関係の様式であり，言動によって他者の感情や思考，行動に大きな影響を与え，支配してしまうことをいう。悪意をもって意図的に相手をだますというようなことではなく，自分の身を守るために必死で，無意識的に発揮されてしまうものである。境界性パーソナリティ障害や自己愛性パーソナリティ障害，反社会性パーソナリティ障害，演技性パーソナリティ障害，気分変調性障害などの患者に見られるが，特に境界性パーソナリティ障害の患者に見られる他者とのかかわりの特徴である。ここでは，境界性パーソナリティ障害患者の対人関係様式を中心に述べる。

始まりは，「相談事」や「内緒話」であることが多い。「誰にも話していないんですけど，あなたならわかってくださると思ってお話ししたいんですけど，聞いていただけますか」などと言われると，一般的にはなかなか断れないのではないだろうか。患者は「この人なら」という思いを込めて必死で訴えるし，「私は，あなたを選んであなただけにしか言わないのですから，あなたは私に協力しなければならない」という患者の一方的で，ある意味身勝手な気持ちも込められているので，訴えられたほうは，「この人を助けられるのは自分だけだ」という思いにとらわれて話を聞くことになり，患者の自分を守るための，あるいは生き抜くための操作に巻き込まれていく（**図1**）。

患者に嘘をついているという意識はまったくないのだろうが，自分に非があることについては一切話さず，自分に否定的な人からいかにひどいことをされたかということを切々と訴える。あるいは，こんなことを言っていた，あんなことを言っていたというように話す。隠している自分の不都合な部分と矛盾する話になる場合もあるが，そういうときは適当に想像で話を作ってしまうというようなことも平気で行う。あまりに熱心に話すので，聞いているほうはそこで語られたことが事実であると思い込まされてしまい，患者に否定的な同僚との間に対立が起こる。

また，例えばAさんというスタッフについての悪口を滔々と述べ立て，聞いた人が「そういえば，そういう面もあるのかもしれないね」などと相槌を打ってしまうと，Aさんの悪口を言っていたのはあたかも話を聞かされていたスタッフであ

図1 操作的・試し行為の始まり

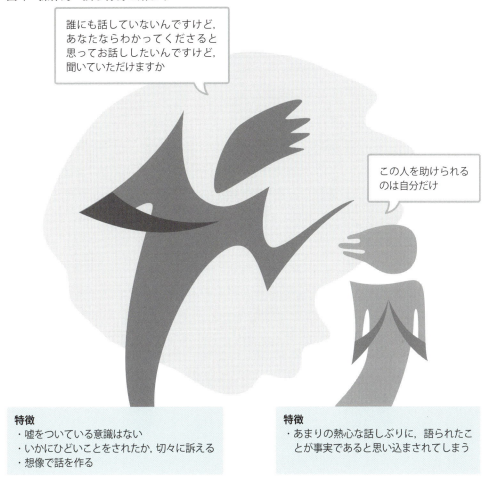

特徴
- 嘘をついている意識はない
- いかにひどいことをされたか，切々に訴える
- 想像で話を作る

特徴
- あまりの熱心な話しぶりに，語られたことが事実であると思い込まされてしまう

るかのように，周囲に言いふらすというようなこともある。

なぜ起こるのか

　境界性パーソナリティ障害の患者は，根底に他者と親密な関係をもつことへの葛藤を抱えているために，独特の対人関係のパターンができあがりやすいといわれている。基本的な症状として，「見捨てられ不安（抑うつ）」「分裂（よい自分と悪い自分，理想化と脱価値化）」「投影同一視」があり，それらが組み合わさって操作性が発揮されると考えられている。患者は幼いときから分離不安のある者が多く，依存できる関係を求め，しばしば過度に理想化した他者にしがみつく傾向にある。

　しかし，患者の対人関係は常に不安定である。その背景にあるのは，とても原始的な防衛機制である「分裂」であるといわれている。ある人の中には「よい面」と

「悪い面」が共存しているのが普通であり，どちらも同じ人なのであるが，発達段階で対象恒常性を獲得できなかった患者はそのことに対する葛藤を処理することができないため，しがみついた相手の悪い部分を認識することで混乱を起こしてしまう。しかも他者の感情には敏感であるため，何かの拍子に失望することが多い。その際に自分が混乱しないように，自身の中にある相手の評価を下げること（脱価値化，またはこきおろし）で防衛するのである。

　例えば，対象恒常性が獲得されていれば，いつもと違って機嫌の悪い人を見ても，「いつもはいい人なのに今日は機嫌が悪いなあ」という形ですますことができるのだが，対象恒常性に問題のある人は，「昨日まではいい人だったのに，急に嫌な人に変わってしまった」と感じる。そのような人はとても変わった人であり，患者の中ではよくわからない人に位置づけられる。そして，そういう人はいい人なのか悪い人なのかがわからなくなって混乱してしまうのである。自己像も同様に不安定で，自信に満ちた誇大的・万能的な自己像と無力で打ちひしがれた自己像を繰り返し体験し，両者を統合することは困難である。

操作的・試し行為を続ける人への看護

操作的・試し行為の状態を把握する

　多くの人が境界性パーソナリティ障害患者に対してもつイメージは，「あらゆる手練手管を駆使して治療者を巻き込み混乱させる大変な人」である。「できれば避けて通りたい」と思っている治療者も多いし，手に負えなくなって他の医療機関に紹介し，結果としてたらい回しのようになっている患者も少なくない。患者のほうでも管理されることを極端に嫌い，集団生活に必要な秩序ある枠組みや規則には馴染もうとしない。馴染めないなどの理由によって，効果的な治療のための積極的な入院はそれほど多くはないが，治療者や家族が，患者の行動化に対応しきれなくなったときなどに入院となる。

　境界性パーソナリティ障害は，反社会性パーソナリティ障害，演技性パーソナリティ障害，自己愛性パーソナリティ障害との重複診断が多く見られ，これらの4つのタイプを厳密に区別することは難しいことが指摘されている。また，看護援助をするにあたっては，厳密な診断を必ずしも必要としない。

　看護を展開するにあたっては，入院の目的や，どのようになれば退院できるのか

などの基本的なことはもとより，患者の行動パターンや対人関係のあり方などについて患者の話を聞くとともに，可能であれば，家族や友人，知人などからわかる範囲で情報を収集しておくとよい。ことに，衝動的な行動化の有無や，リストカットなどの自傷行為歴，自殺企図歴，特別扱いせよという要求，薬物依存の有無，盗癖の有無などについても話してもらえれば聞いて記録に残し，スタッフが同じ情報を知っていられるようにすることが大切である。

◙ 生じやすい問題

1 他者を振り回す（スタッフが巻き込まれる）

問題は，患者の特別扱いを求める態度や他者を操作する行動，あるいは逸脱行動などに看護師が巻き込まれ，病棟全体が混乱に陥ってしまうことに集約される。それは，患者の強いエネルギーが，看護師に逆転移を生じさせやすいためとも考えられる。また，この種の患者は管理されることを極端に嫌うため，集団活動に必要な秩序や枠組みを規定せざるを得ない病棟という場所には本来収まり切らないところから，問題が生じやすいともいえよう（**図2**）。

2 情緒不安定（衝動的・行動化）

患者の感情は，極端に不安定であり，変わりやすく，激しいという特徴をもっており，しかも，恐れ，絶望感，空虚感，恨み，怒りなどの陰性の感情が支配的である。また，行動面では，中期的，長期的な展望に立って計画し行動するということができず，衝動的で短絡的な行動が多く，自殺企図や自傷行為もしばしば引き起こす。さらに，自分の責任は考慮せず，他者を責めることも多い。

3 対人関係の不安定さ

また，患者は内面と外界が不分明で，自己が確立されていないために，対人関係が極めて不安定で，理想化，依存，しがみつき，脱価値化，反抗などが短期間で移り変わる。しかも，対象の否定的側面と肯定的側面が統合できず，対象の全体像が形成されないために，他者像もころころ変化して，一貫した態度を保つことができない。攻撃されると，被害者から攻撃者へと立場を逆転させることもしばしば見られる。

4 認知の歪み

認知面での問題としては，多面的で総合的な認知が困難で，他者非難と対象希求，あるいは自己誇大視と無力感というような矛盾した認知の仕方，すべてよい，またはすべて悪いという極端な認知が見られる。患者がもっているこれらの特徴，すなわち患者の中で混沌と渦巻いている矛盾した感情や思考によって，心的状態が

第2章　心を病む人の生活障害と看護　135

図2 操作的・試し行為をする人が引き起こす問題

他者を振り回す
・特別扱いを求める態度や他者を操作する行動,逸脱行動などに看護師が巻き込まれ,病棟全体が混乱に陥る
・看護師の逆転移
・管理を極端に嫌うため,病棟には収まり切らない

情緒不安定
・感情が極端に不安定で,変わりやすく,激しい
・恐れ,絶望感,空虚感,恨み,怒りなどの陰性感情が支配的
・衝動的で短絡的な行動が多く,自殺企図や自傷行為をしばしば引き起こす
・自分の責任は考慮せず,他者を責める

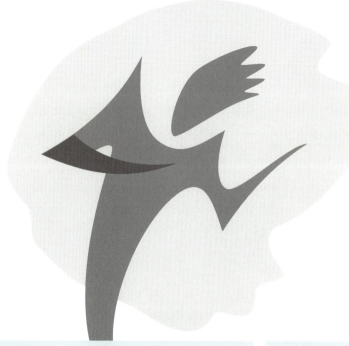

不安定な対人関係
・理想化,依存,しがみつき,脱価値化,反抗などが短期間で移り変わる
・他者像がころころ変化して,一貫した態度を保つことができない
・被害者から攻撃者へと立場を逆転させる

認知の歪み
・多面的で総合的な認知が困難
・すべてよい,すべて悪いという極端な認知

目まぐるしく変化し,しかも表出される言動が激しいために,周囲の人々がそれに振り回されやすいのである。

看護上の注意点

1 治療・看護の構造を安定させる

　基本的に入院治療は難しく,多少,病棟が混乱することは避けられないかもしれない。しかし,なるべくそうならないようにするためには,主治医も含めて病棟スタッフ全員が合意した方針をもってから患者を受け入れると同時に,頻回に話し合

いの場をもち，合意事項を確認，あるいは患者の状態に合わせて修正していくことであろう。

　病棟の規則は，患者の状態に応じて柔軟に変化させていくことが必要な場合もないわけではないが，境界パーソナリティ障害の患者に対してだけは柔軟にしてはならない。柔軟さは特別扱いにつながるからである。

　また，たとえ患者にどのように言われようと，看護師は揺るぎない一貫した態度でかかわっていくだけの強さももつ必要がある。そのためには，冷静に自分のかかわりや気持ちの動きを振り返り見つめることが重要になる。患者特有の心理操作や対人操作は極めて巧みなので，注意していても乗ってしまうということもあるかもしれないし，乗せられたとは思えない場合もあるかもしれないが，他の看護師やスーパーバイザーの指摘に耳を傾けることも大切である。

2 現実検討力が育つようなかかわりを進める

　治療上の注意で述べられていることは，看護上の注意点でもある。患者はしばしば，看護師に役割を離れた生身の人間関係を求める。自分は仕事としてやっているのであって，善意や熱意でやっているのではないことを，時には言語的に伝えなければならない。

　安定した環境を提供することによって，患者が多少なりとも病棟の枠に収まることができれば，患者の現実検討力が育つようなかかわりを進めていける。患者は一方的に幻想的な話をすることも多いが，そのような話はなるべく避け，現実の生活の中で生じた出来事に焦点を合わせて対処方法を考えたり，適切な感情表出を促すようにするのである。また，人間や物事には，「完全によい」ということも「完全に悪い」ということもないのだということを患者が理解できるように示していくことも，患者の成長を助ける基本である。

（坂田三允）

9 物理的に支障がないのに身体症状を訴える状態

◼ 物理的に支障がないのに身体症状を訴える状態が生活に及ぼす影響

◼ 物理的に支障がないのに身体症状を訴えるとは

　通常，身体症状にはそれを引き起こす何らかの原因が存在し，それは科学的データ，いわゆる各種臨床検査や画像検査により証明され，例えば○○がんとか○○病など，特定の疾患であると診断される。しかしながら時々，出現している身体症状の原因を検索するために多種多様な検査をしても，診断がつかない場合がある。臨床データと患者が訴える身体症状との関連が不明，あるいはそぐわないという状態である。この状態が，物理的に支障がないのに身体症状を訴えるということであり，身体的な異常が除外された時点で，患者は精神科の受診を勧められる場合が少なくない。

　この背景には，心身の疲労や環境の変化によるストレスが生じたときに，それを自覚し言語化できない，あるいは些細な身体的変化に過敏であるという，その人の元来の傾向が関連しているといわれている。また，転換性障害でみられる目が見えない，歩行できないなどの感覚機能や運動機能に関連する症状は，その人の無意識的な葛藤が置き換えられて表出されたものであると，精神分析的に考えられている。さらに，さまざまな身体症状の訴えが長期間にわたって持続するという状態について，例えば，症状の出現により負担が重い仕事が免除されるとか，他者から労わってもらえた結果，自分にとって不快な状況を回避したりストレスが軽減されるなどの疾病利得が背景にあると考えられている。

◼ 物理的に支障がないのに身体症状を訴える状態

　多くの患者は，さまざまな検査を受けた結果，医師から身体的に異常がないと言われ，時には精神科の受診を勧められても納得せず，また別の病院で身体的検索を行うというパターンを繰り返す。したがって，精神科を受診するまでに長い年月を費やしている場合も少なくない。

　いくら検査結果に異常が見られず病気でないと言われても，患者にとってはその身体症状は存在するものであり，実際に苦痛を伴っているのである。その症状があるために，例えば仕事や学業が思うようにできなくなった，あるいは重症の場合には日常のセルフケアさえままならないというように，その人の生活においてさまざ

図1 物理的に支障がないのに身体症状を訴える主な精神疾患

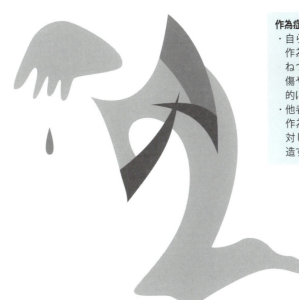

身体症状症
あらゆる身体症状を訴える
【例】消化器症状（胃痛，嘔気・嘔吐など），しびれ，頭痛，背部痛，月経痛など

転換症／転換性障害
・目が見えない，歩行できない，耳が聞こえない，声が出ない，身体が動かない
・他覚的な症状：人がいる場所で倒れる，過呼吸発作

病気不安症
重い病気にかかっているのではないかと訴える

作為症／虚偽性障害
・自らに負わせる作為症：症状をねつ造する（外傷や疾病を意図的に誘発する）
・他者に負わせる作為症：他者に対し症状をねつ造する

まな支障が生じる。患者側からみると，それでもなぜ病気が発見されないのか不可思議であり納得できるものではない。このように，医療者側からみた「異常なし」という状態と一致しない状態にある。

物理的に支障がないのに身体症状を訴える主な精神疾患として，DSM-5では身体症状症及び関連症群という大カテゴリのもと，身体症状症，病気不安症，転換症／転換性障害（機能性神経症状症），作為症／虚偽性障害があげられている。具体的に訴える内容については，図1にまとめた。

物理的に支障がないのに身体症状を訴える状態にある人への看護

物理的に支障がないのに身体症状を訴える状態のアセスメント

まず，患者が訴えている症状の程度や状態，訴えの強さと患者の状態との一致について観察し，その症状がセルフケアや社会生活にどのように影響を及ぼしている

のかについてアセスメントする。また，納得しないまま精神科を受診している場合も少なくないので，精神科受診までの経緯や病気に対する患者の受け止め方について把握することも看護を展開するうえで重要になる。

さらに，このような患者に対し看護師は，患者が訴える身体症状を医学的に異常がないという前提に置いてかかわるが，非常にまれではあるものの，実際にこれまで不明であった身体疾患が発見されることもあるため，看護師側から見た他覚的な症状や諸検査のデータについて把握することも重要である。

■ 看護の目標

最終的に，心理的な葛藤や不安により身体症状を引き起こすという自分の状態を認め，その自分をもって今後の生活を送るうえで対処法を身につけることを目指す。しかしながら，患者からすると，症状の出現に長期間苦しめられてきたわけであり，その苦痛の根源が自分自身の心の問題にあるとはなかなか認められるものではない。したがって，それを念頭に置いたうえで患者とともに目標に向かうことが重要になる。

■ 看護の実際

1 患者が訴える身体症状の程度・状態・頻度について把握する

患者が訴える身体症状は，疾患によっても異なるが，どのような症状で，それは1日中常に出現するのか，あるいはどのような時や場面において出現するのか，症状出現時の患者の状態などを把握する（図2）。

また，身体疾患による症状ではないからと軽く考えずに，必要に応じてバイタルサインの測定など客観的な観察も行い，一般的な看護として患者の身体状況を把握し，万一の身体疾患の発見が遅れることのないよう注意する。

2 患者の理解に努める

身体疾患が確認されないにもかかわらず身体症状を訴える患者に対し，看護師の中には，「病気でもないのにわざとらしい」「また同じ訴えを繰り返している」など，その訴えが強く頻回であるほど否定的な感情が生じる場合がある。患者が訴える症状は，虚偽性障害を除いて故意に作られたものではなく無意識のものであり，患者にとってその症状は現実のものであり，不快で苦しく自分ではどうすることもできないという状況にある。患者は，身体症状を訴えることで自らのストレスフルな状況に対するSOSを発している。

図2 患者が訴える身体症状の程度・状態の観察ポイント

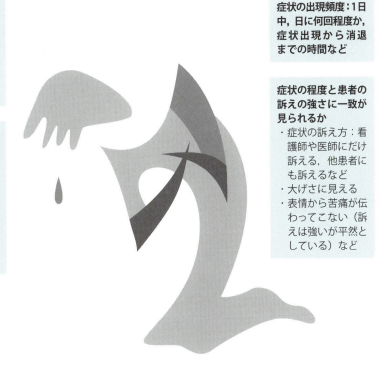

どのような症状が出現するのか
・症状の種類
・症状出現時の患者の状態：表情，うずくまる，転倒する，騒ぎ立てるなど

どのような時や場面において症状が出現するのか
・時や場所を選ばない
・特定の場面において出現する：対人交流場面，大勢の他患者がいる前，看護師の前，医師の前，家族の前など

症状の出現頻度：1日中，日に何回程度か，症状出現から消退までの時間など

症状の程度と患者の訴えの強さに一致が見られるか
・症状の訴え方：看護師や医師にだけ訴える，他患者にも訴えるなど
・大げさに見える
・表情から苦痛が伝わってこない（訴えは強いが平然としている）など

　しかしながら，頭でわかっていても毎日何度となく同じ状態が繰り返されると，看護師は疲弊し，ついつい訴えを聞き流し，かかわりを早く切り上げたくなってしまうことがある。そうすると，患者は自分の苦しい状態が看護師に理解されないとやり場のない気持ちになり，さらに無意識に症状が激化したり訴えが強められ，それがまた看護師を患者から遠ざけるという悪循環に陥りかねない。このような場合，その患者の回復する姿（看護目標）に立ち返り，その看護師一人だけでなく，チームで患者―看護師関係を見直し，かかわりを仕切り直す必要がある。

3 患者が自分の気持ちを表現できるようにする

　患者の気分が落ち着いているときに，ゆっくりと話を聴くようにする。その際，自分の気持ちや考えを言語化することが難しい患者もいるが，病気に対する思いや過去の体験，現在困っていたり心配なこと，今後どのような生活を送っていきたいと思っているのかなどについて，患者の病状に合わせて少しずつ聴いていく。フィードバックしながら話を聴こうとするあまり，話の途中でわかったつもりになってまとめてみたり，内容について評価したり批判しないよう注意する。

　また，今後も何か気になることがあれば，いつでも遠慮なく話すよう伝える。何

でも自分だけで解決しようとせず，他者に助けを求めることは生きていくうえで非常に大事なことであり，それも病気の対処術の1つであることを伝える。

4 症状の対処について検討する

身体症状は自分にとってどのような意味をもっているものなのかなど，まず患者に自分の病気に関して理解を促す。といっても，患者は身体症状が引き起こされる原因が自分自身の中にあるとは認めたがらず，否認する場合も少なくない。

例えば，ストレスにより気分が落ち込んだり体調を崩すことを経験する人は少なくないが，このようなとき，人は何らかの対処によって回復しようとする。まず，身体症状の出現は自分自身から発せられたSOSであり，それにうまく対処できない状態にあるということについて，患者が自覚できるようかかわる必要がある。そして，どのようにすれば対処できるようになるのか，また原因となるストレスに耐える力（ストレス耐性）を高めるにはどうすればよいのかについて，看護師は患者と一緒に考え支援する。この際，心理教育やリラクセーション，認知行動療法などさまざまな方法が選択され，看護師が直接的に参加しない場合もあるかもしれないが，そのような療法がより効果的なものになるよう患者の状態を把握し，そこで患者が何か不安に感じたり困ったことについて話を聴き，支えていくことが重要である。

また，朝に起床して食事を摂り，活動して，夜に睡眠を取るという規則正しい生活が，メンタルヘルスに欠かせないものであることを患者に伝え，日常生活を円滑に送ることができるようかかわる。

5 家族を支援する

家族も患者の身体症状の訴えに振り回されている場合が少なくない。最初は何か病気（身体疾患）ではないかと心配し受診に付き添ったり労わったりしていても，医師から何度も異常なしと診断されるうちに，例えば，身体の具合が悪いと言って仕事にも行かないような状況について，病気のせいにして怠けているだけではないかなど，患者を否定的な目で見るようになり，訴えを軽々しくあしらってしまうことがある。そうすると患者の訴えはますます強まるわけであるが，そのような状況について家族は理解できずに疲れ果ててしまう。あるいは，異常なしと診断されるたびに別の病院，いわゆる名医がいる病院を検索し全国規模で受診を繰り返す。経済的負担も膨らみ，家族はもういい加減にしてほしいと訴えても患者はお構いなしである。看護師は，精神科の受診までにこのような背景があることも念頭に置きながら，家族にかかわる必要がある。

まず，患者の病気について，医師から説明を受けた内容を家族がどのように理解しているのか，また医師には尋ねることができなかったことや不安に思ったことなどについて話を聴く。家族の中には，この病気が精神疾患の1つであるということに驚き，時にはショックを受けたり，すぐには信じることができない場合もある。また，精神疾患に対する一般的な誤ったイメージから，このような病気になったのはこれまでの自分たちの患者に対する接し方がよくなかったのではないだろうかと悔いることもある。病気は誰のせいでもなく，ストレスに耐えがたくなったとき，身体症状の形をとるのがこの病気の特徴であることを伝え，原因となるストレスを減らすということにおいて，家族の協力が必要になるかもしれないことを伝える。

　例えば，患者が身体症状を訴えたならば，「何か嫌なことでもあったのかな」と少しでも話を聴いてみるとか，訴えそのものに対応するのではなく，患者の気持ちを聴くことに努めるよう伝える。しかしながら，患者を中心にすると，家族にかかる負担が大きくなる場合もある。家族もストレスを感じ，それに対処している一人の人間であるので，家族も自分のメンタルヘルスに留意し，無理のないよう患者とかかわるよう伝える。ただし，原因が身体疾患でないにしろ，患者が訴える身体症状は患者にとってはつらいものであり，身体症状に変わりはないので，決して侮らないよう注意する。

6 症状が出現しているときの対応

　症状として過呼吸発作が出現した場合，看護師は患者の傍らについてゆっくりと浅い呼吸をするよう勧める。患者は過換気状態にあり，胸部絞扼感や四肢のしびれなどにより死んでしまうかもしれないという不安や恐怖に襲われることもある。この状態は数十分で必ず治まるということを，看護師は慌てず落ち着いた態度で患者に伝える。なお，以前に対処方法としてあげられていたペーパーバック法は，現在推奨されていない。

　また，病棟のホール（食堂）など人が大勢いる場所で倒れた場合は，周囲にいる他患者に対し，看護師が対応するので大丈夫であることを話し，患者の傍らから離れるようにする。そして，またいつものことだからと軽く考えず，患者の意識状態や外傷の有無などを確認し，心配ないことを伝え，患者が安心できるようかかわる。

（小林美子）

10 強迫症状・強迫行為

強迫症状・強迫行為が生活に及ぼす影響

強迫とは

　医学的な意味での強迫とは，頭の中では無意味で不合理であるとわかっていても自分ではどうにもできず，その考えや行為に支配されてしまう状態をいう。

　自分の意思とは関係なく突然に浮かび頭から離れない考えを強迫観念というが，それによって不安や不快感がもたらされ，例えば，こんなことがあるはずないとか，ばからしい考えであるとわかっていても振り払うことができない。また，強迫観念によって引き起こされた不安を打ち消すために行われる行為を強迫行為といい，これも不合理であるとわかっていても自分では止めることができない。

病的な強迫症状・強迫行為

　例えば，他の人であれば気にしないくらいの汚れを気にして手を洗うとか，何か行うときに自分なりの手順通りにしなければ気が済まないというような，いわゆる強迫的な傾向のある人を身近で見かけることがあるかもしれない。しかしそうであっても，仕事や学業など，その人の本来の役割や生活に支障を来していなければ，他者からはちょっと神経質な人，几帳面な人というように見られるだけで，それが病気とはみなされない。したがって，何かしらの強迫的な行為や考えにより，これまでの生活に支障が生じたときに，病的な状態であると判断される。

　DSM-5 の疾患分類では強迫症／強迫性障害に該当し，具体的な症状として，汚染の心配による洗浄強迫や，火事や空き巣などの心配による確認強迫，ある事柄についてのこだわりによる儀式行為などがあげられる（**図1**）。このような症状に患者はとらわれている状態にあり，セルフケア行動のさまざまな面において影響が生じる（**表1**）。

　例えば入浴や洗濯など，その生活動作自体は支障なく行うことができるが，それにかかる時間が長すぎるために他にするべきことができなくなってしまう。人は通常，自分の行動について優先順位に基づいて時間管理をしながら日々の生活を送っている。患者は強迫症状により自分の生活全体を見通して行動できなくなり，その結果，生活の流れが滞ってしまう。また，強迫行為の最中は心身ともに緊張していたり，例えば就眠儀式に長時間要すると十分に睡眠時間が取れなくなってしまうな

図1 強迫症状・強迫行為の例

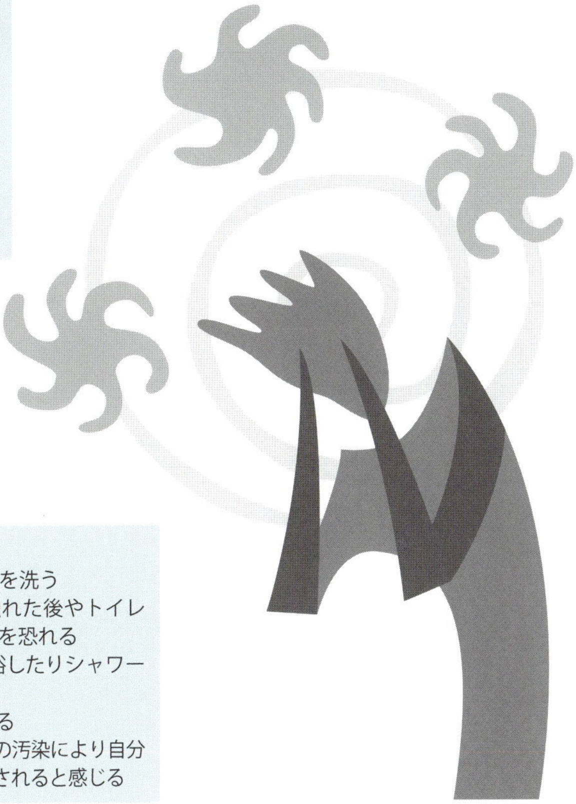

儀式行為
- 就眠儀式：就眠前に枕や目覚まし時計の位置を毎日決まった位置に配置する
- テーブルや机の上の物を常に決まった位置に配置する

数字へのこだわり
- 心の中で数を唱える

洗浄強迫
- 頻回に長時間手を洗う
  ←公共の物に触れた後やトイレの後など感染を恐れる
- 1日に何度も入浴したりシャワーを浴びる
- 1日中洗濯をする
  ←外出後の衣服の汚染により自分の身体も汚染されると感じる

確認強迫
- ドアの鍵を何度も確認する
  ←空き巣の心配
- ガスの元栓を何度も確認する
  ←火事の心配
- 人とすれ違いざまに怪我をさせなかったかどうか確認するために，何度も同じ道を引き返す

表1 強迫行為による生活面における影響の例

身体面	・洗浄強迫のために手が荒れる ・過剰に使用する洗剤によって皮膚に障害が生じる ・ドアの確認行為の繰り返しによりトイレの中に入れず，排尿が間に合わなくなる
日常生活	・長時間にわたる就眠儀式により睡眠不足になる ・ガスの元栓やドアの施錠の確認行為に時間が取られ，外出できなくなったり遅刻する ・強迫行為をやめられないために，食事など日常のスケジュールを円滑に進められなくなる
体力の消耗	・強迫行為の間，身体的にも精神的にも緊張状態にありリラックスできない ・儀式的な行為のために日常生活時間がずれてしまい，結果として十分な休息や睡眠が取れなくなる ・洗浄強迫により入浴時間が長時間にわたるため，疲労する
他者への影響	・トイレのドアの確認行為の繰り返しにより，他者が使用できなくなる ・身体を洗う時間が長いため，他者が浴室を使用できない

ど，体力の消耗を招くこともある。さらには，トイレや浴室を占領する形となり，患者本人だけでなく他者にまで影響が及ぶ場合も少なくない。

この疾患の発症原因は特定されていないが，個人のパーソナリティとの関連や，セロトニンやドパミン系の機能異常の関与などが考えられている。

強迫症状・強迫行為のある人への看護

強迫症状・強迫行為のアセスメント

強迫症状や行為について，患者自身，それが不合理であるとわかっているが行わずにいられないという状態であることを念頭に置く。そのうえで，どのようなときにどのような強迫症状や行為が出現するのか，その持続時間，どのような場合に強迫行為が増強したり固執するのか，看護師の声かけにより行為をやめることが可能か，強迫症状が日常生活に及ぼしている影響の様相，他者への影響，強迫症状の背景にある不安やストレス，それらに対する患者の対処方法などについて把握する。

看護の目標

不安によって強迫症状が引き起こされるという自分の状態について患者が理解し，強迫行為によって生じる生活上の困難が軽減することが大きな目標となる。その過程において，不安に対処することは容易ではないが，自分だけの力だけでは難しいときには他者に助けを求めたり，自分にとって気が楽になる活動を見つけるということも重要になる。

看護の実際

1 強迫症状や行為により困難を来している日常生活の改善を図る

出現する強迫症状や行為の内容や頻度，また生活への影響は患者によって異なるが，どのようなところに患者は困難を来しているのかについて把握し，その改善を図るようかかわる（図2）。その際，手洗いやトイレのドア確認のために時間が取られて食事に間に合わない，あるいは何度も身体を洗うために入浴に時間がかかるなど，病棟のスケジュールに合わせることができない場合も少なくないが，患者の行動のペースと折り合いをつけながら，時には見守り，時には声かけをしながら，他患者に配慮しながらかかわるようにする。他患者にしても，患者の強迫行為が長

図2 日常生活面における援助例

強迫行為の例	生活	援助
強迫行為のために食事時間になっても食卓につけない	食事	食事時間になったことを知らせ，しばらく待っても来ないようであれば，再度，食卓に着くよう促す
石鹸がなくなるまで洗顔したり身体を洗い続ける	洗面入浴	・小さな石鹸や入浴1回分量の必要品のみ渡す ・皮膚の状態の観察 ・手荒れがひどいときなどは，「手，痛そうですね。手当しましょうか」と話しかけながら誘導すると応じることもある （行為以外に注意を向ける）
トイレのドアを何度も確認し，トイレの中に入れない	排泄	看護師が横からそっとドアを開けて，「大丈夫ですから入りましょう」と促す

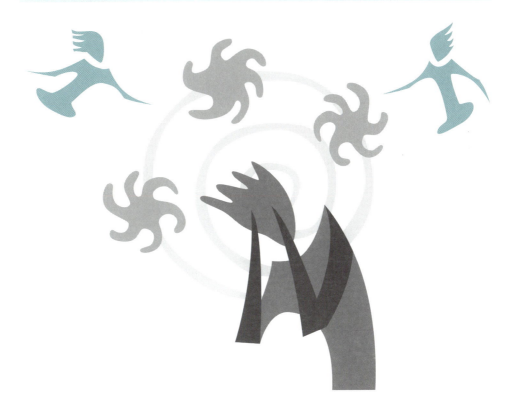

引くと，浴室やトイレを使うのに不便が生じるなど日常生活に支障を来し，不満が鬱積した結果，患者同士の人間関係にまで悪影響が及ぶ。

2 強迫行為への対応

特に入院初期で強迫行為が頻繁に出現しているとき，自分ではやめられず，苦しくて涙ながらに手洗いをしている患者も見られるほどである。このような場合は，例えば，看護師から「私のほうで蛇口を止めていいかしら」と声かけして外力で止

めたり，洗いすぎによる皮膚の損傷について「手が荒れて痛くないかしら。手当てしましょう」と患者の注意を他に向けるようにする。また，いつまでたっても洗濯を終えられないときには，「疲れたでしょう。さぁ，今度は干しましょうか」など，次の行動を促してみる。

　強迫行為について患者自身が不合理でばからしいとわかっていることを理解したつもりで，「こんなことするのはあなたも無駄だとわかっていると思うのでやめましょう」と声かけしたり，強迫行為を早くやめさせようとして，断りもなく患者の物に触れたりということは禁物である。患者は「頭でわかっているが，自分ではどうにもできない」ところがつらいのであり，勝手に私物に触れられると，また最初から儀式をやり直さなければならなくなってしまう。

　また，強迫行為を行っている患者を見て，「またやっている。何とかやめさせなくちゃ」と強迫行為だけをどうにかしようとすることは無意味である。不安が強迫行為に駆り立てるという前提のもと，「何か心配なことでもありましたか？　少しお話を聞かせていただいてよろしいですか？」など，別のことに患者の関心が向くようにし，日常生活を少しでも円滑に送れるようかかわる。

3 身体的な緊張を緩和する

　患者のパーソナリティの傾向として，頑固で柔軟性に欠けていることや堅さがあげられるが，これは思考だけでなく，手先の不器用さや動作のぎこちなさに表れることがある。また患者は，リラックスできず，ゆったりと休めない状態にある。したがって，看護師も一緒に音楽を聴いたり，ストレッチ体操をしたり，床に寝ころんで思いきり手足を広げるなどし，全身の力を抜いて大きく呼吸して身体の緊張をほぐすようにすると，身体とともに精神の緊張もほぐれ，強迫症状の背景にある不安の軽減にもつながる。

　また，ゲームやスポーツ，ダンス，絵を描くなどさまざまな活動に集中できる時間が増えることで，強迫行為に費やす時間が徐々に減少していく。なお，これらの活動は，看護師が患者と一緒に行うだけでなく，作業療法のプログラムとして実施されることも少なくない。

4 自己への気づきを促す

　患者に自分の思い，不安，ストレス，関心などについて言語化するよう促す。そうすることで，自分の内面状態に気づき，なぜ強迫症状や行為として表現されるのかについてみつめることができるようになれば，少しずつ自分の力でその症状や行為の出現を抑えられるようになっていく。心配なことやつらいと感じたとき，自分

の中に抱え込まず他者に伝え助けを求めることが，強迫行為の減少につながる。

5 家族を支援する

　生活をともに送る家族も，患者の強迫症状や行為の影響を受ける。その程度は，患者の家族内の役割によって様相が異なる。例えば，患者が主婦の場合，手洗いや洗濯に時間が取られて乳児の世話ができなくなり，夫が仕事から帰宅してみると夕食の支度もできておらず乳児の傍らで患者もしゃがみこんで泣いていたとか，患者が子どもである場合，入浴が長時間にわたり，親やきょうだいが入浴できるのは毎日遅い時間になるため睡眠不足になるというような状況である。

　家族は患者の入院前，初めの頃はそのうち治るのではないかと患者の好きにさせていたり，反対に強迫行為をやめさせようと口うるさく注意したり，いよいよあきらめたりと，患者の強迫症状や行為に振り回され，疲労している場合も少なくない。何よりも，患者に何が起こっているのかわからない状況にある。したがって，この病気について理解できるよう説明し，家族も困っている状況にあることを念頭に置きつつ，回復には患者が安心して生活を送ることができるよう，家族の協力が必要であることを伝える。そして，看護師が実際に患者とかかわるときの具体的な対応について教えることも重要である。

（小林美子）

11 食行動にまつわる症状

食行動にまつわる症状が生活に及ぼす影響

食行動とは

　食行動は，人のみならず動物が生命を維持するために不可欠なものである。しかしながら，人の食行動は，単に生命を維持したり食欲を満たすために行われるのではなく，例えば，誰かと一緒に食事をする時間を楽しんだり，おいしい物を食べて幸せな気分を味わうという点において他の動物の食行動とは異なる。さらには，ある物を食べると幼少時に父親と過ごした数少ない時間が思い出されるなど，食行動は過去のエピソードに関する記憶と関連したり，健康増進の一手段として意図的に選択される行動でもある。つまり，身体的欲求の充足だけでなく，精神的な満足，あるいはその反対に不快感や嫌悪感をもたらすというように，人の心に関与したり，ある目標を達成するための手段となる行動でもある。

病的な食行動

　食行動の前提となる食欲や食物の嗜好などは個人によって異なるため，その人の食行動が病的であるのかどうかを判断することは容易ではないかもしれない。例えば，ストレスがかかると過食気味になったり，反対に食物が喉を通らなくなるなど，ストレス対処が食行動に表れる人もいれば，他者から見ると甚だしい偏食をしている人もいる。しかしながら多くの場合，健康を損ねることなく通常の生活を送っている。したがって他の精神症状と同様に，その症状の出現によりその人の生活に何らかの支障が表れたときに，病的な状態であると判断される。

　病的な食行動として，拒食，過食，異食，盗食などが見られる。拒食や過食を主症状とする疾患として摂食障害があげられ，神経性無食欲症と神経性過食（大食）症に代表される。また拒食については，統合失調症において被毒妄想が生じた場合に見られることもある。何者かによって食事に毒を盛られていると確信しているため，食べることができなくなる状態である。異食は，土や紙など本来食物ではない物を食べるという食行動で，異食症や認知症において見られる。盗食は，他人の物を断りなしに食べてしまう行為で，認知症や摂食障害においても見られる。ここでは，拒食と過食を主症状とする摂食障害を中心として説明する。

1 神経性無食欲症

　やせ願望と肥満に対する恐怖を背景とし，意図的に体重減少を図る（**図1**）。また，体重が正常の下限を下回ってもなお「太っている」と感じるボディイメージ（身体像）の歪みが見られる。そのため，拒食したり，食べては吐いたり（自己誘発性嘔吐），休む間もなく身体を動かしたりと，あらゆる手段を用いて体重を減少させようとする。例えば，100gの体重の増減で一喜一憂するなど患者の価値基準はやせることに置かれ，その目標に向かってたゆまない努力が注がれ，心身ともにやせることに支配される状態となるため生活にも支障が及ぶ。

　また，身体面の変化として，著しい体重減少のほかに，基礎代謝や栄養状態の低下に伴い低体温，低血圧，徐脈，不整脈，脳萎縮，無月経，体毛や皮膚の変化，骨粗しょう症，肝・腎機能障害，便秘など，多彩な症状が出現する。さらに，自傷行為や自殺企図，万引きなどの問題行動が見られる場合もある。

図1　神経性無食欲症の病態

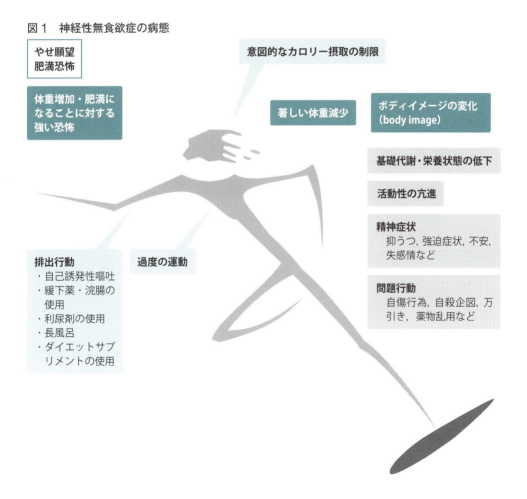

疫学的には思春期中期から後期にかけて好発し，女性及び先進国に多い傾向が見られる。さらに最近，うつ病・双極性障害や不安障害，パーソナリティ障害，薬物・アルコール依存など，他の精神疾患の併存（コモビリティ）が増加している傾向が指摘されている。

2 神経性過食（大食）症

過食を繰り返し，食後には自己誘発性嘔吐や緩下薬の乱用などの不適切な代償行動により体重増加を防ごうとする（図2）。食べている間は，食べることをやめることができない，あるいはその量や種類を抑制できないという感覚に襲われるため，ひたすら食べ続ける状態になる。また過食後は，太りたくはないため後悔や罪悪感から抑うつ気分が引き起こされ，その対処行動として食物に手が伸び，再び過食状態へというように悪循環に陥る。

身体面の変化として，血糖値が下降しないうちに過食を繰り返すことによる耐糖

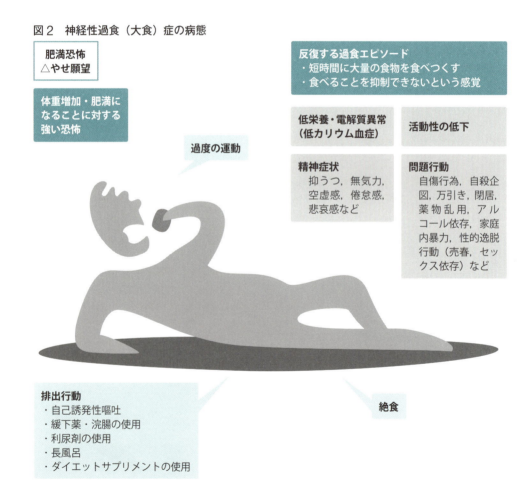

図2　神経性過食（大食）症の病態

機能の低下，下痢や便秘，短時間における大量の食物摂取による腹部膨満，腹痛，胃痙攣や胃穿孔，膵炎，浮腫，月経異常，自己誘発嘔吐による歯のエナメル質の変色や腐蝕など，多彩な症状が出現する。体重は，標準から肥満の範囲にあることが多い。さらに神経性無食欲症と同様に，自傷行為や自殺企図，万引き，閉居，薬物乱用，アルコール依存，家庭内暴力，性的逸脱行動などの問題行動が見られる場合もある。

疫学的には神経性無食欲症と同様，女性に多いが，発症年齢はやや高い傾向にある。

食行動にまつわる症状のある人への看護

食行動にまつわる症状のアセスメント

飲食物の摂取状況，排泄状況，体重の変化，栄養状態など，身体面の状況について観察し把握する。特に神経性無食欲症の場合，やせの程度を把握する（**表1**）。また，どのような食行動の問題が出現しているのか，それはどのような病態から生じているものなのかについて理解することも重要である。

看護の目標

神経性無食欲症及び神経性過食（大食）症とも，食行動が改善され，本来の生活を円滑に送れるようになることが大目標となるが，その到達過程における具体的な目標は多少異なる。以下に看護のポイントとともに分けて説明する。

表1　BMI に基づくやせの程度の判定基準（成人）

BMI	判定	
	日本肥満学会	WHO
18.5 未満	低体重	Underweight
18.5 以上 25 未満	普通体重	Normal weight
25 以上 30 未満	肥満（1 度）	Preobese（前肥満）
30 以上 35 未満	肥満（2 度）	Obese class I
35 以上 40 未満	肥満（3 度）	Obese class II
40 以上	肥満（4 度）	Obese class III

第 2 章　心を病む人の生活障害と看護　　153

■ 看護の実際

1 神経性無食欲症の人への看護

栄養状態の改善を図る

　患者は体重が増えることに対し恐怖や不安を抱いているため拒食する。また，その状態が病気であるとは認めておらず，入院についても不本意に感じているため治療を拒否することが多い。したがって，体重減少が著しいとはいえ，無理に食事を勧めても拒否されるだけである。まずは，なぜ栄養状態の改善が必要なのかについて患者に伝えたうえで，強要せずに可能な限り自ら食事を摂取できるよう援助する。その際に，食べられそうな食品の種類や量について具体的に聞き，管理栄養士と連携を図りながら，病院で準備や工夫が可能な食事計画を患者と一緒に立てる。しかし，体重低下が持続し生命の危険が予測された場合は，点滴や経管栄養など強制的に栄養補給をせざるを得ない。この場合，強制的な栄養補給により，さらに患者の食事へのこだわりを増強させたり，「点滴をしているから自分で食べなくてもいい」というように不食行動を助長させることもあるので，注意を要する。

身体状況について把握する

　医師の治療方針に基づき，体重測定により体重の変化を把握する。その際，毎日定刻に同じ服装で行うようにする。患者によっては，下着と身体の間に本を挟むなどして医師から指示された目標体重に早くに到達させようとする行動が見られることがある。このような場合は，患者をとがめるのではなく，正しく測定をしなければ病気の回復のために治療の意味がなくなってしまうことを伝え，患者の思いを聞くようにする。

　また，食事摂取や排泄状況を確認する。これらについては患者の自己申告に任せず，客観的に観察する。体重測定と同様に早く退院したいという思いから，看護師が見ていないところで食事を捨て，全量摂取したと報告することもある。しかしながら，監視されているというような不快感を患者が抱かないよう十分注意する必要がある。とはいっても，患者が何度も看護師をだますような行動を取ると，看護師も体重の測定値，食事摂取量や排泄状況にばかり気をとられるようになる場合がある。これらの確認は治療過程における一部分でしかなく，この疾患の回復は，単に体重が増加したり食べられるようになればよいという問題ではないということを念頭に置いてかかわる必要がある。

食事や体重に対するこだわりを軽減する

　患者の食事摂取状況にこだわらず，看護師はゆとりのある態度で接することが重

要である。食事量や体重にばかり目を配るようなかかわりは，患者のこだわりをかえって強めてしまうことになる。したがって，看護師から食物や体型に関する話題は持ち出さないようにし，もし患者のほうからこのような話題を持ち出されたときには，その内容に深入りしたり議論しないようにする。例えば，さまざまな生活場面の中で，食品のカロリーや服のサイズなどについて話題をふられることは珍しくない。

また，少しでも食事や体重のことが頭から離れるよう，レクリエーションや散歩など気分転換を図る活動を利用する。この場合，話をしながら患者が楽しむ時間をもてるようにする。例えば散歩にしても，患者は体重減少を図るために多量に発汗させようと足早にひたすら歩くというような逆効果が生じないよう注意する。

自分の問題に気づくよう促す

病的な食行動がどのような状況から引き起こされるのかについて，患者が自分の問題に気づくよう促す。患者はこれまで，学校あるいは職場や家庭で問題が生じたときに，それに向き合うことの苦痛から逃れるための一手段として拒食や過食という病的な食行動を取り，心の安定を得てきたといえる。したがって病気が回復してくると，今度はこれからどうしていけばよいのかわからないという状態から不安や苛立ち，焦燥感などが生じ，再び過食し嘔吐し拒食するという状態に戻ってしまう場合もある。

看護師は，患者にこのような感情について言語化するよう促すとともに，将来どのような生活を送っていきたいと思っているのかについて具体的に話を聞き，拒食や過食ではなく健康的な対処法を一緒に考えていく。また，困ったこと，つらいこと，不安なことについて他者に言語で表現し，助けを求めることは，今後経験するかもしれない困難を乗り越えるうえで重要であることを伝える。

家族を支援する

神経性無食欲症の場合，大部分の患者が若年者のため，その食生活の担い手は母親であることが多い。特に入院前の家庭では，低カロリーあるいは低脂肪の食事作りに追われたり，行き過ぎたダイエットにより日増しにやせていくわが子の姿を見てきたというように，患者とともにこの病気に支配された状況を経験していたり，母親以外の他の家族員にしても，例えば「そんなに食べて太るなんて気持ち悪い」と非難されたり，患者の長風呂に悩まされるなど自分たちの日常生活に影響を及ぼされ，疲弊していることが少なくない。また，このようになってしまったのは子育ての失敗ではないかと罪悪感に悩んだりと，心理的にも追い詰められることも多

い。しかしながら，患者の生活の場は家庭であるため，家族の協力なしでは病気の回復及び再燃を防ぐことは難しい。

　患者が入院した場合，看護師はまず家族のこれまでの苦労をねぎらい，思っていることをよく聞くことが重要である。たいていの家族，特に母親は，これまでの困難を他人に言えず，自分の中に抱え込み我慢を重ねてきており，すでに抑うつ状態など精神に不調を来していることもある。したがって，家族のメンタルヘルスの改善を図ることも看護師の役割となる。また，病気に関して家族の理解を促し，患者の食行動や体重の変化に振り回されないよう助言する。例えば，できないことはできない，悪いことは悪い，そして「あなたにいつも関心を注いでいますよ」という親として一貫した態度を示すことが回復に役立つことを伝える。

2 神経性過食（大食）症の人への看護

望ましい食行動の再形成を図る

　食事量が規定され，間食を禁止されるという治療方針に基づき，食事摂取量及び食事時間を把握する。そして，過食と排出行動の繰り返しにより失われた満腹と空腹の感覚を取り戻し，1日のスケジュールに合わせて食事と活動の時間が区別されるようにする。

　また，これまでの過食の積み重ねにより肥満し，ほぼ1日中臥床し，主たる活動が食べることだけという状態になっている患者も見られる。食行動は生活の一部であるということを前提とし，起床から就寝まで規則正しい生活を送ることができるよう働きかける。このような生活の中で，健康的な食行動が再形成されることが期待される。

ストレス耐性を高める

　神経性無食欲症と同様に，神経性過食（大食）症の患者も自分の問題やストレスへの対処の一手段として過食行動を取る。このような対処を続ける限り，問題を解決することはできず，したがって病気の回復も望めない。これについて患者に理解と自己の振り返りを促す。自分が抱えている問題はどのようなことなのか，どうすれば過食ではなく真の対処ができるのか，本当はどのように生きていきたいのかなどについて，看護師は患者の話をよく聞くことが重要である。

　特に，過食になり家に閉じこもりがちになってからは，友人や家族との距離も遠くなり，孤独や不安の中で一人食べ続けるという生活を送るために，自分の考えを他者に表明したり，ゆっくりと話を聞いてもらえたという経験に乏しい患者も少なくない。そのようなことがさらに過食を助長させる一因にもなる。

ストレスが生じたときにすぐに食物に手を伸ばすのではなく，ストレスを発散させるために気分転換を図るなどして自己コントロールするよう促す。このストレス対処について患者が思いつかない場合には，看護師は患者の興味があったり，してみたいと思っていることなどについて聞きながら，一緒に考えていく。

家族を支援する

患者が家族と同居している場合，神経性無食欲症と同様にその家族も影響を受ける。例えば，食品の包装紙など大量のごみが家族が知らない間に溜め込まれ，そのために特に患者が閉居している場合は悪臭が漂い，それを注意すると暴言や暴力を振るわれたりと，家族もどのように接したらよいのかわからない状況に置かれる。また，学校や仕事にも行かなくなり，1日中部屋でごろごろしている様子ではあるが何をしているのかわからない。ネット注文によるものなのか大量の食料品（特に，ジャンクフードと呼ばれるような菓子類を好む人が多い）が届き，それだけは自分の部屋に運んでいく。このような姿を目にした家族は途方にくれたり，そのうちにあきらめの心境に至ったりもする。

しかしながら，神経性無食欲症と同様に，病気の回復には家族の協力が不可欠である。この病気に関する理解を促すとともに，患者を孤独にせず，本来の生活を取り戻すことができるよう日常生活全体の中で患者に関心をもってかかわっていくよう助言する。

（小林美子）

12 精神作用物質による障害や症状

■ 精神作用物質による障害や症状が生活に及ぼす影響

■ 精神作用物質とは

　精神作用物質とは，脳に作用する生体内に存在しない物質であり，生体内に摂取すると快楽反応が得られるために連用・乱用されやすい。また，精神作用物質は依存性のある物質であることから，連用・乱用すると，自分の意思ではその物質の摂取をやめることができない，やめようとすると生理的（身体的）・精神的な離断症状が出てくる依存状態（病的嗜癖）を呈する。代表的な精神作用物質として，アルコール，ニコチン，大麻，覚醒剤などがある。また，抗精神病薬，抗うつ薬，抗不安薬，催眠・鎮静薬（特にベンゾジアゼピン系やバルビツール系）等の処方薬も精神作用物質である。物質使用後に気分が高揚したり，疲労や不安を吹き飛ばすような物質を興奮剤（アッパー系（upper），覚醒剤，カフェインなど），逆に，全身を弛緩させて気分を落ち着かせ，心配や不安，恐怖などを軽減したり，幸福感を得られる物質を抑制剤（ダウナー系（downer），抗不安薬，アルコールなど）と呼ぶこともある。使用者は，自分の心境と照らし合わせてさまざまな物質を使用し，自分に適したものを選択して使用する傾向が強い。

　精神作用物質を一言で言えば，「気分が変わるもの」である。人は成長発達の過程において，さまざまな出来事（ライフイベント）に直面し，対処し，適応している。しかし，ある出来事がその人にとって強烈なインパクトがあり，自我の安定が自分の力では保てないと感じたとき，「気分を変えたい」と思う。例えば，対人場面での緊張を緩和したい，意欲を出したいときや落ち込んだ気分をどうにかしたいと思うなどである。そのようなとき，「お酒を少し飲んだら人と気楽に話せた」「上司に仕事のミスを指摘されて落ち込んだときにタバコを吸ったら落ち着いた」など，「気分を変えたい」と思う出来事に対して精神作用物質を使用することによって対処し，適応することはよくある。カンツィアン（Khantzian EJ）らによって提唱された「自己治療仮説（self-medication hypothesis；SMH）」[1]によると，精神作用物質の使用を促進するのは「快楽の追及」ではなく，「苦痛の減少・緩和」であり，使用者にとっての精神作用物質は「うまくいかない現状を何とかしてくれるもの」「自分にとって必要な物」という意味づけをもつ。

　精神作用物質は，脳内のドパミン神経系に作用してドパミンを放出させる。ドパ

ミンは快楽物質であることから，ある物質と快楽（快感）との結びつきが「報酬
系」として作用し，報酬系回路を活性化する。ある物質の使用を続けると，道具的
条件付け（オペラント条件付け）や，ある物質と快楽（快感）との結びつきがより
強烈である場合には古典的条件付け（レスポンデント条件付け）を形成する。報酬
系回路は中脳辺縁系を中心とするドパミン神経系（A10神経系）からなり，記憶
を司る海馬，感情を司る扁桃体，そして，理性的計画的に思考し実行することを司
る前頭前野等と神経ネットワークが形成されることによって，ある物質に対する強
化作用（ある物質を使用したいという欲求）に対する感受性が増大する。このこと
が物質使用を強化，次第に連用・乱用という病的な状態となり，ある物質に対する
依存が形作られる。

病的な精神作用物質による障害や症状

　精神作用物質，例えば，薬物に関しては，違法な薬物は覚せい剤取締法，大麻取
締法などの法律によって所持・使用が厳しく規制されている。規制されている薬物
であれば，一度の使用で乱用となる。規制されていない薬物では，医師の処方箋や
薬物の説明書の指示内容から逸脱した目的と方法，回数のような不適切な自己使用
や不正使用となれば乱用となる。薬物は，乱用を繰り返すことによりさまざまな障
害，症状が現れてくる（**図1**）。

　薬物を乱用する人は，薬物の特徴や障害を「知っている」うえで使用するといわ
れている。乱用が依存を産み，依存が乱用を加速させる。依存が進行すると，手に
入れるために何でもするようになり，「もう二度とやらない」と嘘までもつく。こ
の嘘も，精神作用物質による障害や症状といえる。嘘をつくと人が離れていく。そ
うすると孤立し，「頼れるのは薬だけ」とますます乱用に拍車がかかる。また，嘘
をついている自分に対してやましさを感じ，それを軽減するためにさらに乱用す
る。このようになると，自分の意思ではどうにもならなくなってしまうため，治療
が必要となる。

1 アルコール

　アルコールは，GABA-A神経を介してドパミンを放出させ報酬系を活性化する。
このことが飲酒行動を強化し，飲酒パターンが病的となって探索行動（何とかして
お酒を飲むための行動）を引き起こす。

　飲酒すると，酔い（酩酊）のために，まず理性を司る大脳皮質の活動が低下し，
本能や感情を司る大脳辺縁系の活動が活発になることで陽気になったり，開放感や

第2章　心を病む人の生活障害と看護　　159

図1 病的な精神作用物質により生じる障害・症状

アルコール
- 初期は陽気で,開放感や爽快感,多幸感等
- 飲酒を続けると,運動失調(千鳥足),一時的な記憶障害(ブラックアウト),言語障害(ろれつが回らない)
- 酔いが進むと,呼吸抑制から生命の危機へ
- 長期にわたり摂取し続けると,アルコール性認知症,脳萎縮,心肥大,高血圧,消化管の炎症・潰瘍・悪性腫瘍,肝障害,膵炎,末梢神経炎など各臓器の合併症
- 断酒初期には発汗,心悸亢進,手指振戦,不眠,イライラなどの離脱症状

覚醒剤
- 全身快感と意気高揚
- 不眠,拒食傾向
- 離脱症状として眠気,だるさ,抑うつ状態で落ち込むなど
- 慢性症状としての覚醒剤精神病(意識障害を伴わない幻覚幻聴のため,誰かに見張られている,悪口を言われているなどの妄想が出る)

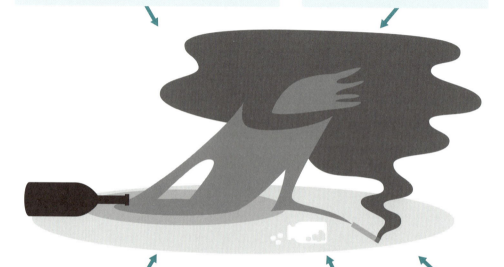

大麻(マリファナ)
- 低用量・中用量では多幸感,大量に摂取すると抑制作用
- イライラ,怒り,神経質,被害妄想,情動不安定,頭痛,発汗,発熱などの離脱症状
- 長期に使用すると,幻覚や妄想等の症状
- 思考滅裂,暴力や挑発的な行為を行う
- 心不全発症の危険性増
- 立ちくらみや失神
- 長期使用者では,ストレスや飲酒などをきっかけに幻聴,幻視などの症状(フラッシュバック)

危険ドラッグ
- 発汗,ふるえ,頻脈
- 幻視,幻聴などがあるが,種類によっては予測不能

ニコチン
- 一時的に快の感覚や覚醒作用
- 禁煙するとイライラや疲労感,抑うつ気分など
- 長期にわたり摂取し続けると,心疾患や悪性腫瘍のリスク増

爽快感,多幸感等を感じる。飲酒を続けると,小脳の麻痺による運動失調(千鳥足),海馬の麻痺による一時的な記憶障害(ブラックアウト)が生じたり,神経系も麻痺するために言語障害(ろれつが回らない)が生じる。さらに酔いが進むと,延髄の呼吸中枢が麻痺して呼吸抑制など生命維持機能が抑制されて生命の危機になる。また,長期にわたってアルコールを摂取し続けると,アルコール性認知症,脳萎縮,心肥大,高血圧,消化管の炎症・潰瘍・悪性腫瘍,肝障害,膵炎,末梢神経炎など各臓器の合併症を伴う。習慣的にアルコールを摂取している人が断酒をする

と，初期に発汗，心悸亢進，手指振戦，不眠，イライラなどの「離脱症状」が出現
する。日本では合法であるために，手に入りやすい物質である。

2 ニコチン

　タバコにはさまざまな物質が含まれているが，脳に作用するのはニコチンであ
る。ニコチンは，ドパミン神経系に作用して報酬系を活性化する。そのため，使用
後に一時的に快の感覚や覚醒作用を得られる。禁煙するとイライラや疲労感，抑う
つ気分などが出現する。長期にわたってニコチンを摂取し続けると，心疾患や悪性
腫瘍のリスクが増える。世界保健機関（WHO）は，ニコチンはヘロインやコカイ
ンと同程度に高い依存性があるとしている。日本では合法であるために，手に入り
やすい物質である。

3 大麻（マリファナ）

　脳に作用する物質をカンナビノイド類というが，その中で最も強い精神作用を有
するのがテトラヒドロカンナビノール（THC）である。このTHCを主な有効成分
とする大麻は，低用量・中用量では交感神経系が優位になることから多幸感が起こ
り，大量に摂取すると副交感神経が優位になることから抑制作用が主体となる。離
脱症状としてイライラ，怒り，神経質，被害妄想，情動不安定といった精神的なも
のと，頭痛，発汗，発熱といった身体症状がある。長期に使用すると，視覚，聴
覚，味覚，触覚等の感覚が過敏となり，幻覚や妄想等の症状を生じることがある。
また，現在，過去，未来の観念が混乱して，思考が滅裂になったり，感情が不安定
になるため興奮状態に陥り，暴力や挑発的な行為を行うことがある。循環器系への
影響も大きく，心拍数増加を引き起こし，心臓疾患のある人では心不全発症の危険
性がある。さらには，血圧が低下し，立ちくらみや失神を起こすことが知られてい
る。加えて，長期使用者では，使用をやめた後でもストレスや飲酒などをきっかけ
に幻聴，幻視などの症状（フラッシュバック）が見られることもある。日本では
「大麻取締法」で厳しく規制されている。

4 危険ドラッグ

　1995年頃より脱法ハーブといわれて販売されており，精神依存は強くないもの
であった。しかし，2011年頃より合成カンナビノイドを含む商品が流行するよう
になり，法の規制をすり抜けていく間にカンナビノイド類や覚醒剤を超える毒性の
強いものになっている。症状として，発汗，ふるえ，頻脈のほかに幻視，幻聴など
があるが，種類によっては予測不能である。2014年に施行された「医薬品医療機
器等法」によって，中枢神経系の興奮もしくは抑制または幻覚の作用を有する蓋然

性が高く，かつ，人の身体に使用された場合に保健衛生上の危害が発生する恐れがある物質が，指定薬物として医療等の用途に供する場合を除いて，その製造，輸入，販売，所持，使用等が禁止されている。

5 覚醒剤

初期は喘息の薬として販売されていたが，疲れを感じさせなくさせる効果が注目され，軍隊で使用されるようになった。終戦後から現在まで3回の覚醒剤ブームがあり，現在は1994年頃から続く第3次覚醒剤ブームの中にあるといってよい。

アンフェタミン，メタンフェタミンなどの覚醒剤は，ドパミン放出を促進しながら再取り込みを阻害するためにドパミン受容体に大量のドパミンが曝露することで覚醒作用や快の気分を生じさせる。このため，使用すると全身快感と意気高揚となり，活発に動き，不眠，拒食傾向となる。離脱症状として眠気，だるさ，抑うつ状態で落ち込むなどがある。精神依存が強い。慢性症状としての覚醒剤精神病があり，意識障害を伴わない幻覚幻聴のため，誰かに見張られている，悪口を言われているなどの妄想が出ることがある。日本では「覚せい剤取締法」で厳しく規制されている。

精神作用物質による障害や症状がある人への看護

精神作用物質による障害や症状のアセスメント

まずは，使用物質による症状の有無を確認する。また，アルコールでいえば，初飲は何歳か，飲み方がおかしくなったのは何歳頃か，現在1日の酒量，週何日飲むか，朝酒，隠れ酒の有無，最終飲酒は何日前かなどの現病歴と合併症など既往歴の確認をする。そして重要なことは，家族歴，成育歴の確認である。精神作用物質を使用する人は，幼少期に両親の離婚を経験していたり，養父母からの虐待経験があったり，父親がアルコール依存症，家庭では常に「いい子」でいなければいけなかった等，家庭内に何らかの「生きづらさ」を抱えていることが多い。そのため，今までどういった生活をしてきたか，どのような家族関係で生活してきたか等を確認する。入院治療をしている人の中には，ドメスティック・バイオレンス（DV）を受けていた人もいる。そのような人に対しては，家族からの問い合わせには応じないなどの配慮が必要なこともあるため，最初に確認する（図2）。

図2 アセスメントのポイント

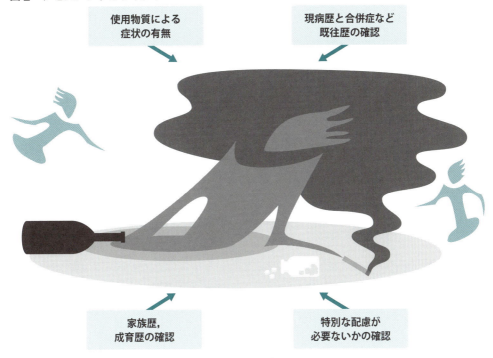

看護の目標

看護の目標は，家族への援助と本人への援助に大別できる。

1 家族に対する援助
・物質使用障害者本人が治療を受けられるような知識，行動を身につけることができる。
・家族自身の行動に留意することができる。

2 本人に対する援助
・離脱症状が早期発見され，安全が確保される。
・入院治療を受け入れ，落ち着いて過ごせる。
・物質使用障害について正しい知識を身につけることができる。
・退院に向けての準備，自助グループに参加できる。

看護の実際

精神作用物質で困っている人は多く存在する。例えば，アルコール依存症者（ICD-10診断基準）だけでも109万人，予備軍が294万人（厚生労働省，2013）といわれている。しかし，専門機関で治療を受けているのは4万人程度である。残り

は臓器障害で内科などに入院し，「飲める身体」になって入退院を繰り返していることが推察される。

◼1 家族に対する援助

　本人は自分自身の問題行動に「気づいていない」ことが多い。そのため，病院などの専門機関には，本人以上に「困っている」家族が先に来院することが多い。精神作用物質の障害は家族を巻き込んで進行していくため，家族に対する治療も不可欠となる。

　自己治療仮説に基づくと，苦痛の緩和のためにある物質の使用量が増えた場合，いつから乱用が始まったのかわかりづらい。それに加え，本人の問題に対して家族が手をかけすぎるために，本人自身が問題に気づかないような状態となっている場合も多くある。例えば，過度の飲酒のために翌日出勤できないときに，本人に代わって会社に「風邪をひいた」と家族が連絡するなどの本人の問題を家族が尻拭いする行動が，かえって物質乱用を加速させてしまっている場合は多く認められる。

　さらに，家族としては飲酒をやめてほしいと思っている一方で，やめてしまうと自分に価値がなくなってしまうという思いを少なからずもっていることも事実である。したがって，まずは家族に対して家族を対象とした治療プログラムに参加してもらい，①飲む，飲まないは本人の問題であり，その行動には一切かかわらない（尻拭いをしない），②暴力は受けない（避難する，警察へ協力要請），③家庭内でアルコールの問題を秘密にしない，④家族会や Al-Anon（アラノン），Nar-Anon（ナラノン）*1 などへの積極的な参加，⑤自分の健康に留意するなどを伝え，物質使用障害は病気であること，今までの方法ではやめさせることはできないことを説明し，家族が行動を変えるための援助を行う。ここで大事なことは，家族自身が共依存状態であったことを認めることである。家族は「何とかしたい」と思って治療に来ているので，その気持ちを大切にしながら援助することが必要である。

　家族に対する治療プログラムには，初めて参加する家族や1年以上参加している家族などさまざまな家族が参加している。そのため，他の家族の話を聞くことで，このようにかかわったらうまくいくのではないか，困っているのは私だけではないと共感することにより，家族自身が共依存状態から徐々に回復していく。家族が回復していくと，本人が物質使用を続けられなくなる。その結果，自身の問題に気づ

＊1　Al-Anon はアルコール依存の問題をもつ人の家族と友人の自助グループ，Nar-Anon は薬物依存の問題をもつ人の家族と友人の自助グループである。ミーティングを通して互いに共通の問題を解決していく。また，断酒会の中にも家族会がある。

くようになり，本人が治療の場に登場するようになる。

2 本人に対する援助

　本人への治療として，多くの場合，入院治療が選択される。治療の前提として，治療（物質の使用をやめる）を受けるかどうかを決定するのは本人ということがある。本人が主体的に治療を受けようとするとき，直前まで飲酒や過剰内服など物質を使用している場合が多い。そうでなくても，長年の物質使用で身体には相当なダメージを受けている。そのため，身体から物質を抜き，生命の安全を確保することが優先される。この時期に援助者が留意すべきことは，離脱症状の出現である。身体から物質を抜く過程で交感神経優位となり，虫が見えるなどの幻視や誰かが呼んでいるなどの幻聴が出現することが多く，心身の安全確保のために保護室を使用することもある。また，発作を起こすことがあるため，抗痙攣薬（ジアゼパム，セルシンなど）によって予防する。そして，栄養状態や電解質異常の補正目的で点滴をする時期でもある。離脱症状は約一週間前後で収まることが多く，その後は開放病棟等で治療を継続する。

　断酒など，物質を使用しない日々が続くと，自分の問題に対してしらふの状態で直面化するために，抑うつ状態になって援助者の前で泣く，イライラして物にあたるなどの行為を繰り返すことがある。そのようなときには「今まで見えてなかった問題が自覚できるようになったためだと思います」などと，治療によって生じている変化を伝えることが大切である。援助者には，本人の考えている「ふつう」がどのように変化しているのかを継時的に観察することが求められる。

　また，精神作用物質やその障害についての知識を身につけてもらうために教育的プログラムを実施する。教育的プログラムは，①物質使用障害は病気であること，②どんなときに使用したくなったのかに気づくこと，③今まで使用を繰り返してきたのは「何とかしたかったから」という気持ちがあったということに気づくこと，④何とかしたいときに行う新しい行動を身につけること，などを内容とする。

　さらに，当事者同士のミーティング（自助グループ）への参加を促すことが重要であり，本人の治療においてミーティングは大きな柱となる。同じ物質使用で困っている人の体験談を聞き，「私だけではない」「私もみんなと同じように頑張る」と認識することを援助するのも重要である。このことにより，治療の流れや治療の効果，治療後の自分の姿等をイメージすることができ，目標をもって治療を継続することができる。当事者同士のミーティングには，①司会者が定めたテーマに沿いながら参加者が順番に自分の話をする（話したくないときにはパス可），②他人が話

しているときには口を挟まずに聞く，③その場を出たら他では話したことを漏らさないというルールがあり，当事者たち本人だけで開かれるものである。今まで人に話しても理解してもらえなかった話も，同じような経験をしている本人同士なら共感してくれることが多い。

　また，日常生活で「薬物を使いたい」と言ったら不謹慎であるが，使いたい気持ちは確かに存在し，放置すると使用欲求が増し再使用につながる恐れがある。日常の些細なイライラが再使用の引き金になることが多いため，その気持ちを告白する場所が大切となる。そのための場がミーティングであり，自分の気持ちを正直に話す新しい習慣を身につけてもらう目的もある。

　退院後も，アルコールで困っている人はAA（アルコホーリクス・アノニマス）や断酒会，薬物で困っている人はNA（ナルコティクス・アノニマス）などの自助グループ[*2]を利用することが必要である。これらの自助グループは地域で活動している。退院が視野に入っている人には，外出や外泊などの際に地域のミーティング会場へ足を運ぶよう勧めることも重要な援助である。

（関根正）

引用文献

1）Khantzian EJ，Albanese MJ，松本俊彦訳：人はなぜ依存症になるのか―自己治療としてのアディクション，星和書店，2013.

＊2　AA（Alcoholics Anonymous）・断酒会…ともに断酒を支え合う自助グループ。AAは1930年代にアメリカで誕生し，断酒会の原型となった。グループワークや回復への12ステップがある。基本的に匿名で，組織化や会費の徴収などはない。断酒会は日本で生まれ，会費制で組織化され，地域ごとに活動している。
　NA（Narcotics Anonymous）…薬物依存からの回復を目指す薬物依存症者本人の自助グループ。AAをもとに始まり，12のステップがある。
　MAC（マック）・DARC（ダルク）…MACはアルコールなどの依存症からの回復を目指す人を支援するリハビリ施設，DARCは薬物依存症リハビリ施設。いずれも回復を支援する施設で大きな役割をもっており，家族の相談窓口もある。

13 意識障害

意識障害が生活に及ぼす影響

意識とは

意識は現在の瞬間における精神生活の全体であり，外界からの刺激と，そのときの自分を体験として受け入れる働き，自分を外界に表出する働きなどの活動が行われる場ともいえる。

1 意識の場

意識の場は精神活動が展開される空間と時間から成り立っており，意識の場において初めて自分と世界がつながるのであって，場に乗らない精神活動は意識ではないともいえる。

意識の場を舞台にたとえると，舞台の上にはさまざまな精神現象が現れては消えていくが，ある一点にスポットライトが当たるとその部分だけが明るく浮かび上がる。このスポットライトを当てるのが意識の焦点化である。また，意識の舞台には，広がり（意識野）と清明さがある。意識野が広ければ舞台上のさまざまな現象の広がりを十分に把握できるし，意識が清明であれば舞台上の現象をはっきりと見ることができるのである。

2 意識の階層

意識を階層に分けて考えると，覚醒性と志向性の区分がまずあり，さらに志向性はその瞬間にひとまとまりになっている自分を取り巻く環境を分節に分けるアウェアネス（awareness）と，再帰的な側面である自我意識に分けられる。覚醒は基盤となる生物的意識，アウェアネスは中間レベルの知覚・運動的意識，自我意識は高次の意識に対応する。

覚醒は目覚めた状態，刺激の受け入れに対して準備ができているという状態である。また，アウェアネスは刺激を受け入れている状態，つまり何かに気づくという働きを含めた志向的な意識で，見たり聞いたり，触ったりして，それを内的に統合している状態であり，注意に基づく刺激や反応への選択性も認められる。

自我意識の水準では，注意を向ける対象が自分自身となる。つまり，人間の実際の経験は個人的な意識の一部として絶えず変化していくが，これらの体験を集大成したものが人格で，人格は連続性を保っており，絶えず何かを志向している。多くの意識要素の中から一群のものだけを選択して統一体を保とうとする。その中核と

第2章　心を病む人の生活障害と看護　　167

なるのが，自我であり，自我が自覚されたものが自我意識である。

意識の障害

ここでは覚醒とアウェアネスレベルの異常について述べる。

意識障害には意識の清明さが低下した意識混濁，意識野が狭くなる意識狭窄，意識の質的な変化である意識変容のほか，特殊なものとして発作性意識消失（てんかん）があり，意識障害ではないが，特殊な意識状態として昏迷状態がある（**図1**）。

図1　意識障害

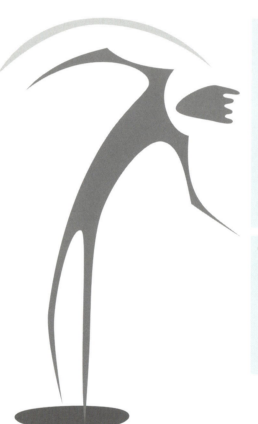

○意識混濁
・明識困難：注意の持続・集中困難，了解低下，まとまりに欠けた思考
・昏蒙：意欲や自発性の低下，見当識があやふや，精神活動の遅延
・傾眠：呼びかけや痛覚刺激には反応するが，刺激が少ないと睡眠時のように精神活動が低下する
・昏睡：意識消失，精神活動停止，自発的運動や筋緊張の消失，反射の減弱

○発作性意識消失（てんかん）
・脳の神経細胞が過剰に反応した状態。全般発作と部分発作があり，症状はさらに細分化される

○意識狭窄
・1つのことだけに意識が集中し，他のことが意識されない。目的のはっきりしない行動を取ることがあり，後でその間のことを思い出せず（健忘），覚えていても不完全。狭窄が高度になると，もうろう状態に移行する

○昏迷状態
・意識障害ではないが間違えられやすい。意識ははっきりしており，外界からの刺激は受け止めているにもかかわらず，まったく反応がない状態

○意識変容
・せん妄：軽度または中等度の意識混濁に妄覚と精神運動興奮が加わったもの。意識混濁が強いと，無意味な手足の運動や捜衣摸床，手指の粗大な振戦，全身痙攣発作などが見られる
・アメンチア：軽度の意識混濁に認知障害が加わったもの。困惑・不安が前景にあり，周囲の状況と自分の立場について了解できない
・もうろう状態：外界の認知はできるが，注意力・批判力の減弱，思考がまとまらない，周囲に対する無関心，不安・恐怖，妄覚，衝動行為，短絡行為などが見られる
・夢幻意識：意識混濁を背景にさまざまな幻覚や妄想が出現する状態であり，覚醒しているのに夢を見ているような精神状態

1 意識混濁

意識の清明度が低下している状態であり，外界の刺激に対する反応が低下し，自発的な活動も低下する。清明度の低下の程度によって以下のように分けられる。

①明識困難：注意の持続・集中困難，了解低下，まとまりに欠けた思考

②昏蒙：意欲や自発性の低下，見当識があやふや，精神活動の遅延

③傾眠：呼びかけや痛覚刺激には反応するが，刺激が少ないと睡眠時のように精神活動が低下する

④昏睡：意識消失，精神活動停止，自発的運動や筋緊張の消失，反射の減弱

2 意識変容

意識混濁を背景として，不眠，幻覚などの精神症状が加わったもの。次のようなものがあげられる。

①せん妄：軽度または中等度の意識混濁に妄覚と精神運動興奮が加わったものである。意識混濁が強いと，無意味な手足の運動や捜衣模床（衣服の裾やシーツをまさぐるような仕草），手指の粗大な振戦，全身痙攣発作などが見られるようになる

②アメンチア：軽度の意識混濁に認知障害が加わったもの。困惑・不安が前景にあり，周囲の状況と自分の立場について了解できない

③もうろう状態：外界の認知はできるが，注意力・批判力の減弱，思考がまとまらない，周囲に対する無関心，不安・恐怖，妄覚，衝動行為，短絡行為などが見られる

④夢幻意識：意識混濁を背景にさまざまな幻覚や妄想が出現する状態であり，覚醒しているのに夢を見ているような精神状態である

3 意識狭窄

強い感動や1つのことに熱中しているときに，そのことだけに意識が集中し，他のことが意識されない。外界の認知が障害されるため，目的のはっきりしない行動を取ることがあり，後でその間のことを思い出せず（健忘），覚えていても不完全である。狭窄が高度になると，もうろう状態に移行する。

4 発作性意識消失（てんかん）

脳の神経細胞が過剰に反応した状態である。てんかん発作には，最初から一気に脳全体が興奮する全般発作と，脳の一部から興奮が始まる部分発作があり，症状はさらに細分化されている。

5 昏迷状態

意識障害ではないが意識障害に間違えられやすい特殊な意識状態として，昏迷状

態がある。意識ははっきりしており，外界からの刺激は受け止めているにもかかわらず，まったく反応がない状態である。

意識障害をもたらす疾患や原因

意識障害をもたらす疾患や原因として，図2のようなものがあげられる。

図2　意識障害をもたらす疾患・原因

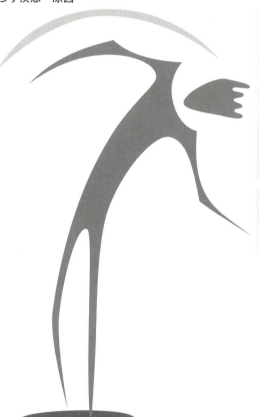

○せん妄
・アルコールなどの中毒や動脈硬化症，高熱が出たとき，高血糖，心因反応，感覚が遮断され続けた場合，手術後，認知症の高齢者などに発症しやすい

○もうろう状態
・てんかん性のもの，心因反応性のもののほか，アルコール酩酊時にも見られる

○アメンチア
・せん妄の前段階や回復期と産褥精神病で発症する

○意識狭窄
・寝ぼけているとき，夢遊病，てんかん，転換性障害，強い情動体験を得たときなどに起こる

○昏迷状態
・統合失調症，重度のうつ状態，解離性障害で現れる

○意識混濁
・脳の器質的疾患（脳腫瘍，頭部外傷など）や感染症（脳炎，髄膜炎など），代謝性障害（尿毒症・肝不全・高血糖・低血糖など），中毒（アルコールなど），循環機能障害（急性心不全など），病的酩酊，交代人格やもうろう状態，ナルコレプシー（突発的に起こる強い眠気の発作と情動脱力発作が主症状）などのときに起こり得る

○夢幻意識
・中毒（アルコール・コカイン・阿片など），感染症性（高熱疾患・脳炎・マラリアなど），脳の器質的疾患（鉤回発作など），非定型精神病，統合失調症などで出現する可能性がある

意識障害のある人への看護

意識障害の把握

意識障害は，表情や行動，あるいは話しかけに対する対応などを観察することによって把握する。ぼんやりした表情や話しかけに対する反応の鈍さ，周囲のことに気づいていないような行動やまとまりのない行動などは，意識障害を疑わせるものである。

1 意識混濁の程度の把握

意識混濁の程度は，ジャパン・コーマ・スケール（JCS，**表1**）やグラスゴー・コーマ・スケール（GCS，**表2**）などを使用して評価する。意識障害が疑われる場合，脈が触れるかどうかを確認し，脈があり，呼吸が見られる場合に意識の評価を開始する。

まず，開眼しているかどうかを観察する。開眼している場合は，普通の大きさの声で，名前を聞いて会話が成立しているかどうかを確認し，日時や今いる場所を問いかけて場所や時間の見当識を確認する。呼びかけたときの声の大きさに対する反応の違いは，意識レベルと関係する。難聴ではないのに耳元で大きな声で呼びかけなければ反応がない場合は，意識レベルが低下していると判断される。また，普通の声の大きさでスムーズに応答があるように見えても，「はい」という返事ばかりしているときには，意識レベルの低下が疑われる。言葉で答えられない場合や，反応が遅いときや不十分なときには，手を握ることができるかどうかなど，動作で反応できる指示をして，それにどのように反応するかを観察する。

閉眼している場合は，呼びかけに対する反応を見る。呼びかけに反応しても刺激がなくなればすぐに眠ってしまうような場合は，意識レベルの低下が疑われる。反応がない場合には，胸骨部や眉間を強く押して，不快な顔つきになるか，手で払いのけようとするかを確認する。それでも反応がない場合は，爪の部分をボールペンの軸などで押さえつけ，手を引っ込めるかどうかで判断する。

2 せん妄状態の把握

せん妄の発症は急激で，しかも何日，何時頃からと，その時期を特定しやすい傾向があるのが特徴である。症状は動揺しやすく，朝方はよくても夜になると悪化するなど日内変動が見られる。

せん妄状態で見られる特徴として，行動面では，落ち着かない，まとまらない行動，ベッド上で突然立ち上がる，点滴やチューブ類を抜去する，徘徊する，同じことを

第2章　心を病む人の生活障害と看護　　171

表1　ジャパン・コーマ・スケール（JCS）

Ⅰ	覚醒している（1桁の点数で表現）	
	0	意識清明
	Ⅰ-1	見当識は保たれているが意識清明ではない
	Ⅰ-2	見当識障害がある
	Ⅰ-3	自分の名前・生年月日が言えない
Ⅱ	**刺激に応じて一時的に覚醒する（2桁の点数で表現）**	
	Ⅱ-10	普通の呼びかけで開眼する
	Ⅱ-20	大声で呼びかける，強く揺するなどで開眼する
	Ⅱ-30	痛み刺激を加えつつ，呼びかけを続けると辛うじて開眼する
Ⅲ	**刺激しても覚醒しない（3桁の点数で表現）**	
	Ⅲ-100	痛みに対して払いのけるなどの動作をする
	Ⅲ-200	痛み刺激で手足を動かしたり，顔をしかめたりする
	Ⅲ-300	痛み刺激に対しまったく反応しない

この他，R（不穏）・I（糞便失禁）・A（自発性喪失）などの付加情報をつけて，JCS Ⅲ-200-I などと表す。

表2　グラスゴー・コーマ・スケール（GCS）

開眼機能　eye opening（E）	
4点	自発的に，または普通の呼びかけで開眼
3点	強く呼びかけると開眼
2点	痛み刺激で開眼
1点	痛み刺激でも開眼しない
言語機能　verbal response（V）	
5点	見当識が保たれている
4点	会話は成立するが見当識が混乱
3点	発語は見られるが会話は成立しない
2点	意味のない発声
1点	発語は見られず
運動機能　motor response（M）	
6点	命令に従って四肢を動かす
5点	痛み刺激に対して手で払いのける
4点	指への痛み刺激に対して四肢を引っ込める
3点	痛み刺激に対して緩徐な屈曲運動（除皮質姿勢）
2点	痛み刺激に対して緩徐な伸展運動（除脳姿勢）
1点	運動見られず

あわせて，「E○点，V○点，M○点」と評価される。

繰り返す，攻撃的になる，興奮する，話にまとまりがなくなる，慣れた仕事に関連する動作を繰り返す（大工だった人が棒で机やいすなどをトントン叩くなど。作業せん妄と呼ばれる），意識混濁が強い場合には衣類や寝具をまさぐって糸を引き抜いたりする（捜衣模床という）などがある。感情面では，不安や焦燥感が強く，情緒不安定になりやすい。表情はうつろであったり，硬い表情だったりで，話しかけても視線が合わないことが多い。睡眠は浅く，まったく眠らないことも多い。

また，幻覚を訴えることも多い。天井や床にダルマが見える，亡くなった両親が手招きする，部屋で蛙が飛び跳ねている，部屋の隅で蛇がうごめいている，蜘蛛や蟻が身体を這いまわるなど，情景的な幻視が多く，部屋の隅でうずくまっていたり，床の虫を踏みつぶそうとしたり，払いのける仕草をしたりすることもある。

3 もうろう状態の把握

もうろう状態では幻覚や妄想はなく，意識の混濁も軽いが，意識野の著しい狭窄がある。このため，外界の認知は可能であるが，誤認や錯覚が起こりやすい。外界を広く適切に把握することができないため，状況にそぐわない行動を取る。不安や恐怖，興奮があり，被害感や怒りから，衝動的な暴行を示すことがある。心因反応性のもうろう状態では，意識の流れが突然に断たれて別の意識状態になり，また急に元の状態に回復することもあり，回復後はその間のことを覚えていない。

てんかんの場合，もうろう状態そのものが発作であることもあり，その間，じっと動かずにおとなしくしている人もいれば，無意識に歩き回ったり，騒いだりする人もいる。あるいはもっと激しく物をつかんだり，目の前にある物を引っ張ったり，押しのけたりする人もいる。これを不用意に抑えつけようとすると激しく抵抗する。

てんかん発作後にはもうろう状態になることが多く，興奮した脳が一時的に疲弊状態に陥っているために生ずるといわれている。意識は徐々に回復するが，しばらくはまともな会話はできない。自分が今どこにいて，何をしようとしているのかさえわからないこともある。一般的に，このもうろう状態は極めて短いが，まれに長時間続くこともある。

4 昏迷状態の把握

昏迷状態は，身動きもせずに横たわり，話しかけても，食事や更衣，入浴などを勧めてもまったく応ずることなく，反応のない状態である。一見意識障害のように見えるが，周囲で何が起きているかは理解していると考えられ，回復した後，その間の記憶が残っていることも多い。指で瞼を開こうとすると目をぎゅっとつぶった

り，四肢を動かそうとするとそれに抵抗したり，逆に協力的に動かしたり，普段は身動きしないのにトイレにだけは自分で行ったりすることもあり，通常の意識障害とは異なる状態である。

◙ 意識障害の看護

図2にあるように，意識の障害は身体的な異常が生じているときにも起こる。幻覚や妄想があり，興奮して奇妙な行動をしている場合，それは精神症状ではなく，脳炎であったということがあり得る。意識障害を生じる身体の病気は，しばしば命取りになる。したがって，意識障害の有無を把握することが重要である。

1 せん妄状態のケア

せん妄の影響

せん妄の状態では，軽度の意識混濁があるのでぼんやりしているが，動きは激しく怪我をする可能性は高い。転倒して頭部を打撲したり，肩，腕，足等さまざまな部位を骨折する場合も少なくない。ベッドから突然に立ち上がったり，外に誰かいることを確認しようとして意識が明瞭でないままに動き回って，ベッドや床頭台にぶつかったり転倒したりする。点滴のチューブや留置カテーテルを抜いてしまうこともあり，安静を保てない。制止しようとすると，抵抗して看護師の腕を払いのけたりつかんだりする場合もあり，身体管理が難しく，脱水などの合併症を引き起こすこともある。

看護の方向性

せん妄の原因はさまざまであり，現れる行動も多様で，安静が保てず，合併症を引き起こすリスクも高いので，直接原因を明らかにして適切な治療をすることが優先されるが，看護としては身体疾患の観察も含めて，事故を予防し，全身の安全管理を図る。

看護の実際

せん妄には患者のパーソナリティや環境因子も関与する。一見了解しにくい行動も，患者の生活歴を見れば，作業せん妄など患者なりの理由が見つかる場合も多い。表面的な現象だけにとらわれず，細やかな観察を通して合併症や基礎疾患を考慮した看護を行うことが大切である。

i 精神の安定を図る

せん妄状態のとき，患者は不安や焦燥感を強めていることが多いため，安心感を得て情緒的な安定が得られるようにケアすることが重要である。看護師が焦っ

たり，イライラしていれば，それが患者に反映して，患者も落ち着くことができない。

落ち着いたゆったりした態度で，ゆっくり，はっきりした口調で具体的なことを端的に話す。患者の話はまとまらない場合が多いが，話を聞きながら，わかる部分にはうなずき，相槌を打ち，わかったことを確認しながら話を進める。患者が落ち着きなく歩き回っていたら，一緒にしばらく歩きながら，座ることを勧めたり，看護師のゆったりした歩調に合わせてもらえるように手をつないでみたりすることもよいだろう。

せん妄状態にある患者はなかなか状況が理解できず，看護師の説明や促しに怒る場合もあるが，時には理解が可能なこともあるので，まずは必要なことを説明してみる。ただし，幻覚や妄想によって不安や恐怖に駆られている場合は，言葉で説明しても納得は得られない。強く否定すると，その看護師の言葉の強さに反応して，かえって興奮を強めることも少なくない。そのようなときにはしばらく傍らについていること，訴えに応じて一緒に行動して，「もう大丈夫」であることを伝えていく。

ⅱ　危険を予防する

せん妄状態では，意識の混濁があるにもかかわらず，興奮が激しく動き回って，転倒したり，他者に危害を加えたり，他者の部屋に入り込んで他者から危害を加えられたりすることがあるので，危険を防止し，安全を確保する必要がある。

危険物を除去し，できる限り誰かの目の届くところにいてもらうようにすることが必要である。ベッド柵をつけることや，窓が開かないようにすること，床につまずきやすい物を置かないことなどが考えられるが，ベッド柵は乗り越えられる危険もある。むしろ，ベッドでの臥床にこだわらず，看護師の目の届くところのソファなどで休むことを促すのもよいだろう。患者の行動を細やかに観察してその人に合った工夫をすることが大切である。

ⅲ　環境を整える

せん妄が夜間に起こりやすいのは，刺激が少ないことも関連しているという指摘がある。眠りやすい環境というよりは落ち着ける環境にすることが重要で，照明は明るさを少し落とす程度にして暗闇を避けること，空調などの単調な音が耳触りであるなら，患者の希望にもよるが，静かな音楽を流すこと，部屋の外でのひそひそ話を避けることなど，細やかな配慮が必要となる。

iv　身体的な緊張を緩和する

　活動減少型のせん妄の場合，患者はベッド上で不安げに身体を硬く緊張させていることが多い。肩を揉んだり，軽くマッサージをすることで緊張が解け，同時に不安も軽減できる場合もあるので，患者が嫌がらなければ試みるとよいだろう。

　患者が何か話すことができるようであれば，自由に話してもらうのも効果がある。まとまった話でなくとも，辻褄を合わせようとして質問したりせず，「そうですか」などの簡単な応答をすることやうなずいて話を進めていくうちに，不安が軽減して肩の力が抜けていく。

2　もうろう状態のケア

もうろう状態の影響

　前述のように，もうろう状態では意識の狭窄があり，状況認識ができていないのに，動き回ったり，状況にそぐわない行動を取る。不安や恐怖，興奮があり，被害感や怒りから，衝動的な暴行を示すこともある。突然に走り出したり，物をつかんだり，目の前にある物を引っ張ったり，押しのけたりする場合もあるため，怪我をしたり，事故に遭うリスクが高い。

看護の方向性

　心因反応性の場合は別として，もうろう状態の多くは短時間で消失するので，もうろう状態にある間の安全性を確保することが重要である。

看護の実際

　対応の基本は「注意深く見守る」ことである。行動を止めようとして押さえつけたりはしない。押さえつければ，それを振り払おうとしたり，乱暴になる場合もある。手に触れたものを握ろうとしたりすることもあるが，それが危険なものでなければ，それを無理に取り上げたりしない。

　周りにある危険なものは取り除いて，歩いても躓かないようにする。また，行く手に立ちはだかって行動を阻止しないようにする。目の前の邪魔者を払いのけたり押し倒したりするかもしれないからである。危険物に近づいたら，ゆっくりと穏やかに手を差し伸べ，進む方向を転換するのがよい。

3　昏迷状態のケア

昏迷状態の影響

　昏迷状態のときには，食事や服薬，排泄，更衣などができないため，日常生活や身体症状に多くの影響を及ぼす。栄養状態が悪くなり，免疫力が低下して感染症にかかりやすくなったり，内服が不十分で症状が悪化したり，寝たきりでいれば，褥

瘡になるリスクも高まる。背景に幻覚や妄想がある場合もある。

看護の方向性

昏迷状態にある患者には無理に行動を起こさせようとしないほうがよい。周囲の人々からの干渉を防ぎ，安全を確保する。日常生活について全面的なケアが必要である。

看護の実際

日常生活全般のケアを丁寧に行う。患者からの訴えがないので，細やかな観察が必要である。ケアを実施しながら全身を観察して，異常の早期発見に努める。特に，排泄に関しては便秘や尿閉，失禁，カタレプシー（受動的にとらされた姿勢を保ち続け，自らは変えようとしない状態）のような無動状態に対しては循環障害に十分注意しなければならない。ケアに際しては必ず「これから何をする」と伝えることが重要である。患者が嫌がらなければできるだけ患者の傍らにいて，穏やかに話しかけるのもよいだろう。

（坂田三允）

14 記憶障害

記憶の機能とその障害

記憶とは

記憶とは，過去の出来事や経験などの情報を貯蔵するとともに，貯蔵している情報を必要に応じて取り出し，再現する機能である。記憶はさまざまな視点から研究されており，短期記憶・長期記憶（宣言的記憶（エピソード記憶・意味記憶）・非宣言的記憶）・作動記憶・日常記憶（非言語情報の記憶・自伝的記憶・展望的記憶）などの取り組みがある。

これらの研究の結果から，情報が貯蔵される時間的な長さの違いによって，人の記憶には短期記憶，長期記憶という2つの異なる系統の記憶が存在し，それぞれ独立した機能であり，異なる脳の構造によって維持されていることが明らかになっている（**図1**）。

1 長期記憶

長期記憶は人の脳損傷部位と記憶障害の特徴から，内容を言葉で表現できる宣言的記憶と言葉で表現できない非宣言的記憶に分けられ，さらに宣言的記憶は個人の過去の生活史に位置づけられている出来事の記憶であるエピソード記憶と概念の記憶である意味記憶に分けられる。エピソード記憶はその人の個人的経験に基づく記憶であり，いつ，どこで，どのようにして獲得した情報であるかを説明することができるが，意味記憶はさまざまな場面で同じ情報を繰り返し見たり聞いたりした結果獲得された記憶であり，いつ，どこで，どのようにして獲得したか説明できない。

非宣言的記憶には，運動技能やプライミング効果[*1]などの例がある。運動技能とは自転車に乗ることや泳ぐことなどに見られるような，身体で覚えた運動に関する記憶であり，プライミング効果とは，特に意識したり注意することなく見たり聞いたりした事柄によって，判断や選択が左右される現象である。

[*1] プライミング効果とは，先行する事柄が後続する事柄に影響を与えることをいう。

例1) バーベキューに関する雑誌を見た後にハンバーガーのイメージを尋ねると，「ジューシーでおいしい」と答え，健康問題の雑誌を見た後では，「身体によくない」と答える割合が高い。

例2) にんじん，こまつな，ほうれそん，キャベツ。この中で日本語でないものは，という質問をすると，多くの人がキャベツと答える。しかし，キャベツは外来語ではあるが現在では立派な日本語になっている。正解は「ほうれそん」。2つ野菜の名前が続くと，後に続く「ほうれそん」を「ほうれんそう」と誤って読んでしまうのである。

図1 記憶の分類

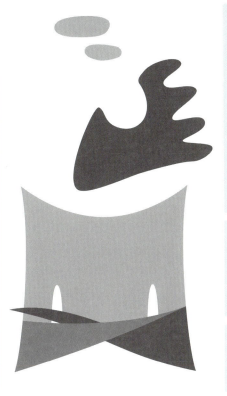

○**長期記憶**
- 内容を言葉で表現できる宣言的記憶と言葉で表現できない非宣言的記憶に分けられる
- 宣言的記憶はエピソード記憶と意味記憶に分けられる
- エピソード記憶はどのようにして獲得した情報であるかを説明することができるが，意味記憶はどのようにして獲得したか説明できない
- 非宣言的記憶の具体例として，運動技能やプライミング効果などがある

○**短期記憶**
- 一時的に貯蔵される情報
- 容量は7±2チャンクであるとされる

○**作動記憶（ワーキングメモリ）**
- 理解，学習，推論などの認知的課題の遂行中に情報を一時的に保持し操作するためのシステム
- 提示された刺激に対する情報や過去の記憶からの情報を，課題を解決するために積極的に操作する仕組みで，思考に必須のもの

○**日常の記憶**
- 日々の日常生活を送る際に必要になる記憶
- この記憶は極めて主観的なもので，決して正確ではない

○**自伝的記憶**
- 人生の中で体験したさまざまな出来事に関する記憶の総体

2 短期記憶

短期記憶はせいぜい数分程度の情報の貯蔵である。例えば，電話をかけるときには数桁の番号を覚えているが，いったん電話をかけ終わるとすぐに忘れてしまう。つまり，電話番号は一時的に貯蔵されていたのである。短期記憶の容量は，直接記憶範囲検査の結果から7±2チャンクであるとされる。チャンクとはあるまとまりをもった要素のことである。（「ぜろさんよんさんにいちはちななろくご」は，そのままでは18文字であるが，03-4321-8765とすれば3チャンクとなる）。

3 思考過程で使用される記憶：作動記憶

作動記憶（ワーキングメモリ；working memory）という概念を最初に提唱したバドレー（Baddeley A）によれば，作動記憶とは「理解，学習，推論などの認知的課題の遂行中に情報を一時的に保持し操作するためのシステム」である。つまり，人間は考えるときには複数の情報を同時に心に留めておかないと，それらの関

係を判断することができない。例えば2桁の数字の掛け算を暗算でする場合，最初に与えられた数字や計算の途中で出てくる数字は，ある程度記憶されていたり，消去されたりする。このような記憶は考えている間だけ頭の中に存在すればよいので短期記憶に似ているが，電話番号を覚えるときのように単純ではない。提示された刺激に対する情報や過去の記憶からの情報を「課題を解決するために積極的に操作する」仕組みであり，思考に必須のものといえる。

4 日常の記憶

　我々が日々の日常生活を送る際に必要になる記憶である。我々は日常生活の中で遭遇した出来事や見聞きした事柄をたくさん記憶しているように感じている。しかもその記憶は正確であるに違いないと思っている。しかし，残念ながらそのような日常生活の中で作られる記憶は極めて主観的なものであり，決して正確ではない。

　例えば，今ここで1円，5円，10円，50円，100円，500円硬貨の模様を書いてくださいと言われたら，何人の人が正確に書けるだろうか。あるいはこれらの硬貨のうち，算用数字が使われていないものはどれでしょうという質問に答えられる人はどのくらいいるだろうか。アメリカの実験では大半の被験者が模様の特徴の半分も書くことができなかったし，15個の選択肢の中から正しいものを選ぶという課題でも正答できたのは半数程度であったといわれる。つまり，我々の日常生活における記憶は，映画や写真のようにそのままの形で記録されるのではないということである[*2]。

5 自伝的記憶

　自伝的記憶は人生の中で体験したさまざまな出来事に関する記憶の総体であるが，これは個々のエピソードが徐々に蓄積されていくのではなく，能動的な構造化がなされる（例えば，類似体験は構造化され一般的な知識になっていく――スクリ

[*2]　フラッシュバルブメモリ（flashbulb memory）は強烈な印象とともに思い起こす写真のような鮮明な記憶である（PTSDのもとともいわれる）が，必ずしも現実とは一致しないことが確認され，フラッシュバルブメモリにおいても他の日常記憶現象と同様に，スキーマの影響を受けていることがわかった。

> 「チャレンジャー爆発事故」に関する想起内容
> 私が最初に爆発のことを知ったのは，自分の寮の部屋でルームメイトとテレビを見ていたときです。ニュース速報が入って本当にびっくりしました。そのまま上の階の友達の部屋まで行って話をし，実家の両親に電話をかけてしまったくらいです。
>
> ↓（1年後）
>
> 宗教の授業のときに何人かの学生が教室に入ってきてその話をしました。詳しいことはわからなかったのですが，学生たちが皆見ている前での爆発だったということを聞いて大変だと思いました。授業後，自分の部屋に戻るとテレビでそのことをやっていたので，詳しく知ることができました。

　衝撃的な出来事に関する主観的な体験が普通の記憶と異なるのは，衝撃的な出来事はその出来事に注意を集中させるため周辺の事柄に関しては注意が向かず，記憶されにくくなるという点である。つまり，実際に記憶される総量は減少してしまうのだが，なかなか忘れられないという性質ももっている。

プト化[*3]）ことが知られている。

記憶にかかわる脳・神経系

海馬・扁桃体・内嗅野・周嗅皮質・海馬傍回などが宣言的記憶に関与していると考えられている。PET や fMRI の研究から，長期記憶からの情報の再生時に，その情報処理にかかわった脳部位が賦活されるという報告があり，これは情報が入力時に特徴分析などの処理を受けた脳部位やその近辺に貯蔵されていることを示唆するものである。また，前頭連合野の損傷では長期記憶は保たれているにもかかわらず，その記憶を実生活でうまく利用できない，また出所健忘症が見られ，新近性課題の成績が悪いなどのことから，エピソード記憶の再生には前頭連合野が関与していると考えられる。さらに，前頭連合野損傷患者はワーキングメモリ課題で著しい障害を示すことから，前頭連合野はワーキングメモリに重要な役割を果たしていると考えられる（図2）。

図2　大脳における記憶回路

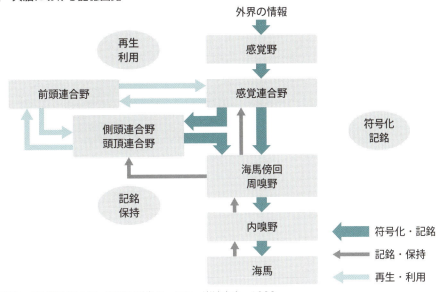

酒田英夫，外山敬介編：脳・神経の科学Ⅱ，101，岩波書店，1999．

---

*3　スキーマは経験や知識のまとまりのことで，スクリプトとは一連のスキーマの流れのことである。私たちは世界でのさまざまな経験をスキーマやスクリプトの形に統合して長期記憶に蓄え，また，現在の認知や行動を既得のスキーマやスクリプトをガイドに実行している。つまり，過去の経験を知識として統合し，蓄えつつ現行の認知をそれによって枠づけるというように，スキーマやスクリプトは二重の機能をもっていると考えられる。例えば，「レストランでステーキを食べた」という話を聞いたときに，私たちがレストランに入り，テーブルにつき，ステーキを注文してそれが出てくるのを待ち，運ばれて来たらナイフとフォークでそれを切り分け口に入れるという一連の動作をイメージできるのは，私たちの頭の中にレストランの一連のスクリプトが蓄えられているからである。

記憶のメカニズム

環境からの刺激によって神経回路が形成されていくプロセス自体が，広義の学習（記憶）である。ニューロンが突起や軸索側枝を出し，新たな神経回路を形成したり，既存の回路を修正する現象は発芽と呼ばれるが，内的・外的な要因によって発芽は誘導され，新しい回路が形成されたり，既存の回路が変更される。このようなメカニズムによって新たな情報が獲得され，貯蔵されるのだと考えられている。

シナプスでの情報伝達は状況に応じて増強されたり減弱される。このような効果が特定の経路で長期間持続する（長期増強・長期抑圧）と，特定の神経回路の情報伝達効率が長い時間にわたって増加または減少する。このような機能変化が形態的な変化に置き換わることによって固定され長期間保たれるようになったもの，それが記憶の基礎的なメカニズムと考えられる[4,5]。

記憶障害とその原因

1 非宣言的記憶の障害

非宣言的記憶の障害には，技能獲得困難，獲得技能喪失がある。パーキンソン病や脊髄小脳変性症の患者は非宣言的記憶が障害され，日常生活を営むうえで必要な技能が低下あるいは喪失するために，介助なしで生活するのは難しくなる。

2 宣言的記憶の障害

宣言的記憶の障害は記銘の障害と追想（保持・再生）の障害の2つに大別して考えられる。記銘の障害は刺激，情動，経験の情報獲得の障害であり，誰でも，ぼーっとしていて注意を集中していない状態では障害されるが，意識障害や知能障害，著明な自発性低下，気分障害がある場合やコルサコフ症候群では記銘の障害が生じる。

＊4　アメリカでは1980年代にはじめて，イギリスでは1990年初頭に，幼児期の性的虐待の記憶を取り戻した女性が年老いた両親を告訴したため，家庭が崩壊するという現象が生じた。1992年にアメリカ・フィラデルフィアで告発された家族が自分たちの無実を主張するために集まり「偽りの記憶症候群財団」を創設。告発された親を法廷で支援する活動を始めた。その後，同じような支援団体がイギリスをはじめとして世界各国に設立された。
　　偽りの記憶症候群とは，客観的には偽りなのに，事実だと信じ込まされている外傷体験の記憶を中心に同一性が成り立ち，対人関係が展開する状態をいう。偽りの記憶によって個人の人格や生活様式全体が左右されるために，適応行動がとれなくなってしまう。

＊5　PTSDの生物学的研究に次のものがある。
　　・MRIによるPTSDのベトナム帰還兵とPTSDのない帰還兵の比較：右海馬の容積が8%縮小
　　・幼児期に身体的・性的虐待によるPTSD：左海馬の容積が対照群に比して12%減少
　　・PTSD患者にフラッシュバックを誘発：右半球の情動領域と視覚領域の活動性亢進・左半球ブローカ領域の活動性の低下

追想の障害には量的な障害と質的な障害がある。量的な障害は記憶増進と記憶減退に分けられる。記憶増進は発熱時や催眠状態，一部のてんかん発作（大発作の前徴）で認められる。また，記憶減退には忘却と健忘*6がある。忘却は誰もが日常的に経験することであるが，それがどのようにして生じるかに関してはよくわかっていない。健忘は一定の事実について一定の期間内で脱落する現象であり，大脳あるいは間脳が侵される疾患であれば，すべて健忘が生じる可能性がある。また，心因によっても健忘が生じる。心因健忘はエピソード記憶の選択的障害であり，逆向健忘の一種である。

　質的な障害は記憶錯誤と呼ばれ，誤記憶と偽記憶に大別される。誤記憶は過去の経験が歪曲，加工され異なった形で追想されるものである。偽記憶は過去に経験しなかったことを実際にあったこととして追想する場合である。未知のものを既知のものとして体験する既視感や，過去に熟知している事象をまったく未知の新しい体験として認知する未視感は偽記憶に含まれる。これらの障害に関する神経学的基盤としては両側前頭葉あるいは右大脳半球が考えられている。また，記憶錯誤の表現と明確に区別することが難しい現象として作話があるが，作話の発現には前頭葉内側部と眼窩部の機能障害が関連することが示唆されている。

記憶障害のある人への看護

記憶障害の影響

　程度の差はあるにせよ，「覚えられない」「忘れる」「思い出せない」ということは誰にも生じることであり，ある意味では日常生活を営むうえで必要なこと（失敗や恥ずかしい出来事をいつまでも忘れることができなかったら，生きていくだけでつらいし，あらゆることを思い出していたら過去と現在が混在して混乱してしまうだろう）でもある。しかし，ある程度を超えて記憶が障害され，必要な情報を覚えることができなかったり，獲得していたはずの情報を必要なときに思い出すことが

---

*6　健忘はその範囲によって，全健忘，部分健忘，選択的健忘に分類される。全健忘は記憶の全体を忘れてしまうものであり，部分健忘では記憶が部分的に失われる。また選択的健忘は特定の記憶のみが失われるものである。
　時間的方向性からは，前向健忘と逆向健忘に分類される。前向健忘ではある特定の時期以後に経験した新しい事実や事件を追想できない。非宣言的記憶の学習やプライミング効果は保存されており，意味記憶に関しては学習可能な場合と不可能な場合があるとされる。逆向健忘の場合はある特定の時期以前の経験を追想できないものであり，例外はあるが，ある時点に近い経験が最も思い出しにくく，遠い経験ほど思い出しやすい。また，若年の患者では意味記憶も障害されている例があるという。非宣言的記憶に逆向健忘はない。

図3 記憶障害の影響

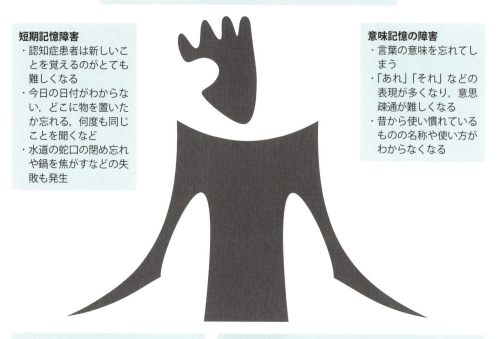

○必要な情報を覚えられなかったり，もっている情報を思い出すことができなければ，結果的に社会生活が障害される
○記憶なしに我々の精神生活を営むことはできない

短期記憶障害
・認知症患者は新しいことを覚えるのがとても難しくなる
・今日の日付がわからない，どこに物を置いたか忘れる，何度も同じことを聞くなど
・水道の蛇口の閉め忘れや鍋を焦がすなどの失敗も発生

意味記憶の障害
・言葉の意味を忘れてしまう
・「あれ」「それ」などの表現が多くなり，意思疎通が難しくなる
・昔から使い慣れているものの名称や使い方がわからなくなる

エピソード記憶の障害
・体験したこと（エピソード）そのものを忘れてしまう障害
・周囲と話が噛み合わなくなり，人間関係が悪化することもある
・物盗られ妄想や食事したことを忘れる
・失敗や間違いが多くなったことを自覚すると，情けなさを感じたり，失敗しないように緊張したりする

全生活史健忘
・発症以前の出生以来のすべての自分に関する記憶が思い出せない。一般的に記憶喪失と呼ばれる状態
・社会的なエピソードは覚えていることが多い
・発症後，記憶は次第に戻ってくることが多い。治療としては，催眠療法で想起を促すことなどが行われる
・記憶の空白に気づいたときには不安や困惑，思い出せない苦悩を感じる
・周囲の人々との間に微妙なズレが生じるのは避けられない

できなければ，系統的な思考が困難で，あらゆる場面で間違いや失敗が多くなり日常生活に支障を来すとともに，対人関係にも混乱が生じ，社会生活が障害される。そして何より，私たちの現在（私という存在そのもの）は過去の経験や記憶の積み重ねによって成り立っていることを考えれば，記憶なしに私たちは精神生活を営むことができないのである（図3）。

1 短期記憶障害

短期記憶は短い期間のみ脳に格納される出来事を指すが，認知症の患者はほんの短いものすら記憶が格納されにくく（海馬が正常に作動せず），新しいことを覚えるのがとても難しくなる。具体的には，今日の日付がわからない，どこに物を置い

たか忘れる（いつも探し物をしている），何度も同じことを聞くなどの症状が見られるようになる。水道の蛇口の閉め忘れや鍋を焦がすなどの失敗も発生する。

2 エピソード記憶の障害

体験したこと（エピソード）そのものを忘れてしまう障害である。本人は体験自体が抜け落ちているので，周囲と話が噛み合わなくなり，人間関係が悪化する場合もある。物をしまい込んだことを忘れているために，探し物に加えて誰かが盗んだという「物盗られ妄想」に発展したり，食事をしたことを忘れて「食事はまだ？」と尋ねるなどのことが起こる。よく知っている人の名前が思い出せなくて困ったりと，さまざまな失敗や間違いが多くなる。それを自覚すれば，情けなさを感じたり，失敗しないように緊張したりもする。

覚えていられないという障害のために，そのことが自覚できなくても，他者から咎められたり，ばかにされたりすれば，その瞬間には悲しかったり，あるいは逆に「自分はそんなことはしていない」と怒りが生じたりして，対人関係を損なう場合も少なくない。

3 意味記憶の障害

言葉の意味を忘れてしまうので，「あれ」とか「それ」などの表現が多くなり，意思疎通が難しくなる。また，昔から使い慣れているはずのそこにあるもの（例えば箸）がどういう名称で何をするものなのかがわからず，日常生活の中でそれを道具として使えないことがある。

4 全生活史健忘

解離性症状の1つと考えられている。発症以前の出生以来のすべての自分に関する記憶が思い出せない（逆向性健忘・全健忘）状態で，自分の名前さえもわからず，「ここはどこ？　私は誰？」という一般的に記憶喪失と呼ばれる状態である。障害されるのは主に自分に関する記憶であり，社会的なエピソードは覚えていることが多い。多くは心因性であり，まれに頭部外傷をきっかけとして発症することがある。発症後，記憶は次第に戻ってくることが多い。治療としては，催眠療法で想起を促すことなどが行われる。

社会的エピソードは覚えていることが多いし，非宣言的記憶は障害されていないので，日常生活に支障が出るわけではないが，記憶の空白に気づいたときには不安や困惑，思い出せない苦悩を感じる。自分の周囲の人は自分のことを知っているのに，自分はその人たちのことを思い出せないことから，周囲の人々との間に微妙なズレが生じるのは避けられない。また，自分が誰であるのか，どうしてここにいる

> ### コラム

記憶障害の検査法

　記憶障害の検査をするにあたっては，記憶機能に影響を及ぼす他の要因，意識障害や注意力の低下，知的能力の全般的低下，うつ状態などの有無を検討する必要がある。

＊即時記憶（数秒〜1分間くらいの記憶で，刺激提示後すぐに妨害課題を介在させずに再生を求める）
　→数唱：実験者の言ったランダムな数字をそのまま復唱する

＊近時記憶（刺激提示後数分してから再生を求める：前向健忘の検査）
　→3単語の5分後再生：例えば「犬，桜，電車」の3つの単語を復唱して覚えてもらい，5分後に「先ほど覚えた3つの言葉を思い出して言ってください」と指示する

＊長期（遠隔）記憶
　→個人的な生活史について質問する（内容を患者以外に確認する必要がある）
　→社会的出来事テスト（エピソード記憶をみているのか意味記憶をみているのか判断が難しい）

＊非宣言的記憶
　→回転盤追跡課題
　→鏡映描写課題
　→ハノイの塔のパズル

のかがわからないという不安はなくならないし，自分の過去がわからないところにいるような場合には，新しい場所に慣れることがよいのかどうかについての迷いが生じる可能性もあり，慣れたところで過去のことが判明したりすれば，再度混乱を招く可能性もある。

看護の方向性

　外傷や脳炎，脳血管障害，脳腫瘍，変性疾患など脳の何らかの障害による記憶障害は，その侵された部位や範囲によって，記憶障害以外の精神機能の障害を伴う場合もあり，援助の必要性は複雑なものとなるが，ここでは記憶障害によって日常生活の中で生じやすい現象に焦点を当ててまとめる。患者の気持ちや自尊心に配慮しつつ，以下のようなことを実施する必要がある。

①日常生活上の混乱の緩和
②対人関係に対する配慮

③不安の軽減

④記憶障害の進行の防止

⑤記憶障害の改善

看護の実際

1 日常生活上の混乱の緩和

記憶障害の補償

i 見守りと失敗の予防

記銘障害がある場合，新しい情報の獲得ができないため，新しい環境や人に適応することが難しくなる。例えば入院して環境が変わったりすると，自分の部屋がわからなかったり，トイレがわからずにうろうろ歩き回っている間に大小便を漏らしてしまったり，他人の持ち物と自分の持ち物の区別がつかず，他人の物を自分の部屋に持ち込んでしまったりしてしまう。そのため他人から怒られたり，ばかにされたりする。そのことはたとえその瞬間だけとはいえ，患者を悲しい思いにさせたり，あるいは怒りを感じさせたりする。時には，そのために患者同士の間でトラブルが発生する可能性も否定できない。

したがって，このような状態にある患者の行動には常に注意を払って見守る必要がある。うろうろ歩き回っている患者を見かけたら，「どちらにいらっしゃるんですか」と声をかけて行きたいところを尋ね，「じゃあ，そこまで一緒に行きましょう」と促して一緒に歩く。どこに行きたかったのかも覚えていないような場合には，日頃の患者の行動パターンや時間的なことから察して部屋に案内したり，トイレに案内してみることもできるだろう。それが必ずしも当たっているとは限らないが，失敗の予防につながる可能性がある。

また，病院内に一人でいてもそれほど危険を伴うものはないが，慣れない環境で漠然とした落ち着かなさや不安を感じているような場合には，はっきりとした目的がなくても歩き回るという行動を招きやすい。本人は疲れを感じないかもしれないが，体力を消耗するし，前述のようなトラブルが発生しないとも限らない。時間の許す限りともに過ごし，環境にも看護師にも慣れてもらうようにするとよい。

ii 行動の確認

何か新しい行動を促すようなときには，1つの行動が終わったことを確認してから，その場を離れるようにする。例えば検査のために採尿が必要なときには，尿の入ったコップを受け取り，自分の部屋に入るまでを見届ける。「おしっこが取れた

らここにおいてくださいね」という説明だけでは，患者は間違える可能性がある。

　さらに，慣れているはずの行動でも，環境が変わると物の再認ができなくなったり，扱い方がわからない場合もある。例えば入浴を促し，浴室まで一緒に行ったとしても，一人で全身をきちんと洗えるとは限らない。顔だけを何度も洗って出てきてしまったり，何をしてよいかわからず，着衣のままで浴槽につかったり，お湯をかぶっただけで出てきてしまったりするというようなことが生じ得る。したがって，何かの行動を促すときには，始めから終わりまで患者の行動を見守り，時々声をかけて促したり，介助したりする必要がある。

記憶過程の妨害の回避

　高度な記銘障害では，新しい刺激は数秒から1分間しか記憶に留めておくことができない。また，追想に時間がかかるような場合に別の刺激を受けると，そちらに注意が向き，必要な記憶の追想ができなくなる。患者が何か行動しているときには，それが危険なことですぐに止めなければならないとき以外は，その行動に関係のない刺激は与えないようにする。

緊張の軽減

ⅰ　生活リズムの一定化

　宣言的記憶が障害されていても，非宣言的記憶に高度の障害がない場合，起床，洗面，食事，入浴などをいつも同じ順序で行っていれば，生活にリズムが生まれることによって混乱や緊張を少なくできる可能性がある。睡眠を十分に取ることができるような環境を整え，いつも同じ状況で日常生活を送ることができるようにすることが大切である。

ⅱ　物の置き場所の一定化

　物の置き場所をその都度変えると，同じ場所に置いてあるよりも忘れやすく，探し物が多くなる。混乱して，判断力が低下し誰かに盗まれたというふうに考えてしまうことも起きる。追想しやすいように，あるいは不必要な緊張を回避するために患者の身の回りの物の置き場所は一定にしておくとよい。

学習の補助

　記銘の障害は新規刺激の取り入れを困難にするが，古い記憶は残っている場合も少なくない。そもそも病院などの施設は無機的で，部屋の構造も色もすべて同じであることが間違えやすくしているともいえる。自分の持ち物は自宅で慣れ親しんだ物にすることや，部屋の前に昔可愛がっていたペットの写真を貼っておくことなど，工夫してみる価値はある。また，非宣言的記憶の学習能力があれば，何度も同

じ動作を繰り返すことによって追想をしなくても行動が身につく可能性がある。看護師が何度も一緒に歩いて食堂から部屋，トイレから部屋という決まりきった流れが学習を助ける可能性もある。

　日課や予定，注意事項などは確認しやすいように，カレンダーやホワイトボード，張り紙などを活用する。また文字情報だけでなく，具体的な絵や写真，イラストなども活用し，収納棚などは内容物がわかるように表示をすることなども，学習の助けになる可能性がある。

相手のペースに合わせた対応

　高齢者の記憶障害は反応が遅いだけの場合もある。したがって，高齢者と話をするときには，追想のペースに合わせて，ゆとりをもってゆっくり話をすること，また言葉がなかなか出てこなくても，話題を変えずにしばらく待つことが大切である。

コラム

物忘れは時間がかかっているだけ？

　高齢者の物忘れは，体験が多すぎて保持された記憶の取り出しに時間がかかるだけであるという説がある。その証拠に，例えば人の名前が思い出せなくても（再生ができない），違う名前を言われるとそれではないということはわかる（再認はできる）場合が多いことが指摘されている。

② 対人関係に対する配慮

　記憶に障害があると，異なった状況では人物を再認できず，毎回「はじめまして」「どちら様でしたかしら」と尋ねたり，会話に際しても話題を覚えておくのが困難で，途中で何度も同じ質問をしたり，同じ話を繰り返して相手を苛立たせる場合もある。

　患者が他者とかかわっているときには，適切に介入し，お互いに不愉快にならないように配慮する必要がある。例えば10分も経たないうちに同じ質問をした場合には，他者が嫌な顔をする前に「○○ですよね」と会話の流れを変えるように試みたり，あるいはそのことと関連づけて話題が続くようにする。

③ 不安の軽減

　自分がしたことがわからないことに対する不安や失敗に対する恐れは，混乱や緊張を増強させ，新しいことの学習や記憶の追想の妨げになる。また，生活の範囲を

限定してしまう可能性がある。不安を軽減し、患者がリラックスして自由に生活できるようにすることが大切である。

気持ちの安定

同じ質問をされても嫌がらずに何度も答えること、追想を助けて待つこと、患者のやり方を尊重し無理に病棟のやり方に変更しないこと、思い出を自由に話せるように熱心に耳を傾けること、同じ話を何度も楽しんで聞くことなどは、患者の気持ちを安定させるのに役立つ。

思い出せない苦悩の増強の回避

心因健忘のように心理的な問題が原因で記憶を失った場合、問題への直面を急がせてはならない。問題への直面を急がせると患者は動揺し、混乱を深め、その動揺を止めようとしてかえって問題を遠ざけ、解決を遅らせてしまうことになりかねない。話したがらないことを無理に聞き出そうとしないこと、断片的なことでも患者が話したときには受け止め、評価したり批判したりしないこと、矛盾した話に整合性をもたせようとして追及しないことが大切である。

また、全生活史健忘の場合には、家族や知人が面会に来ても、患者にとっては見ず知らずの人がそばにいることになり、気持ちのうえで負担になることが多いため、家族に対しても面会を制限しなければならないことがある。それは家族にとっては苦しみになるので、家族を支援することも必要になる。時間が必要であることや焦らずに待つことの大切さが理解できるように、家族の気持ちを受け止めつつ説明していく。

4 記憶障害の進行防止

老化による記憶障害は、脳細胞自体の萎縮や動脈硬化による小さな梗塞、微出血のためにその周辺の脳細胞が死滅することや、樹状突起が変形して働かなくなることが原因といわれているが、一方で年齢とは無関係に、使用しない脳は老化するともいわれている。また、高齢になるとともに活動性が低下することから、外界からの刺激が減少するのと同時に、外界の出来事に対する興味も低下し、記憶を障害する可能性があることも指摘されている。

したがって、記憶の障害がある患者には、興味や関心をもてる刺激に接することができるような環境を作ることが大切である。散歩や簡単なゲームを一緒に行ったり、テレビや本を見るなど、生活に広がりをもつことができるようにするのが効果的である。

5 記憶障害の改善

記銘障害の原因の除去

　記銘力は，注意集中力が低下しているときや，意識障害，発達遅滞，認知症などで了解が悪いとき，自発性が欠乏し覚えようという意欲がないときに障害される。障害の原因が除去できるものであれば除去するなど，少しでも改善するような手立てを講じてみる必要がある。

追想の支援

　全生活史健忘のように，自分の過去に関するエピソード記憶をすべて喪失してしまっているような場合には，追想のための手がかりを発見するために，日常生活の中で生じる出来事に対する患者の反応を見逃さないようにする。本やテレビを見ているとき，他の患者の会話を聞いているとき，他の患者が使用している生活用品を見たときなど，あらゆる場面に手がかりが潜んでいる可能性がある。

　患者に現れた微妙な変化を見逃さないようにし，表情が変化したときに「何か気になることがありますか」と尋ねてみる（手がかりの発見）。あるいはその場面について話し合ってみる（手がかりを手がかりとして活用する）ことが有効である。

　また，追想を促す手がかりとしては，側頭葉の内側に障害があるときには，意味に基づく手がかりがあると成績が向上するといわれており，コルサコフ症候群や高齢者の場合は音韻に基づく手がかりが成績を向上させるといわれている。ある人の名前を追想するのを助けるにあたって，写真を見せながら「この人は歌手です」というのは意味に基づく手がかりであり，「この人の名前は○○（名前の最初の2文字など）…」というのは音韻に基づく手がかりである。

（関根正・坂田三允）

15 認知症の人々の示すさまざまな症状

認知症の症状が生活に及ぼす影響

　認知症の症状が生活に及ぼす影響は大きく，個人的・家庭的活動，さらに，社会的参加を困難にし，今まで通りの生活を送ることに支障を感じようになる。周囲に与える影響は大きく，ともに生活を送る家族もまた，生活に支障を感じていくこととなる。

認知とは

1 認知

　認知とは，「視覚」「聴覚」「触覚」「味覚」「嗅覚」などの五感を取り入れた情報や，「自分がどのような状況に置かれているのか」という状況判断，「同様の状況で前回はどうしたのか」を思い出す記憶などを集め，それをもとに「今ここで自分は何をすればよいのか，どのような方法で行うのか」を考え，目的や方法を決断したうえで実行（行動）する一連のプロセスをいう。

2 認知機能

　認知機能とは，「理解力」「記憶力」「計算力」「判断力」「見当識」「実行機能」などの能力をいう。一言でいえば，「状況の認識とそれに基づく判断能力」だといえる。具体的には，図1のような状態が見られると，各機能の低下・障害が起こっていると考えられる。

図1　認知機能障害とは

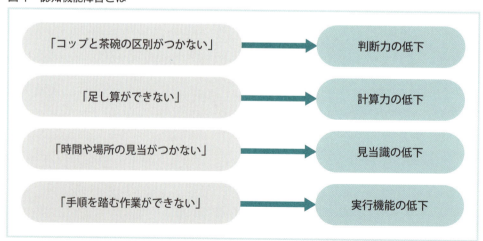

これらの症状があると，日常生活の中で「買い物ができない」「料理をするのが難しい」「人と待ち合わせをするのが困難になる」などの支障を来すようになる。

3 認知症

このような「認知機能」が，何らかの原因によって持続的に低下していく状態が認知症である。認知症は，一度正常に発達した認知機能が後天的な脳の障害によって持続的に低下し，日常生活や社会生活に支障を来すようになった状態である。認知症とは状態を示す言葉であり，それ自体が「病名」ではない。

◼ 認知症の人々のさまざまな症状

1 認知症の原因疾患

認知症の原因疾患は70種を超えるといわれているが，認知症の代表とされるアルツハイマー型認知症のような，脳の変性疾患である一次性認知症と，それ以外の二次性認知症に大別される。主な原因疾患を**表1**に示す。

認知症全体の約9割を占める認知症（アルツハイマー型認知症やレビー小体型認知症，前頭側頭葉変性症，脳血管性認知症）の病態は，不可逆的かつ慢性的な病態をたどる。主な認知症の疾患と症状を**図2**に示す。

表1　認知症の主な原因疾患

一次性	神経変性疾患	アルツハイマー型認知症，レビー小体型認知症，前頭側頭葉変性症，進行性核上麻痺　など
二次性	脳血管障害	脳出血，脳梗塞（小血管性認知症，多発梗塞性認知症，ビンスワンガー病，皮質下血管性認知症）　など
	脳腫瘍	原発性・転移性脳腫瘍，がん性髄膜症，髄膜腫
	脳脊髄液循環障害	正常圧水頭症
	頭部外傷	慢性硬膜下血腫
	中毒性疾患	向精神薬，降圧薬，感冒薬，胃腸薬，アルコール，覚醒剤　など
	神経感染症	脳炎，髄膜炎，クロイツフェルト・ヤコブ病，エイズ，梅毒　など
	欠乏性疾患	甲状腺機能低下症，ビタミンB1欠乏症，ビタミンB12欠乏症，栄養障害，脱水，低酸素血症　など

図2 主な認知症疾患と症状

アルツハイマー型認知症（Alzheimer-type dementia；ATD）

神経細胞の著しい変性と老人斑の形成による神経細胞の脱落、神経原線維変化による脳細胞の死滅を特徴とする。原因は解明されきれておらず、加齢とともに発症の危険性が高まる。臨床的には、記憶障害を主徴とする初期、意味記憶や判断機能障害が出現し、行動・心理症状（BPSD）が著明となってくる中期、日常生活機能が失われ、寝たきりとなってしまう末期に分けられる。現在、根治的な治療法は確立されていない。

主な症状
記憶障害・見当識障害が初期症状。実行機能障害、失語、失認、失行、妄想、抑うつ、徘徊、失禁 など

脳血管性認知症（vascular dementia；VD）

生活習慣病が原因となることが多い。CTやMRIなどの画像検査で脳血管障害が確認でき、急性発症と階段状の進行によって特徴づけられる。脳神経症状（片麻痺、構語障害、失語症、嚥下障害、パーキンソニズムなど）や、仮性球麻痺症状として強制笑いや強制泣きも認められる。前頭葉の損傷では意欲の低下、側頭葉と辺縁系の損傷では情動不安定が見られる。

主な症状
転倒傾向・尿失禁が初期症状。記憶障害、実行機能障害、運動機能障害、覚醒・認識・情動の変動、抑うつ、意欲低下、人格の先鋭化・易怒性 など

レビー小体型認知症（dementia with lewy bodies；DLB）

レビー小体型認知症は、アルツハイマー型認知症に次いで頻度の高い認知症で、脳内にレビー小体を形成する。この病態はパーキンソン病と酷似しており、脳幹の症状のみが主に出現しているものがパーキンソン病で、大脳皮質による症状のみが主に出現しているものをレビー小体型認知症と呼ぶ。脳内のアセチルコリンとドパミンが減少しており、脳の萎縮は軽度であるが、中核症状の進行が早く、運動機能も急速に低下していく。

主な症状
幻視・妄想が初期症状。注意力散漫、記憶の混乱、パーキンソン症状、抑うつ、不安、転倒、視覚認知、視覚構成障害、気分の変化 など

前頭側頭型認知症（frontotemporal dementia；FTD）

前頭側頭葉変性症の一病型であり、ピック型（前頭葉、側頭葉の萎縮とピック球の出現）、前頭葉変性型、運動ニューロン疾患型の複数の疾患から構成されている。臨床的にはピック型が95%を占めているため、ピック型（ピック病）に相当すると考えて差し支えない。初老期に発症し、主に、前頭葉と側頭葉の萎縮に起因する。病状は慢性的に進行し、末期には高度の認知症となる。前頭葉によるコントロールが効かなくなり、人格変化が著明に現れる。その後、記憶障害が出現し、無分別な行動、万引き、性的逸脱行為や立ち去り行為など、異常な言動がしばしば見られる。また、無感情、多幸症、意欲の低下、無頓着、無関心といった独特な症状を示す。

主な症状
脱抑制、無関心、無気力・常同行為・食行動異常・被影響性亢進・人格変化が初期症状。注意力散漫、易怒性、時刻表的生活形成、失禁 など

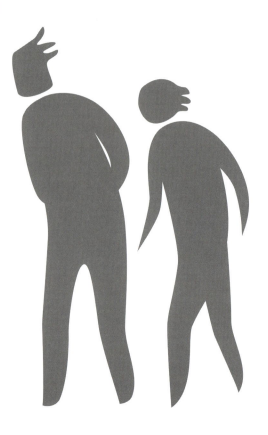

2 中核症状と行動・心理症状

 脳の器質的障害によって，認知症の人なら必ず引き起こされるものに中核症状がある。中核症状としては，記憶障害，見当識障害，実行機能障害，失行，失認，失語などがあり，その症状は不可逆的である。一方，行動・心理症状（behavioral and psychological symptoms of dementia；BPSD）は，中核症状を背景に，環境要因，身体的要因，心理的要因，薬物的要因，ケア提供要因など，さまざまな要因が相関し出現する。しかし，必ず出現し，病気の進行とともに増悪するわけではなく，出現したとしても可逆的であるため，症状の軽減を図ることが可能である。図3に認知症と行動・心理症状の主な症状を示す。

図3 中核症状と行動・心理症状の主な症状

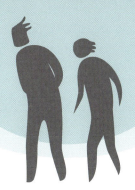

行動・心理症状（BPSD）
身体的要因や環境，性格や素質によって，二次的に出現
●不安・焦燥　●抑うつ　●せん妄　●幻覚・妄想
●心気傾向　●徘徊　●不潔行為　●依存　●食行動異常　●介護抵抗
●睡眠障害　●興奮・暴力

中核症状
脳の器質的な障害によって出現
●判断力・問題解決能力障害　●失認・失行・失語
●実行機能障害　●見当識障害　●記憶障害

3 主な中核症状とその特徴

記憶障害

特に，アルツハイマー型認知症では，エピソード記憶と近時記憶が損なわれやすいといわれており，認知症において，記憶障害は最も基本的で代表的な中核症状である。

健忘と近時記憶障害の違い

いわゆる，加齢による健忘と認知症による近時記憶障害はまったくの別物である。「昼に食べたカレー」を例に，簡潔に解説する（**図4**）。

見当識障害

見当識障害とは，時間や場所，人の見当をつける機能が障害されている状態である。症状の進行とともに，まず時間の見当（時間的見当識）がつけられなくなり，次いで場所や空間の見当（地誌的見当識），末期になると，相手が誰なのかの見当（人物に対しての見当識）もつかなくなる。見当識の障害では，記憶障害や判断力障害が背景にあるといわれており，注意障害（容量性，選択性，転換性，持続性，配分性といった注意能力の障害で，適切に注意を向け，情報を選択したり，ある1つのことに集中し続けて意識したりすることが障害されている状態）などの影響も受けている。

図4　加齢による健忘と認知症による近時記憶障害の違い

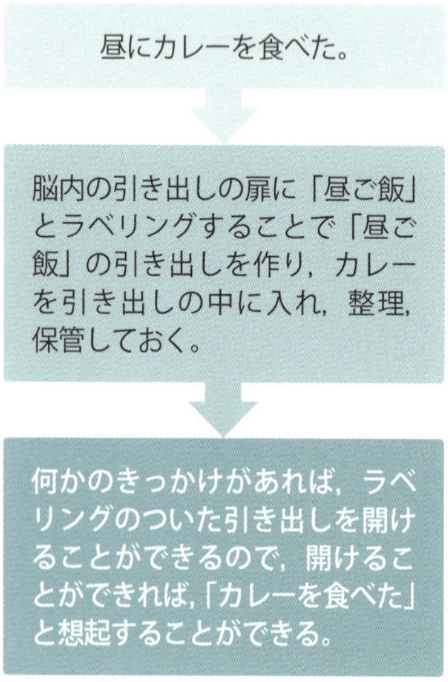

昼にカレーを食べた。

↓

脳内の引き出しの扉に「昼ご飯」とラベリングすることで「昼ご飯」の引き出しを作り，カレーを引き出しの中に入れ，整理，保管しておく。

↓

何かのきっかけがあれば，ラベリングのついた引き出しを開けることができるので，開けることができれば，「カレーを食べた」と想起することができる。

加齢による健忘では，「昼ご飯」という引き出し自体は存在しているため，昼ご飯を食べたこと自体は想起することができる。しかし，健忘のため引き出しを開けることができないと，何を食べたのかを想起することができない。一方，認知症の近時記憶障害では，引き出しに「昼ご飯」とその場ではラベリングすることはできても，脳内に保管，整理して置いておくこと（保持）ができない。そのため，「お昼，さっき食べましたよ」などと言われても，引き出し自体が存在していないため，本人の中では食べた事実は存在していないのである。食べてもないのに「食べましたよ」と言われて腹が立ち，「食べてない!!」と強い口調で話すと，「易怒的だ」と家族やケア提供者に問題視され，増薬やよいケアの提供が受けづらくなるといった負のスパイラルに陥ってしまうこともある。

失認

失認は，感覚機能に障害がないにもかかわらず，対象を認識できない状態である。障害を受けている部位によって，視覚失認や相貌失認，地誌的失見当がある。

コップを見ても「丸い筒状の物」としてしか見ておらず，コップであることが識別できない。出入り口のドアを開けたつもりがロッカーの扉を開けてしまう。また，脳血管障害などで，右側の頭頂葉や後頭葉が障害されたときに見られる視空間無視や，鏡に映った自分を認識できず，鏡の自分に挨拶をしてしまうような鏡像認知障害などもある。

失行

失行は，運動機能が損なわれていないにもかかわらず，目的に沿った行為ができない状態である。脳血管性認知症の場合は，障害された部位によって運動麻痺が残り，日常生活の行為が障害される場合があるが，運動麻痺とは区別が必要である。失行の病態には**表2**のようなものがある。

失語

認知症による失語*は，大きく発語の障害と理解の障害とに分けられる（**表3**）。

実行機能障害

自発的に計画を立て，時にその見直しをし，計画的に段取りよく効果的な行動をする機能である。「記憶」や「学習」も関与し，「計画」「推理」「推論」「判断」「意思決定」など，複雑な情報を処理する機能が障害され，**表4**のような症状が出現する。

表2　主な失行の病態

構成失行	簡単な図形の模写や積み木を積み上げるなどの構成課題が難しくなる。
観念運動性失行	自分の意思でその行為をすることはできるが，他人に指示されるとその行為ができない。
観念性失行	日常的に行っている動作の順序が混乱する（ハサミとわかっていてもその使用法と手順がわからないなど）。
着衣失行	服を後ろ前に着る，メガネの上下を間違えて着けるなどで，進行すると脱ぐ動作も困難になる。
失書	文字が書けなくなる。

---

*脳血管性認知症では，障害されている部位により出現する失語の症状が異なる。また，障害が進行すると文章としての形がまったく失われる。多弁で早口にしゃべり続けるが，接続語や助詞，副詞も乱れ，その言葉は了解不能となる。このような錯語の著しいウェルニッケ失語を，ジャルゴン失語という。

表3 失語の分類

発語の障害による主な失語	運動性失語（ブローカ失語）	話の内容は理解でき，頭の中で返事もわかっている。しかし，話そうと思っても適切な言葉がみつけられない状態。脳血管性認知症に多い。
	健忘失語	単語や言葉が想起できない喚語障害や語想起障害がある。「あれ」「それ」「これ」などの代名詞が多く聞かれるようになる。発語，言語理解は良好で，アルツハイマー型認知症に多い。
理解の障害による主な失語	超皮質性感覚失語	発語は流暢だが内容に乏しい。他人の言葉を繰り返す反響言語（オウム返し）が特徴的。前頭側頭型認知症の中期以降に見られることが多い。
	語義失語	言葉の意味が理解できず，「利き手はどっち」の質問に対し「利き手って何？」というように質問の言葉のみを切り取って聞き返す独特な反応がある。意味性認知症（前頭側頭葉変性症の一病型）に多い。

表4 実行機能障害の症状

- 何をどのようにしたいのかなどの目標設定ができない。
- 順番を考えて評価し，選択肢からよりよいと思われるものを選べない。また，予想外のことに対処ができない。
- 2つ以上の情報が重なるとうまく処理ができず，柔軟な修正をすることができない。
- 観念的なことと具体的なことが結びつかない。
- どの程度まで計画が進んでいるのか，到達度を推し量り効果的な手順を考えられない。

　このような状態から，「糖尿病で甘いものはよくない」と知ってはいるものの，目の前にある団子を食べてしまうなど，「わかっているけれどやめられない」というような状況に陥りやすい。また，「冷蔵庫に豆腐があるから」と，豆腐となめこの味噌汁を作ろうと思い買い物に行ったが，冷蔵庫の中に豆腐が入っているのを忘れ，大根と油揚げを買ってくる。すると「冷蔵庫の中の豆腐はいつまでもなくならない」といった結果を招くようになる。

判断力障害

　判断し，急な変更などに柔軟に対応する能力の障害である。「豆腐となめこを買いに行ったがなめこが売っていない。仕方がないので油揚げを買い，豆腐と油揚げの味噌汁に変えよう」といった応用が利かない状態である。判断力障害には，記憶障害や実行機能障害も関与しており，記憶があいまいなのに加え，情報処理能力も低下しているため，総合的な判断が困難になっていく。

4 行動・心理症状

行動・心理症状（BPSD）とは，「認知症患者に頻繁に見られる知覚，思考内容，気分，行動の障害」とされる。中核症状に他のさまざまな要因が相関し，生じる症候である。**図**5に具体的な症状と発症のイメージを示す。

認知症の人にとってこのような行動・心理症状の発症が，さらに「日常生活を送る」ということに支障を及ぼす。特に，「興奮・暴力」や「介護抵抗」などは介助者の心理的負担を増大させ，入院治療を余儀なくされる。

行動・心理症状は適切な看護とケアの提供ができれば軽減を図ることのできる症状である。行動・心理症状の発症要因を適切に見極め，適切な看護ケアの提供が重要となる。

図5　行動・心理症状の発症と誘発要因

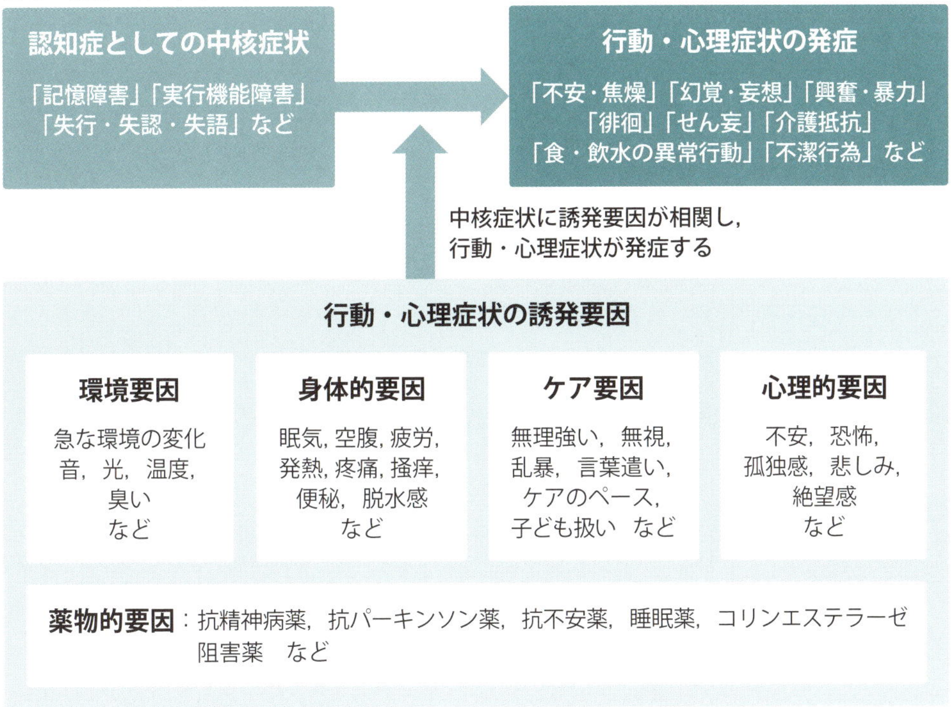

認知症としての中核症状
「記憶障害」「実行機能障害」
「失行・失認・失語」など

→

行動・心理症状の発症
「不安・焦燥」「幻覚・妄想」「興奮・暴力」
「徘徊」「せん妄」「介護抵抗」
「食・飲水の異常行動」「不潔行為」など

中核症状に誘発要因が相関し，
行動・心理症状が発症する

行動・心理症状の誘発要因

環境要因	身体的要因	ケア要因	心理的要因
急な環境の変化 音，光，温度， 臭い など	眠気，空腹，疲労， 発熱，疼痛，搔痒， 便秘，脱水感 など	無理強い，無視， 乱暴，言葉遣い， ケアのペース， 子ども扱い　など	不安，恐怖， 孤独感，悲しみ， 絶望感 など

薬物的要因：抗精神病薬，抗パーキンソン薬，抗不安薬，睡眠薬，コリンエステラーゼ
　　　　　　阻害薬　など

＊意識障害が発症の要因となる「せん妄」などについては，認知症に伴う行動・心理症状には含まない。

認知症の症状がある人への看護

認知症の症状のアセスメント

1 アルツハイマー型認知症のアセスメント

アルツハイマー型認知症を例にアセスメントの考え方を抜粋し，**表5**に例示を示す。

アルツハイマー型認知症で起こる一部分の現象を抜粋しただけでも必要なアセスメントは多岐にわたる。その出来事がどのような状態で起こっているのか，「認知症のタイプと病期」を把握し，「環境要因」「身体的要因」「ケア要因」「心理的要因」などがどの程度の影響を与えているのか，また，そこに「薬剤的要因」は存在しないのかをアセスメントしていく必要がある。

そして，最も重要なことは，対象に興味をもつことである。例えば，「21時から入眠。朝の3時に早朝覚醒して，車いすで徘徊し，仕事に行くと言って困っている」と問題視し，行動・心理症状ととらえることも少なくない。しかし，この対象が半年前まで「豆腐店」を営んでいた場合，この行動は「対処に困った行動・心理症状と呼べるのか」ということである。対象に興味をもち，しっかりとしたコミュニケーションが取れていれば，ケア提供者の見方も違ったものになる。このようなことも踏まえ，目の前で起きている現象のみを見るのではなく，その対象を全人的にとらえ，家族や対象を取り巻く環境や生活史までも含んだ包括的なアセスメントの実践が必要となってくる。

2 よく似た病状を示すものとの鑑別

認知症以外に，認知症とよく似た病状を示すものがある。せん妄や老年期うつ病などであるが，認知症を適切にアセスメントするためにも，認知症との鑑別は重要である。**表6**にその違いをまとめる。

うつ病による認知機能の低下を仮性認知症といい，認知症との鑑別が重要となってくる。また，うつ病のタイプには定型タイプと非定型タイプがあり，症状の出方も異なるため注意が必要である。

せん妄は軽度の意識障害があり，急に落ち着きがなくなったり，怒りっぽくなったりする。認知症があるとせん妄を発症しやすく，特に，脳血管性認知症，レビー小体型認知症との合併が多い。また，薬剤や身体疾患との合併で発症することも多くあるため，認知症の人に急激な変化がある場合などは，せん妄も視野に入れたア

表5 アルツハイマー型認知症でみる主なアセスメント例

病期	考えられる中核症状	中核症状による出来事	表面化された行動・心理症状	行動・心理症状誘発要因の推測
初期	近時記憶障害	いくつも同じものを買ってくる。	「安いから買ってきたのよ」と怒った後に口数が減っている。 取り繕い反応, 興奮・暴力, 不安・焦燥, 抑うつ	中核症状の進行度 環境要因, 身体的要因 言葉遣い, 子ども扱い, 悲しみ, 絶望感, 不安, 恐怖, 苛立ち, 薬物的要因の有無　　　　　など
	近時記憶障害	「財布が盗まれた」と訴える。	「あんたが盗ったんでしょ!!」と大騒ぎ。 物盗られ妄想, 興奮・暴力	中核症状の進行度 環境要因, 身体的要因 言葉遣い, 子ども扱い, 不安, 焦燥, 疑り, 苛立ち, 薬物的要因の有無　　　　　　　　など
中期・末期	時間的見当識障害 地誌的見当識障害 遠隔記憶障害 判断力障害	急に親戚の家へ行くと出かけ, 親戚の家がわからなくなった。結局, 通りかかった人がタクシーを呼んでくれてタクシーに乗ったら5分で着いた。	日中にもかかわらず, 本人は「月がきれいだったから散歩がてら…」と話し, その後家に引きこもり, 口数も減った。 徘徊, 迷子, 不安, 焦燥取り繕い反応, アパシー・抑うつ	中核症状の進行度 環境要因, 身体的要因 言葉遣い, 子ども扱い, 不安, 恐怖, 絶望感, 苛立ち, 薬物的要因の有無　　　　　　　　　など
	着衣失行 人物に対する見当識障害 地誌的見当識障害	入浴介助時に, 一人で衣服の着脱をすることができず, 「誰だお前は, ここは何なんだ」と話す。	落ち着かず大声を出して「ころされるー」と暴れ, 手伝わせてくれない。 興奮, 暴力, 介護抵抗	中核症状の進行度 環境要因, 身体的要因 ケアのペース, 乱暴, 無理強い, 言葉遣い, 子ども扱い, 不安, 恐怖, 絶望, 薬物的要因の有無　　　　　　　　　　　など
	失認 失行 判断力障害 実行機能障害	一人で食事が食べられず, 食事を口までうまく運べない。	手伝っても口を開けてくれず, 手で払いのける行為がある。 興奮, 暴力, 介護抵抗, 食行動異常	中核症状の進行度 環境要因, 身体的要因（特に, 口腔内の状態, 腹部の状態, 排便の状況, 嚥下の状態など） ケアのペース, 乱暴, 無理強い, 言葉遣い, 子ども扱い, 薬物的要因の有無　　　　　　　　　など
	認知機能は著しく障害 失行・失認・失語 実行機能障害 判断力障害	何とか会話は可能だが, 何の訴えもなく, オムツ内で排便している。ニタニタとした笑顔。	便を手に取りこねている。「団子」と言いながら食べようとする。 不潔行為, 食行動異常	中核症状の進行度 環境要因, 身体的要因（特に空腹感） 排便による不快感・違和感, 食事形態, 食事量の見直しと検討, 薬物的要因の有無　　　　　　　　　　　など

第2章　心を病む人の生活障害と看護　　201

表6 せん妄，認知症，うつ病の比較

	せん妄	認知症	うつ病
発症の状況	急激に発症	慢性的で徐々に発症	亜急性的に発症
初発症状	意識障害，注意集中困難	記憶障害	睡眠障害，抑うつ，妄想
症状の持続性	動揺性で急激だが，数時間〜数週間	進行性で永続的（数年〜数十年）	やや長めな経過（病状不変）
日内変動	夕方から夜間が多い	特に変動なし	朝方の発症が多く，夕方は元気になる（非定型タイプは異なる）
覚醒（意識）状態	変動的（意識障害あり）	変動なし	変動なし
睡眠・覚醒リズム	昼夜逆転傾向	原因疾患により変動（末期では昼夜逆転）	入眠困難，中途覚醒，早朝覚醒
見当識	障害あり	障害あり	正常
注意力	障害あり	末期で障害あり	注意集中困難
記憶	せん妄発症時の記憶障害あり	特に，近時記憶，エピソード記憶で障害あり	短期，長期記憶が同程度に障害
幻覚	通常，幻視	幻視／幻聴	幻聴
妄想	一次的／断片的	比較的固定	気分に一致
回復性	可逆性	不可逆性	可逆性だが遷延化しやすい

セスメントが必要となってくる。

3 認知症と統合失調症慢性期の違い

また，統合失調症の慢性期による「人格荒廃」を有した症状と認知症の鑑別も必要である。認知症の認知機能は，一度成熟発達をした認知機能が低下していく病状をたどるのに対し，統合失調症の慢性期では，思春期に統合失調症を発症した場合，その時点から認知機能は正常発達しなくなる。寛解と増悪を繰り返すたびに，認知機能も発達と解体を繰り返すようになる。その結果，人格の統合性がなくなり，退行，感情の平板化，思考の変調などが顕著になって現実検討能力が低下してしまい，疎通が取れにくい人格荒廃といわれる状態になる。この状態は，認知症と類似する部分も多く見られるが，獲得済みの認知機能や記憶は維持されているので，認知症とは区別した対応が必要となる。

看護の目標

認知症患者が入院する場合，そのほとんどは，病状が進行し，日常生活で大きく

なった中核症状と行動・心理症状が及ぼす影響が原因にある。一部，家族のレスパイト（一時的中断，休息，息抜き）目的での入院もあるが，症状の進行度から，看護師にとっても対応が難しく，頭を悩ませることも少なくない。しかし，患者のペースに「合わせ」，患者のもっている力を「活かし」，できないところを「補い」「励まし」「支える」看護の基本姿勢は常に同じである。

看護師は，入院を余儀なくされた認知症患者であっても，病院を「最期の場所」と決めつけず，早期退院に向けたかかわり方を目標に据えるべきである。住み慣れた街や家で，患者が患者らしく生活をしていくことをイメージし，日々の看護を行っていくことが必要で，「認知症に関する理解を深める」ことが重要である。また，レクリエーションやアクティビティケアを積極的に取り入れていくことも必要である。残存能力を生かし，「楽しさ」や「快」を感じてもらうことで，「自分を取り戻す」ということが重要になってくる。

看護師は，「患者にどれだけ寄り添うことができているのか」「しっかり理解しアセスメントすることができているか」を振り返り，患者とともに早期退院を目指していくことが求められている。

看護の実際

人の価値観や考え方の個人差は著しいものがあり，自分の価値観を押し付け，頭ごなしに否定することは，認知症患者の人生観や価値観を否定することになる。問題を見つけることは簡単であるが，まずはその人の存在を認め，「否定」や「叱る」ことはせず，対象のよいところやできることに目を向けることが大切である。生活の中の一部分でも安定すれば他の部分にも波及し，全体として落ち着いた生活が送れるようになることも少なくない。

1 コミュニケーションのポイント

まず，認知症患者との基本的なコミュニケーションのポイントを**表7**にまとめる。

2 日常生活の援助

また，日常生活におけるかかわり方のポイントを，食事援助，排泄援助，入浴（更衣を含む）援助に分けて，**表8～10**にまとめる

表7　コミュニケーションのポイント

- 目線を合わせ，正面から話しかける。後ろから声をかけると転倒する場合がある。
- 高齢者の特徴として，高音領域を聞き取ることが難しくなってくるので，低めの声で，1つの文章に1つの内容を話し，複雑な文章にして説明をしない。
- 挨拶や声をかけるときは名前を呼んで「さん」をつける。人物に対しての見当識障害がある場合は，常に初対面の相手と接する態度を心がける。
- 「食べた」「食べてない」などの押し問答をしない。興奮を助長するだけである。
- 忘れてしまうことを利用して，執着していることから興味を他へ移せるような話題の提供を試みる。
- 患者の言いたいこと伝えたいことを推測し，看護師が把握した内容を確認しながら会話を進める。
- 患者の表情などを見ながら，肩や背中をさするといったタッチングを取り入れてみる。
- 回想療法やリアリティオリエンテーション（RO；現実見当識訓練）を積極的に取り入れてみる。

表8　食事援助のポイント

- 患者に合った食べる姿勢を整える（後屈は誤嚥の危険性が高いため，顎の引けている姿勢で）。
- 介助はゆっくりと，患者の食べるペースに合わせる。
- 目線を合わせた介助，いすに座るなどの工夫（立って介助をすると，上を向き後屈してしまう→誤嚥のリスクが高まる）。
- ADLにあった食器の選択（箸かスプーンか，スプーンの大・小，介助用スプーンか，食器の色等）。
- 食べ方の工夫（小分けにしたほうがよいのか，一口分ずつ分けたほうがよいのか等）。
- テーブル配置の検討（盗食などがある場合は，隣との距離なども）。
- 食べない，食べられない原因を考える（身体的（特に消化管症状や口腔内）のトラブル，疼痛，嗜好，心理的要因）。

やってはいけないこと
- 叱る，責める・食べやすさだけを優先した食事内容
- 過剰な介助
- のどに詰まりそうなものを不要に置く
- 患者のペースに合わせず，飲み込む前に口へ詰め込む
- 安易な点滴や経管栄養の選択

表9　排泄援助のポイント

- ・自力で排泄できるよう介助するのが基本。
- ・差恥心に十分配慮する（トイレの扉を開けた状態での介助は避ける）。
- ・でき得る限り患者の排泄パターンを把握し，患者のパターンとリズムでトイレ誘導する。
- ・排泄に関する患者のサインを見つける。
- ・できない動作のみの介助をする。
- ・トイレ内の安全を確保する。
- ・できること（中腰になり腹圧をかける等）を活かせるように工夫する。

やってはいけないこと
- ・安易なオムツの使用
- ・差恥心の無視
- ・失敗を責める
- ・水分制限や，本人が制限してしまうような声かけ

表10　入浴（更衣含む）援助のポイント

- ・患者の習慣を本人や家族から聞いておく。
- ・患者に合わせた誘い方をする（温泉に行きましょう，一番風呂です，貸し切りですよ等）。
- ・必ず声をかけてから介助をする（何をされるのかわからないため，恐怖などから興奮してしまう）。
- ・患者のペースに合わせ，次の行動をさりげなく促す。
- ・できることは本人にやってもらう。
- ・勢いよくお湯をかけない。湯船につかるか声をかける。

やってはいけないこと
- ・説明せずに介助する
- ・急がす
- ・強制する
- ・叱る
- ・汚いくさいなどと口に出す

第2章　心を病む人の生活障害と看護　205

3 行動・心理症状への具体的な対応

行動・心理症状でよく見られる，興奮と攻撃的な行動，徘徊への具体的な対応法を，**表 11・12** にまとめる。

表 11　興奮と攻撃的な行動への対応

・患者と一緒になって，看護師が興奮しない。攻撃の対象となる場合があり，興奮を助長する。
・興奮は長く続かないため，話題を変え，注意を別の物に向けるようなかかわりをする。
・周囲に攻撃の矛先を向けられそうな患者がいれば，その患者を攻撃から守るため，一緒にその場から離れ，患者が忘れてしまうのを待つ。
・普段からコミュニケーションを十分に取っておく。
・きっかけとなる言動は避ける（攻撃的になりやすいパターンを把握し，蒸し返しやその内容の話をしない）。
・患者同士がトラブルを起こした場合は仲裁し，双方の話を聞く。
・危険なものを周囲に置かないようにして見守る。

やってはいけないこと
・無視，一方的で不用意な言動
・感情的な同じレベルでの反応
・安易な行動制限

表 12　徘徊への対応

・他のことに注意を向ける。必要であれば，外出を思いとどまらせる（行かなくてよいと思ってもらう）。
・夜間の徘徊では，温かい飲み物や，可能であれば間食を勧めてみる。
・日課に散歩を組み入れる。
・行きたがるところへ一緒に行ってみる。
・徘徊しても危険のない環境を整える。
・徘徊が長時間続く場合は少し一緒に歩き，「そろそろ休みますか」とタッチングなどをしながら休憩を促す。
・外に出ていく場合は，迷子にならないような工夫をする〈看護師が後ろからついていく，名前を付ける，ペンダントを付ける等〉。
・やむを得ない場合は施錠をする（鍵は隠す）。

やってはいけないこと
・徘徊を強制的に制止する
・叱る
・力ずくで座らす
・安易な行動制限

◼ 認知症患者の地域移行

1 包括的なとらえ方へ

今後も増え続ける認知症患者を，社会的入院患者にしないことがこれからの大きな課題である。国は医療介護総合確保推進法を整備し，「地域包括ケアシステム」を構築し始めた。その中では，病院も認知症患者を取り巻く「地域」の一部であると位置づけられている。このような社会環境の中で看護師には，「病院の中の認知症患者」を診るのではなく，「地域で暮らす認知症患者」を包括的にとらえ，「人を診る」ということが求められている。高齢者が住み慣れた地域で，安心してその人らしい生活が維持できるよう，入院当初から退院を見据えた看護展開をしていく必要がある。

2 退院支援

具体的な退院支援を進めていくために，看護師も患者やその家族とともに，外に出て患者の戻る環境を把握する必要がある。また，高齢者に関する法律や介護支援にどのようなものがあり，患者の不足しているものに対してどのようなサービスを利用することでその不足が補えるのかを知っておく必要もある。

例えば，「患者の状態がよくなり，いざ退院を目の前にしたが，介護認定がされていない」場合がある。担当看護師は「介護認定のことなんてわからなかったから…」と話し，その結果，「介護認定を取得している途中で症状が再燃し，退院ができなくなってしまう」というような状況に陥ってしまうことも少なくない。こうならないためにも，我々看護師は，入院をしてきた時点で少なくとも介護認定をどのようにしていくのか，退院先はどこなのかの「方向性」を見出しておく必要がある。それには，病院内の多職種（医師，看護師，薬剤師，作業療法士，精神保健福祉士，管理栄養士など）との連携が円滑に機能することが求められ，家族に対しての早期介入も並行して行っていかなければならない。

また，具体的な退院に対しての検討には地域連携が欠かせず，本人や家族，ケアマネジャー，かかりつけ医や病院スタッフなどが協働し，退院支援に向けた話し合いを重ねていくことが重要である。

（橋本健）

16 身体的不調と生活障害

身体的不調が生活に及ぼす影響

身体的不調とは

　日常生活を送る中で，倦怠感や頭痛，腹痛，あるいは「何となく体調がすぐれない」と表現されるような，通常とは異なる身体状況を自覚することは珍しくない。体調がすぐれないと何もする気が起きなくなったり，実際何もできなくなってしまうこともある。そして2，3日でそれらの症状が消失すれば，たいていの場合は疲労やストレスによるものと自己判断し，受診することはないだろう。しかしながら，何らかの症状が頻回に出現したり，消失せずに悪化しているように感じたり，体調不良により仕事や通学など生活に影響が生じた時点で，私たちは受診するかどうか考えるかもしれない。このように身体的不調とは，さまざまな身体症状によってもたらされる体調がすぐれない状態を指す。

　さらに，これらの身体症状は，受診すれば特定されるかもしれない身体疾患のみならず，ストレスなどの心理的な要因から引き起こされる場合もある。いずれにしても，その個人が自分の身体に関して「いつもより調子が悪い」と感じる状態を，一般的に身体的不調と表現し，それがすでに発症している病気の一症状である場合も少なくない。

精神疾患のある人の身体的不調

　第2章9（138ページ）において概観したように，人の心と身体は密接に関係し合っている。したがって，精神疾患がある人が体調不調を訴えることは少なくない。例えば，その人の精神症状の悪化が身体症状の訴えとして表現されることもある。看護師に「頭が痛い」と言ってきたとき，それは非常に混乱しているサインであるというように，その患者の精神状態をアセスメントする重要な情報となり得る。

　しかしながらその反対に，身体に不調を感じていてもそれを表現しなかったり，あるいは体調の変化そのものを自覚することが難しくなっていることもある（図1）。つまり，ある人の身体の異変に看護師が気づいたときに，それ以前に本人の身体には何かしらの不調が生じており，不快や苦痛を感じていたはずであると推測できるような場合である。また，本人が訴える身体的不調の状態と，看護師の客観的な観察や諸検査のデータが一致しないこともある。したがって，万一何らかの

図1 身体疾患をもつ精神疾患のある人の主な特徴

●本人の訴えと身体症状が一致しない
【例】腹痛があると言っているのに食事を全量摂取する
骨折しているのに苦痛表情も見せずに歩く

●自覚症状があっても症状に関する表現方法が異なる
身体の異変に対し独自の意味づけをし，奇妙な表現で訴えることがある
【例】「身体の中で何かがゴロゴロ動いている」と表現し，疼痛部位がその時々で変わる
ある症状について一般的な表現を用いて看護師が尋ねても，「いや，違う」と答えるだけで，症状の内容や本人の苦痛の程度に関して確認が困難である

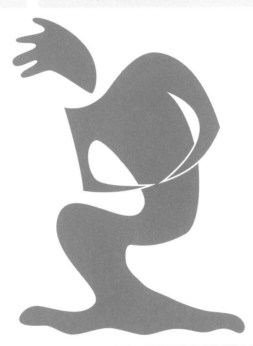

●疾患（症状）に関する独自の認知に基づいて行動する
【例】リハビリを促しても，「脚を動かすと痛くなるので寝ていたほうが早く治る」と言って離床しない
高血圧で塩分を減らすために，食後に必ずコップ2杯の水を飲む

●疾患に関する理解の程度について把握するのが難しい
【例】糖尿病の食事に関する説明を熱心に聞き，理解したと言ったにもかかわらず間食をやめない
安静を保つよう説明され「わかりました」と言った後にすぐに動こうとする

病気に罹患している場合，その発見が遅れてしまい，発見されたときには重症化している場合もある。例えば，向精神薬の長期服用により痛覚に対する閾値が高められ，痛みを感じにくくなることがあるが，進行とともに疼痛が生じるような疾患であれば，本人の症状の訴えだけに頼っていると早期発見が難しくなる。さらに，身体疾患が発見され治療段階に向かうときに，患者本人の考えや希望と医療者側の方針とが一致しなかったり，あるいは治療そのものを拒否し，治療が円滑に進まなくなることもある。

図2 精神疾患のある人に見られる身体的不調（疾患）

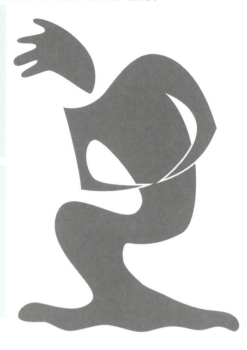

- ●向精神薬の副作用に起因するもの
  麻痺性イレウス，錐体外路症状（パーキンソニズム），悪性症候群，嚥下障害（→誤嚥性肺炎），ふらつき（→転倒による骨折・外傷），排尿障害　など

- ●症状精神病（症状性精神障害）：身体疾患に起因して精神症状が生じるもの
  全身性エリテマトーデス，肝不全，甲状腺・下垂体などの内分泌疾患，アルコール・薬物・一酸化炭素などによる中毒　など

- ●行動制限・過鎮静に起因するもの
  深部静脈血栓症，肺血栓塞栓症，褥瘡，神経麻痺，循環不全　など

- ●精神疾患に起因するもの
  外傷・急性薬物中毒（←自傷行為・自殺企図），低栄養・脱水状態（←幻覚・妄想・拒食などの精神症状）など

- ●精神疾患に直接的な因果関係がないもの
  各種身体疾患：糖尿病，高血圧，心疾患，悪性腫瘍，肥満，う歯　など

　精神疾患のある人に見られる身体的不調として，糖尿病，高血圧，心疾患，COPD（慢性閉塞性肺疾患），嚥下障害，イレウス，悪性腫瘍など，精神疾患とは直接的な因果関係が認められないものから向精神薬や身体拘束に起因するものまで，さまざまな疾患や不調状態があげられる（図2）。この中には，精神疾患とは直接的な因果関係は認められないが，生活習慣と深くかかわっている疾患も含まれる。特に長期間にわたり入院生活を送っている人の中には，糖尿病や高血圧，COPDなど生活習慣の改善を求められる疾患を発症した場合，生活習慣の改善が困難になることも少なくない。

身体的不調のある人への看護

身体的不調のアセスメント

　本人が訴える身体症状について客観的な観察や諸検査のデータの確認をしながら把握する。その際に，現在の精神状態及びその身体症状の訴えと精神症状との関連の有無についてもアセスメントする。したがって，例えば腹痛を訴えている場合，その部位や程度について口頭だけでなく触診や聴診をし，具体的な痛みの部位や腸

蠕動の状態などを確認してより正確な情報を得るようにする。

また，既往歴を確認し，治療に関する情報についても把握する。さらに，誰にでも身体的不調が生じることを念頭に置き，日々のかかわりにおいて精神面だけでなく身体面の状態についても把握する。

看護の目標

身体的不調（疾患）の早期発見に努め，治療を要する場合は円滑に進むよう支援し回復を目指すことが目標となる。精神科であるからといって精神面だけを見るのではなく，対象者を全人的に見るという看護の基本を自覚し，身体疾患の発見が遅れ重症化を招くことがないようかかわる必要がある。

看護の実際

1 身体的不調（疾患）の早期発見

患者自ら何らかの身体的不調や症状を訴える場合は，その程度・状態・頻度について把握する。その際，前述した通り，口頭だけでなく触診や聴診により確認する。また，精神症状との関連を見ることも重要であるが，その際に最初から「（患者が訴える身体症状について）これは精神症状によるものだから」と軽視しないよう注意する。

例えば，ある患者が「お腹の中をぐるぐると蛇が回っているんです」と言いながら腹痛を訴えた場合，「いつもの精神症状の訴えである」というアセスメントだけにとどまると，イレウスや他の消化器系疾患の発見が遅れることがあるかもしれない。また，実は糖尿病や内分泌疾患によって抑うつ状態が引き起こされていたり，脳腫瘍によってふらつきや歩行困難が見られているにもかかわらず，「抑うつ傾向にある」とか「看護師の前で座り込むことが多いことから依存傾向が見られる」などという単なる精神症状としかとらえていないと，治療までもが不適切なものになってしまう危険性がある。

確かに，身体に関する諸検査では異常が見られず，患者が訴える身体症状は精神症状との関連が深い場合もあるが，身体的問題が除外されて初めて精神的問題が検討されるという原則を忘れないようにしてかかわる必要がある。このためには，患者の変化に気づくことができるよう日常生活行動に関する観察が重要になる（**表1**）。

表1　日常生活行動における観察ポイント

- 外観：顔色，体重の変化，皮膚の状態，爪，歩行状態など
- 意識レベル・記銘力・見当識の変化
- 食事：飲食摂取量，嚥下状態，嗜好の変化など
- 排泄
  - 1日の排泄回数：患者の自己申告だけでなく必要に応じて確認する
  - 排泄物の性状：必要に応じて確認する
  - 【例】尿状の水様便を排便と感じられず，便秘を訴え下剤を要望する場合もある
  - 腸の蠕動運動の状態
  - 関連する症状の有無：嘔気・嘔吐，腹部膨満・緊満など
  - 失禁の有無
- 睡眠：睡眠中の呼吸状態・咳嗽の有無，寝汗，覚醒時の状況など

2 身体的不調（疾患）の予防

　特に身体拘束により深部静脈血栓症，肺血栓塞栓症，褥瘡，神経麻痺，循環不全など二次障害を引き起こすことのないよう注意を要する。訪室時には患者と看護師両者の安全を十分に確保したうえで部分的に拘束を外し，マッサージや他動運動により循環不全の予防を図ったり，拘束部位及び褥瘡の好発部位の皮膚状態を観察する。また，睡眠や排泄など全般的な観察を怠らないよう注意する。さらに，糖尿病や高血圧，COPDなど生活習慣に関連する疾患について，間食や喫煙，運動不足など発症リスクを高める日常活動の改善を目指して働きかける必要がある。間食や喫煙を制限するとストレス対処が難しくなり，精神症状の悪化につながると懸念されることも少なくないが，それだけに前述したように，患者の精神症状や理解力，また健康に関する価値観等を考慮しながらかかわるようにする。

　十分に悪影響を予測できるにもかかわらず，「制限すると精神症状が悪化する」からと何も働きかけないのは看護倫理に反することではないか，予防行動を働きかけることは本当に無理なのか，何かよい方法はないかという自己への問いかけも必要であると考えられる。また感染予防として，排泄後や食事前の手洗いや外出後の含嗽など，一般的な予防行動の推奨も重要である。

3 患者の不安について理解する

　その人の精神疾患や精神症状によっても異なるが，例えば身体的な検査が必要になった場合，看護師の予想以上に不安が表れることがある。その表出のされ方も，落ち着きがないとか，「心配です」などの言語表現というように，不安である

ことを他者が察しやすいものではなく，イライラして看護師や他患者に当たってきたり，検査に行くときに持参する物の用意にこだわったりと，一見精神症状の悪化と考えられるような場合もある。精神疾患のある人は一般的にストレス耐性が低いといわれているが，身体疾患に伴う検査や治療も大きなストレスとなり得る。したがって，看護師には侵襲の小さな検査と見えても，患者にとっては非常に負担になることを念頭に置き，患者が安心できるよう予定されている検査や治療について簡潔に説明し，患者が心配していることをよく聞くことが重要である。

　また，他科を受診し，日頃見慣れない医療スタッフ，検査や処置に緊張や不安，恐怖を覚えるあまり，精神疾患のある人へのかかわりが少ない医療者には理解されない言動を取り，そのために受診の継続が困難になる場合もある。このように，適切な治療を受けることができないという不利益を患者に及ぼすことがないよう，可能な限り他科と連携を取る必要がある。

4 身体面の治療における安全管理

　点滴やバルーンカテーテルなどの処置中に，それらが自己抜去されることは珍しくない。これは違和感によるものと考えられることがあるが，抜去により針の挿入部や尿道を損傷するなど二次的な侵襲が加わることにもなる。処置前に十分患者に説明するとともに，処置中は安全が確保されているかどうか観察を綿密に行う。しかしながら，理解に乏しく何度も自己抜去する場合，その処置が最優先されるものであれば身体拘束の検討もされることがある。また，処置時に用いられたハサミなどの物品を置き忘れることがないよう注意する。

5 家族との連携

　入院前からすでに身体疾患を併発している場合，本人による情報だけでは不足であると考えられるときには，家族からも身体疾患の既往歴について情報を得るようにする。また，例えば今後も受診先を変更したくないのか，あるいは今回の入院先で既往疾患についても治療を受けたいのかなど治療に関する希望を聞き，精神疾患とともに身体疾患の治療計画について家族も含めて確認し共有する必要がある。このような家族へのかかわりにより，例えば，病状が変化し手術など新たな治療が加わり，転院し付添いが必要になったときなどに協力を求めやすくなり得る。

　さらに，入院後に身体疾患の発症や身体状況に何らかの変化が見られた場合は，即時に家族に連絡し患者の状態を伝えることが重要である。重症化し転科や転院が必要になってから連絡したのでは，家族に医療者に対する不信感や怒りを生じさせ，協力を得ることが難しくなる。

6 精神科における看取り

　精神疾患のある人が身体疾患を併発した場合，前述したように身体面の治療を行うのが容易ではないという理由で，他科や他院での受け入れが今なお良好とはいえない状況にあり，身体合併症病棟において対応している精神科病院もある。そして，その入院経緯は他の精神科病棟での入院中に身体疾患の治療のほうが優先されて転科した，あるいは退院後に身体疾患を併発したが他院の受け入れが困難であったなどさまざまである。また，併発している身体疾患については，他の精神科病棟では治療が難しくなった状況にある。したがって，ここで死を迎える人も少なくない。

　基本的には，医師による身体疾患に関する説明を踏まえ，それについての患者の理解の仕方や考え，そして認知力に応じて今後どのような治療を望むのかについて把握する。また，本人の意思を確認するのが難しい場合は，例えば延命治療の実施を望むかどうかや，本人が最期を自宅で迎えたいと希望している場合は，それが可能かどうかなどについて家族に確認しておくことも重要になる。いずれにしても，可能な限り本人が望む最期を迎えることができるよう努める。

（小林美子）

17 子どもの精神障害

子どもの精神障害が生活に及ぼす影響

さまざまな発達理論

　厚生労働省の発表では，2016 年のわが国の合計特殊出生率は1.44 であった。少子化が進む中で，不登校，いじめ，家庭内暴力，引きこもり，摂食障害，パーソナリティ障害，薬物乱用，児童虐待，心的外傷，売買春，自殺企図，青少年犯罪など，子どもの心の問題が多様化している。このような症状を表出する根底に，発達障害を抱えているケースが混在していることも少なくない。

　子どもが健康に成長・発達しているかを判断する指標として，多くの発達理論がある。

　ボウルビィ（Bowlby J）の愛着理論は，人と人との間に形成される愛情の絆，精神的な結びつきをアタッチメントと呼び，アタッチメント行動（吸う，抱きつく，笑う，泣き叫ぶ，後追いをする）が，母親への愛着行動から根源的な欲求を獲得し，その後の「分離」「遮断」を経験することで，パーソナリティの発達に大きな影響を与えているとした。

　エリクソン（Erikson EH）の漸成的発達論は，発達に伴い個人にとって大切な存在は，母親から家族，地域・学校，仲間集団，異性関係，就業集団，種族，人間へと広がっていくとした。また，各段階に達成すべき発達上の課題と獲得する課題を示している。

　ピアジェ（Piaget J）は認知機能の発達を4つに分け，発達が外界からの刺激による受容的なものでなく，主体が外界に能動的に働きかけて進むものとした。

　ブリッジェス（Bridges KMB）は情緒の発展を分化図にして示した。生後3か月頃より快・不快の区別がつくようになり，6か月頃には怒り，嫌悪，恐れが現れ，1歳頃には愛情，得意が分化してくる。2歳頃までに基本的な情緒が出揃うとした。

　マーラー（Mahler MS）は母子関係の発達過程を，正常自閉期，正常共生期，分離・個体化期（分化期，練習期，再接近期，個体化期）に分け，特に1歳半〜2歳にあたる再接近期が重要としている。この時期の子どもは自我が急激に発達し，今まで感じていた母親との一体感に疑問を抱き，母親と自分は違う存在という意識ができあがるが，外への興味と母親から分離する不安が共存する両価的な状態となり，親に適切に受け止められないと見捨てられ不安を抱くとしている。3歳頃にな

第2章　心を病む人の生活障害と看護　　215

ると心の中に，愛情対象として母親像をもてるようになり，母親から離れて行動が
取れるようになるとした。

成長・発達の原則と子どもの精神障害

　子どもの特性の中で重要なこととして，「成長・発達途上にあること」があげられる。成長・発達は脳・神経の発達を前提にして，身体的な成長と精神的な発達の両面が関与し合って起こる。それと同時に，成長・発達は遺伝・栄養・養育環境などさまざまな要因に影響を受ける。

　さらに，成長・発達には5つの原則（①一定の方向性，順序性，②連続性，③決定的に重要な時期：敏感期・臨界期，④個人差，⑤個体と環境の相互作用）があり，そのいずれかが機能していないことの影響によって，何かしらの精神障害として表出してくるのであろうと考えられる。

精神障害をもつ子どもへの看護と親教育及び地域連携

子ども・家族をまるごとささえるサービス

　児童・思春期は，子どもにとっても周囲の家族にとっても大変な時期である。子どもにとっては心身の発達による変化が著しく，また人間関係も学校の先生や友人へと拡大する。それまでにないエネルギーを使うばかりか，思い通りにいかなくなることも増えて，ストレスも大きくなる。親もまた揺れ動く子どもにかかわることで，親自身が解決していなかった児童・思春期の課題を見せつけられることになる。このように児童・思春期という時期は，子どもにとっても親にとっても，自身の問題を整理しながら周囲の人々に対応することを迫られているため，周囲からの支援を必要としているのである。

　障害をもつ子どもの家族であればなおのことである。障害をもつ子どもの地域生活をささえることや，病気以外の生活上の障害を解決することは，入院治療だけでは困難なことが多い。したがって精神科医療においては，子どもだけでなく，地域で生活をする家族をまるごとささえる医療サービスが期待されているといえよう。現在は，医療機関の外来機能（グループ療法やデイケア）を拡大し，心理職や精神保健福祉士と連携していくこと，そして，看護師らによる外来における相談・生活支援，訪問看護による地域生活支援など，新たなサービスが期待されて

図1 かかわりのポイント

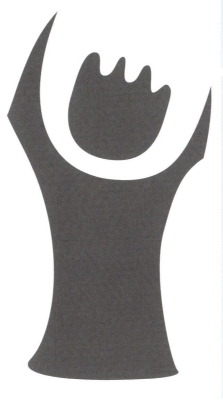

入院治療の基準
- 状態の改善がなかなか望めない場合
- 家族と離れて治療することが望ましい場合
- 日常生活に支障が出ている場合
- 緊急性に専門的治療・介入が必要な場合
- 生命の危険が見られる場合
- 自傷他害の恐れがあり,危機介入が必要とする場合もしくは必要と感じられた場合

個別支援における医療従事者の役割
- 継続的な外来受診の支援
- 当事者を取り巻く状況の情報収集と現状のアセスメント
- 当事者が抱えている問題の把握
- 目標の共有
- 目標達成へ向けた取り組みへの支援

外来における支援
- グループ活動における支援
- 個別への支援
- 多職種による支援

多職種による連携
チーム医療による支援
- 精神保健福祉士:社会復帰に関する相談,助言,指導,日常生活への適応のために必要な訓練その他の援助
- 心理職者:個別面接,心理教育
- 作業療法士:外来作業療法,社会生活技能訓練,心理教育
- 薬剤師:薬剤指導,服薬指導,訪問薬剤指導,訪問服薬指導
- 管理栄養士:栄養指導,調理実習

地域連携による支援
- 学校
- 児童相談所
- デイケア
- 作業所
- 保健所
- 民生委員
- グループホーム
- その他

いる(図1)。

看護の目標

　児童・思春期の子どもに対する看護目標の考え方は,対象となる子どもが地域社会での生活を送るうえで障害となった問題を,明確にすることから始まる。見えてきた問題を解決するために,子ども自身が成長しなければならない点と,周囲が子どもを理解・受容し,適切な支援が行えることで改善が見込まれる点を早期にアセスメントすることで必然的に看護目標が見えてくる。

　障害をもつ子どもとその家族が,生活する地域社会においてお互い無理なく生活を送ることが理想であり,そこに少しでも近づけるような働きかけをしていくことが,児童・思春期精神科看護の役割である。

◼ 看護の実際

1 自閉スペクトラム症を抱える子どもの看護

　自閉スペクトラム症（ASD）では，対人関係の問題，言葉の発達の問題，こだわり・固執・同じ物への関心の持続を幼児期早期から示す。母子の愛着形成においても，通常より遅れて示したり，または示さなかったりすることがある。人に関心を示さなかったり，嫌がったり避けたりするようにも見える。

　対人関係は，子どもと親の1対1の関係から，子どもと子どもの関係，子どもと複数の人との関係へと発展することが必要なため，段階ごとに問題を生じやすい。この問題には，幼児早期からの集団保育，集団訓練により，人や場面に慣れることがあげられる。

　言葉の発達では，言葉の遅れや，言葉と状況や対象物との結びつきを理解せずに言葉を獲得することによる障害が見られる。一本調子でイントネーションが乏しく，感情がこもっていない，役割の相互関係が作れず，相手の立場と自分の立場の違いを示す表現（例えば「行ってきます」と「いってらっしゃい」の関係など）ができない，場にふさわしくない言葉を使うなどの問題がある。これらの問題は思春期・青年期になっても何らかの形で残る。

　また，こだわり・執着・同じ物への関心の持続という特徴は，対象が変わりながらも続くことが多い。

　個別には軽度の障害と見える場合でも，集団生活においては興味や関心を友達と共有できずに，のけ者にされたりいじめられたりすることや，同世代の友達と一緒に遊ぶ機会が乏しいことが，時に弊害を生じる。仮に周りから理解され受け入れられたとしても，自分は皆と関心や興味が違うのかと感じるようになる。うつ状態や不登校といった症状を併発することもある。

　臨床的には，周りとのこれまでの関係から被害的になり，統合失調症を疑わせるような猜疑心や被害的な行動を示すようになる。考えを変えることが困難だったり，独特の関係づけをしたりすることがあるからである。

　看護の基本は，辛抱強く，短期目標の積み重ねと，周囲との関係を改善していく指導をすることである。こだわり・執着の特徴を生かして，日常生活の枠組みを作ることも，本人の安定につながる。

2 ADHD を抱える子どもの看護

　ADHD（注意欠如・多動性障害）の主要症状は，注意の障害，衝動性，多動・過活動がある。注意の障害とは，注意の仕方の障害で，同じ作業・課題を続けられ

ない場合や，少しでも気になることがあると気がそれてしまう場合，1つのことに没頭すると注意が切り替えられない場合がある。

衝動性とは，思いついたらすぐに始めてしまう（例えば，相手が話をしていても，自分が話したくなると会話の途中からでも話し始める）といった行動のコントロールがきかないことである。

多動・過活動とは，動きが素早く，またじっとできずに，絶えず細かい運動や粗大な運動をすることであり，他の仲間と統制を取りながらの行動ができにくいことである。この症状は，時と場合により変化することがある。そのため，子どもに対する評価が学校と家庭で異なることがよくあり，学校と保護者で意見が食い違うことがあるので，注意が必要である。

ADHDの子どもは，見た目だけではわかりづらく，子ども自身の意識的な行動とみなされ，誤解されやすく，しつけができていないとか，親の責任であると指導の対象になることが多い。ADHDは不随意運動疾患である。教育関係者や保護者が理解しないと，子どもは自分の行動が不随意であることに気づくことができず，適切な自尊感情をもてなくなる。さらに悪循環に陥ると，社会的な機能障害を起こし，反抗挑戦性障害や行為障害といった二次的な症状に発展することもある。

ADHDの子どもに対する看護の基本は，自尊心を取り戻し，自己評価を高めるためのかかわりをすることである。行動コントロール自体のケアには薬物療法，行動療法，家族療法などが用いられる。まずは治療がスムーズに進むように，治療環境の調整と教育機関の連携を進めることが必要である。

3 神経性無食欲症を抱える子どもの看護

神経性無食欲症（AN）は，病的なやせを呈する摂食障害の1つである。神経性無食欲症の治療は外来治療が基本であり，脅かしや気分転換の目的で入院させることはアドヒアランスを悪くする。ただし，体重減少が深刻なとき（30％の体重減少，BMIが14以下），あるいは長期間体重獲得ができないとき，全身状態が悪化（脱水，電解質異常，循環不全など）したときには，主に身体管理の目的で入院治療の対象となる。入院初期は身体の看護が中心である。入院生活のアメニティへの配慮，栄養状態の評価や全身状態の世話などを通して，子どもの思いに近づいていくことになる（**表1**）。

子どもの心の健康問題には，家族との葛藤が深く関与しているケースが少なくない。親に反抗せず，素直で手のかからない子どもほど，親が何と言っても学校に行かない，食事を摂らないといった行動を見せる場合がある。そうすると，親はどう

表1　神経性無食欲症患者の入院治療における看護の基本

	課題	子どもの評価	ケアの実際	看護のかかわり
初期	子どもの コーピング （対処行動 の観察）	・入院時の不安の評価 ・精神現症の評価 ・身体測定などの計画	・子どもの入院に対する 　不安の軽減 ・看護スタッフの情報共有 ・アメニティの配慮 ・食事・栄養管理のケア	・受け持ち看護師を中心 　に初対面の緊張感を和 　らげる ・身体ケア ・世話と遊びで関係を築く
中期	言語化を促 し，自己評 価の育成	・子どもらしさの発見 ・摂食に関連する不適 　応の把握 ・病棟の生活圏の適応	・親面会での不安感 ・仲間関係の悩みの相談	・受け持ち看護師から他 　の看護師への関係を拡 　充する ・規則的な病棟での食生活 ・他の子どもやスタッフ 　との関係調整 ・親との面会時の観察
後期	現実課題の 直面と支援	・現実の地域における 　生活力の把握 ・年齢相応の課題や目 　標を立てる ・むちゃ食いへの心理 　教育	・外泊時の実際を把握し 　調整する ・地域に出向く	・外泊時の食事の把握 ・食行動の情報の整理 ・親の退院時の不安を支 　える

してよいかわからなくなり，食事を強要したり，交換条件を出したり，脅したり，なだめたりする。子どものこういった行動は，自己を確立していく一段階で大切なことだが，親は勉強が遅れる，進路に差し支えるなどの心配が先行し，口うるさく介入してしまう場合も多い。子どもとの葛藤の背景には夫婦間の問題が存在していることがあり，家族の問題に看護がどこまで介入できるかという問題はあるが，親自身の思いを支えつつ，親自身が一人の人間として，好きなこと，やりたいことなどを考える余裕がもてるような働きかけが大切であろう。

　子どもたちの心の健康問題に対しては，家族を含めて周囲の人々が連携し，子どもの病んでいる心に辛抱強く対応し，喜びや悲しみを共有する中で，子どもが自己を確立し，自立していくことができるように支援する。子どもが自尊心をもち，当たり前のように自己を愛し，他者に対しての愛情が築ける人間になるように支援していくことが大切である。

4 神経性大食症を抱える子どもの看護

　神経性大食症（BN）の病型は排出型と非排出型の2型に分かれ，排出型は自己誘発性嘔吐と下剤・利尿剤・浣腸の乱用が見られる。大食症の場合，基本的に体重は正常範囲内にとどまるが，無月経は無食欲症より発生率が高い。傾向としては，

病前に肥満傾向がある。完全主義，自己評価の低さ，アルコール依存症を含む親の問題が指摘されている。情緒の不安定，問題行動，家族からの拒否，性的虐待等の既往が見られることがある。むちゃ食いは内部の葛藤からの回避であり，攻撃性や性的欲求の関連もあげられる。衝動性をコントロールできないことで，自責的になり，欲求不満になってくる。思春期の心理的課題を抱えており，衝動性が高くなる傾向にあり，また，抑うつ症状や薬物依存に陥る場合もある。

大食症も外来治療が基本であるが，食行動異常，薬物依存，家族との悪循環を断つために入院治療を行う場合もある。まずは，嘔吐と下剤の乱用による電解質異常を含めた身体所見の検査が必要である。むちゃ食いが始まると，食中及び食後30分間に排出行動が起こりやすいので，排出パターンの把握に努める。親子関係のもつれから，家庭内暴力，衝動行為，薬物乱用などで警察の介入に至ることもあり，医療だけではなく，地域との連携を図りながら，子ども自身の居場所を配慮していく。当事者の自助グループの活用も視野に入れていく必要がある。

5 虐待を受けた子どもの看護

「児童福祉法」では国民の義務として，子どもが虐待を受けていることを知った場合，児童相談所または福祉事務所に通告することが定められている。特に発見しやすい立場にある教育，社会福祉，保健医療の各分野の関係者には，その履行が要求されている。また，育児不安があると虐待につながりやすいと推測されており，保育所，幼稚園，学校，病院，保健所，支援センターなどの地域機関が予防的観点から子育て支援をすることが重要である。

虐待を受けた子どもへの薬物療法の効果については報告が限られており，主に成人基準で用いられているため，投与に関しては，副作用に注意が必要である。

精神療法としては，幼児期には遊戯療法などを用いることが多い。遊戯療法では，子どもが安全感を得られるよう配慮しながら，治療者と遊びのなかで，治療者は子どもの状態把握，外傷体験の意識化と理解，抑圧されていた感情の確認などを目指す。同時に子どもは，自分で状況をコントロールする感覚を取り戻したり，許容される手段で自分の気持ちを表現するよう促される。その他，認知療法，集団療法，家族療法など多岐にわたる技法が存在する。

虐待を受けた子どもの心の回復のためには，4つの基本的課題があげられる。第一には，生活の安全と秩序を取り戻すことである。食事・衣服・住居・医療的ケアが与えられ，不当な暴力を振るわれないことが生活の基本である。安定した生活リズムが身につくと，次第に子ども自身が自分の感情をコントロールする方法を学ん

図2 虐待を受けた子どもの心の回復に必要なこと

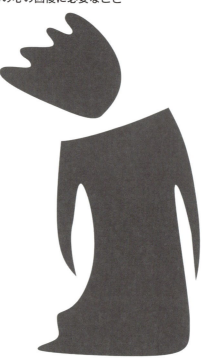

○生活の安全と秩序を取り戻す
・食事・衣服・住居・医療的ケア
・不当な暴力を振るわれない
・安定した生活リズムが身につくと，次第に子どもが自分の感情をコントロールする方法を学んでいける

○自己肯定感をもてるようにする
・肯定的な声かけ
・「あなたは悪くなかった」と伝え，今もっている力を強化していけるように働きかける

○人への信頼感を回復する
・治療者との間に信頼感がもてるようになれば，次第に年齢に応じたさまざまな社会的つながりを得らえる
・依存できる相手の獲得

○親子関係にかかわる問題の解決
・子どもだけでなく，親への支援も必要

でいけるようになる。第二は，人への信頼感を回復することである。治療者との間に信頼感がもてるようになれば，次第に年齢に応じたさまざまな社会的つながりを得て，自分の気持ちを理解してもらい，依存できる相手を獲得し，良好な社会適応につながることができる。第三は，自己肯定感をもてるようにすること，第四は，親子関係にかかわる問題の解決である（図2）。

虐待を受けた子どもには，肯定的な声かけが不可欠である。「あなたは悪くなかった」と伝え，今もっている力を強化していけるように働きかけることが大切である。

家族への支援

子どもに対するさまざまな不安を処理できずに，育児ノイローゼに陥る母親であったり，泣きやまない子どもに対して虐待してしまったり，望まない妊娠・出産だったために育児放棄してしまったりと，子どもを中心とした些細な事柄からメディアを騒がすようなことまで，支援を必要とする家族は限りない。ましてや，子どもに生まれながらにして障害があったら，家族の疲弊は目に見えている。

育児不安や発達障害のある子どもの育児に対する支援として，ペアレントトレー

ニングが有効である。ペアレントトレーニングは，親子がよりよいコミュニケーションを取って家庭生活が送れるようになることに主眼を置いており，子どもの不適切な行動の修正に焦点を当てるのではなく，親が子どもにわかりやすい具体的な対応を習得していくことで，親子が自己有能感や自尊心を取り戻していくものである。このような親教育の支援も看護の大切な役割である。

子どもが地域社会で生きていくために，家族だけが抱え込むことなく，地域に発信し，連携の連絡役を担うのも看護の役割である。

（清野聡子）

18 睡眠障害

睡眠障害が生活に及ぼす影響

睡眠とは

　睡眠は周期的に繰り返す，意識を喪失する生理的な状態のことである。身体の動きが止まり，外的刺激に対する反応が低下して意識も失われているが，簡単に目覚める状態のことを睡眠と呼ぶ。人は通常，昼間に活動し夜間に睡眠を取る。人の睡眠中は，急速眼球運動（レム；REM）が生じ，ノンレム睡眠であるステージⅠからステージⅣの4段階とレム睡眠を，周期90分で反復する。

　睡眠は，心身の休息や身体の細胞の修復，また記憶の再構成など高次脳機能にも深くかかわっているとされる。また子どもの成長や創傷治癒，肌の新陳代謝は特に睡眠中に促進される。

　新生児のときは，細かく中断を挟む形で1日あたり16時間の睡眠を取り，2歳児では9～12時間になり，成人の場合は通常一晩で6～9時間程度の睡眠を必要とする。また，乳幼児期は短時間の睡眠を多数回取るというパターンで，成長とともに一度にまとまった睡眠パターンへと推移し，高齢になると昼間に何度も居眠りし，夜間は数時間しか眠らないというパターンになる。

睡眠障害が生活に及ぼす影響

　しっかりと睡眠が取れていない（不眠）状態が睡眠障害であるが，睡眠障害が生活に及ぼす影響について，図1にまとめる。

図1 睡眠障害が生活に及ぼす影響

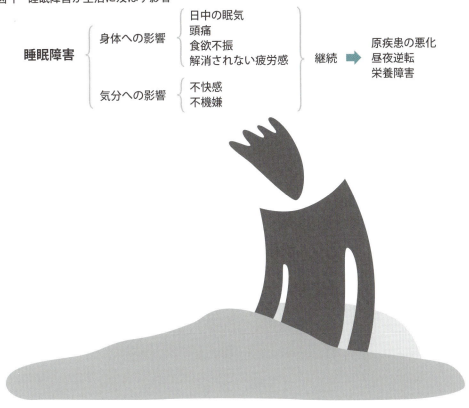

睡眠障害のある人への看護

睡眠障害のアセスメント

　睡眠障害の状態を把握する際には個人の主観が重要で，客観的情報が良眠でも本人がその眠りを心地よいものと感じていない場合は不眠である。ゆっくり時間をかけて患者の話を聞くようにする。

　確認するポイントとしては，寝つきはどうであったか，寝つくまでにどの程度時間がかかったか，どの程度眠れたか，途中で目が覚めたか，不快の程度はどれくらいか，朝起きるのが難しかったか，なかなか目が覚めなかったか，朝起きたときに疲れが残った感じがするか，現在の気分はどうか，などである。

　主観的睡眠評価尺度があるので，その質問を参考にして話を聞くのもよい（表1）。

表 1　不眠の自己評価表

不眠かどうか自己評価してみましょう

最近 4 週間の睡眠状況に最もよく当てはまるものに✔してください

	一度もない	たまに	時々	しばしば	ほとんどいつも
1.　寝つきが悪い	☐	☐	☐	☐	☐
2.　入眠するまで 1 時間以上かかる	☐	☐	☐	☐	☐
3.　夜中に 4 回以上目が覚める	☐	☐	☐	☐	☐
4.　いったん眼が覚めるとなかなか眠れない	☐	☐	☐	☐	☐
5.　朝，眼が覚めるのが早すぎる	☐	☐	☐	☐	☐
6.　よく眠れないのではないかと心配だ	☐	☐	☐	☐	☐
7.　眠れるようにアルコールを飲む	☐	☐	☐	☐	☐
8.　横になっていると脚が落ち着かなくなったり，あるいは痙攣する感じがする	☐	☐	☐	☐	☐
9.　朝起きるのがつらい	☐	☐	☐	☐	☐
10.　目覚めたときだるい	☐	☐	☐	☐	☐
11.　眠ってもすっきりしない	☐	☐	☐	☐	☐
12.　長い間床に入っていたのに，十分な睡眠時間が取れていない	☐	☐	☐	☐	☐
13.　眠っても日中に疲れが残っている	☐	☐	☐	☐	☐

※「しばしば」，または「ほとんどいつも」が 2 つ以上あった場合，睡眠障害を疑う

日中の眠気について自己評価してみましょう

最近 4 週間の睡眠状況に最もよく当てはまるものに✔してください

	一度もない	たまに	時々	しばしば
1.　乗り物に乗っているとき眠ってしまう	☐	☐	☐	☐
2.　テレビを見ながらうとうとする	☐	☐	☐	☐
3.　座ると 10 分以内に居眠りしてしまう	☐	☐	☐	☐
4.　友人宅を訪問中に眠ってしまう	☐	☐	☐	☐
5.　会話中に眠ってしまう	☐	☐	☐	☐
6.　車を運転すると数分でうとうとする	☐	☐	☐	☐
7.　15 分も読書をすると眠くなる	☐	☐	☐	☐
8.　リラックスしているとうとうとする	☐	☐	☐	☐

※「時々」，または「しばしば」が 2 つ以上あった場合，睡眠障害を疑う

看護の目標と方向性

睡眠障害のある人への看護の目標と方向性について，図2にまとめる。

看護の実際

1 障害の原因を改善する

不眠の原因として，「5つのP」があるといわれる（図3）。まずはこの改善に努める。

図2 看護の目標と方向性

看護の目標
良質の睡眠を確保して，規則的な生活リズムが形成できる

眠れないつらさに寄り添う
生活全般を把握し，環境や心理的要因を改善する
睡眠薬の反応を確認し，副作用の早期発見に努める
看護の方向性

図3 5つのP

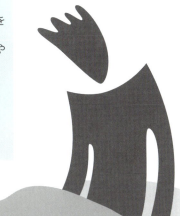

physical（身体的）
- 糖尿病や前立腺肥大などの身体的疾患を基礎とした頻尿
- 慢性の通風や関節リウマチなどの疼痛や湿疹等のかゆみを伴う疾患
- 喘息などの呼吸器系疾患
- 体重の急速な減少・増加を伴う疾患
- 女性の閉経に伴う身体の変化
- ストレスレッグ（むずむず脚）症候群
- 睡眠時無呼吸症候群
- 睡眠時ミオクローヌス症候群　など

physiological（生理学的）
- 睡眠環境（寝具や寝室の明るさ，音，温度など）
- 起床時間や就寝時間
- 昼寝の過多
- コーヒーやアルコールなどの睡眠に影響を与える嗜好品

psychiatric（精神医学的）
- 神経症，うつ病・双極性障害，認知症などほとんどの精神疾患の症状
- ことに，高齢者のうつ病では他の年齢層の患者に比べて不眠の訴えが多い
- 統合失調症の急性期や再発増悪期にも不眠が見られる

psychological（心理学的）
- ストレス（ストレッサーはさまざま）
- 眠れないことを恐れることからの不眠

pharmacological（薬理学的）
- 薬物の副作用（就寝前の多量の抗精神病薬，抗うつ薬，利尿剤による夜間の頻尿など）

2 睡眠環境を調整する

　枕やマットレス，シーツ，掛け物，温度，湿度，照度，音，においなどに配慮することが大切である。例えば，枕は頸部や頭，肩などを圧迫しない高さのものがよいが，自宅で使用していたものを持参してもらうのもよいだろう。マットレスはあまり殿部が沈まない硬めのものがよい。

　また，覚醒しているときには可能な限り明るくしておくとよい。晴天の場合，室外の照度は 10,000 ルクス程度，曇っていても 1,000 ルクス程度はある。催眠作用をもつメラトニンの生成には 2,500 ルクス程度が必要といわれているので，その程度の明るさが確保できるとよい。夜間は睡眠のためには暗いほうがよく，頻尿でトイレに行く場合に備えて足元を照らす明かりも 30 ルクス以下に抑える。何らかの処置や治療を行う場合も手元だけを照らすようにして，患者の網膜から光情報が入らないよう配慮することが大切である。

　静かな夜には，廊下で話しているささやき声などのような小さな音であっても響く。巡視のときの靴音，ドアの開閉の音などにも注意が必要である。においは避けることが難しいので換気に気を配り，時には消臭剤を使用することも考える。

　日中の過ごし方に気を配り，ストレスの軽減を図ることも大切である。昼寝の時間や長さ，水分や食べ物の摂取状況，痛み，かゆみ，空腹感の有無，陰部や殿部の汚れなどを確認して，可能な限り睡眠を妨げる要因を取り除いておく。眠れないことそのものへのこだわりが大きな心配事になってしまう場合も少なくない。話を聞くことで気持ちが和らぐ場合もある。患者が話したいようであれば静かに耳を傾ける。

3 眠りの促進を試みる

　眠りを促進すると考えられている方法を積極的に取り入れ，快適な眠りが得られるような工夫を試みることも考える。

　病棟で就寝前に入浴するなどということは困難であるが，足浴や手浴は自分で患者が実行できるようであれば勧めてみてもよいだろう。足浴の場合はやや高めの41℃，手浴はさらに高めの 42℃ 程度のお湯に 10 〜 15 分つけるのがよい。

　また，食事の時間は睡眠の質に関連する。食後 2 時間以内に眠ると睡眠の質が低下（胃で食物が消化中）する。消化が不十分なまま朝を迎えることになり，起床時の気分もよくない。しかし，食後 3 時間以上経過すると空腹を感じる可能性が高まるので，夕食は睡眠の 2 〜 3 時間前に摂取できるとよいのだが，せっかく 18 時配膳が行われても，夜更かしする患者も少なくはない。なるべく 21 時頃には就寝す

るよう勧める必要がある。

　生活リズムを整えることも重要である。無理に病棟の時間に合わせようとせず，退院後のことも考慮し，その人のいつもの時間の流れを中心に考えて，活動と休息のバランスが取れるように支援する。

　なお，最も簡単に取り組むことができて効果が高いストレスマネジメントは，「笑い」の要素を生活に取り入れることである。レクリエーションの時間にみんなで笑い合えるようなプログラムを考えてみるのもよいだろう。

4 疾患別の睡眠障害の特徴とケア

統合失調症の場合

　急性期の患者は眠りたいという欲求が崩壊していたり，幻覚・妄想状態に没入しているため，自力で睡眠や休息を確保することが困難である。過覚醒状態が継続（臥床していても良質な睡眠は阻害されている）している。また，徐波睡眠（一番深い睡眠）が減少し，レム睡眠潜時（入眠時からレム睡眠が出現するまでの時間）は短い。つまり，睡眠効率が悪いのである。

　抗精神病薬は不安を抑えたり眠気をもたらす神経伝達物質に働くので，症状の改善が不眠の改善につながる。確実な服薬の援助が重要である。

　また，過覚醒状態にあるので，看護師のちょっとした言動に反応して興奮したり，まとまりのない話を延々と続けたりするし，静かに臥床しているように見えても休んでいない場合もある。できるだけ簡潔なかかわりを心がけ，休息を促すことが大切である。

　回復期には，身体や脳を十分に休めるために1日中うとうとしていることも多いが，回復とともに睡眠時間は自然に短縮してくるので，無理に睡眠時間を短縮させないことが大切である。ただし，回復期後期になれば，起床時間には起こして生活リズムを整えていくようにする。

うつ病・双極性障害の場合

　精神障害に伴う睡眠障害で最も多いのが，うつ病・双極性障害による睡眠障害である。ことにうつ病は，睡眠障害をもたらす精神疾患の代表であり，うつ病患者の大半が不眠を合併する。

　うつ病に伴う睡眠障害の特徴はなかなか寝つけず，夜中の2～3時に目が覚めて再び眠ることができないというパターンであり，日中もまったく眠れない。

　図4は，一般人12人とうつ病患者16人を対象に「一日中眠っていてよい」と指示して睡眠率を比較したデータである。一般人は夜中はほとんどの人が眠ってい

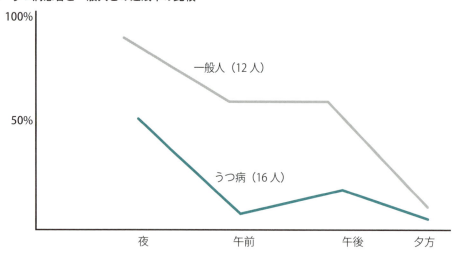

図4 うつ病患者と一般人との睡眠率の比較

るし，午前中も半分くらいの時間は眠っている。午後になっても半分の時間は眠り夕方になってようやく眠らなくなる。一方，うつ病の人は夜中は半分程度の時間しか眠っておらず，午前中はほとんどの人が眠れない。午後も夕方になっても眠れない。普通は，夜間に眠れなければ，午後や夕方になって眠くなるが，うつ病の人は眠気を催さない。

　眠っているときによく夢を見るのも特徴の1つで，これは，レム睡眠潜時の短縮（30分以内）のためである。一般的には，徐波睡眠に入り，およそ90分でレム睡眠に移行するのだが，寝入りばなにレム睡眠に入り，夢を見て，中途覚醒が多いために記憶に残るからであるといわれる。睡眠潜時（入床後寝つくまでの時間）にも差があり，一般的には20分であるのに対して，うつ病では1時間近くかかる。

　セロトニンは朝方から分泌量が増え，夕方になると減少してメラトニンが活動することで生活のリズムを作り出しているが，セロトニンはメラトニンの前駆物質でもあることから，抗うつ薬の使用は睡眠障害の改善にも影響を及ぼす。

（坂田三允）

第3章

心を病む人への治療・対策と看護のかかわり

1 身体療法と看護

◻ 身体療法と看護のかかわり

　身体療法は，電気や磁気，光といった物理的刺激を外部から身体に与えることによって，精神症状の軽減を試みる侵襲的な治療法である。代表的な身体療法として，電気痙攣療法，高照度療法，経頭蓋磁気刺激療法などがある。

◻ 身体療法の種類

◻ 電気痙攣療法

1 電気痙攣療法とは

　電気痙攣療法は，頭部に電気を流し発作性放電を発生させて「痙攣」を起こすことで脳血流のパターンを変え，脳内代謝（ドパミン，セロトニン等）の変化・調整によって脳機能の改善を期待する治療法で，1938 年にセルレッティー（Cerletti U）とビニ（Bini L）によって開発された。

　電気痙攣療法は治療自体の見映えが悪く，かつての電気ショック療法のイメージから批判的な見解もあるが，今日の標準的な治療は，麻酔科医による全身麻酔下で筋弛緩薬を併用し，痙攣を発生させない状態で行う修正型電気痙攣療法（modified electro convulsive therapy；m-ECT）が主流になっている。また，2002 年に短パルス波による装置が医療機器として許可がおりたことから，サイン波治療器に比べてはるかに少ない電気量で痙攣発作を誘発でき，認知機能障害の副作用が少ないパルス波治療器（サイマトロン）の普及が進んでいる。

　電気痙攣療法は，短期的に見ると薬物治療よりも有用であり，高い治療効果が期待できる治療法である。しかし，なぜ治療効果が得られるかという人体への作用機序は解明されていない。現在では，痙攣によって脳の特定の部位で新しい細胞や神経ネットワークの成長を促進することができることから治療効果がもたらされると考えられている。わが国においては，入院期間の短縮化が期待できることから普及している。また，電気痙攣療法（m-ECT）は最も安全な治療法の 1 つといわれ，全身麻酔下で施行される治療であることから，施行中に身体的な苦痛を感じることはない。しかし臨床的には，非人道的という悪しきイメージや悪しきイメージからくる精神

的苦痛，全身麻酔下で行われるために治療過程や回復過程が患者自身には自覚されにくく，病状に対するセルフコントロール力が身につきにくいこと等の問題もある。

電気痙攣療法は，治療効果の長期維持が困難であり，施行後の再燃者の寛解維持期間は平均8.4週と報告されている。施行後6か月以内の再燃率は45%，12か月後までの再燃率は52%と高く，電気痙攣療法を受けた患者の過半数において，治療効果は1年未満と報告されている[1]。したがって，再発防止のために電気痙攣療法を継続的に施行することもある。

適応と禁忌

わが国において適応となる主な疾患は，うつ病や双極性障害，統合失調症であり，①精神症状が重症であり，迅速で確実な治療反応が必要な場合（自殺の危険，身体衰弱，昏迷，錯乱，興奮，焦燥等），②薬物療法では治療効果が乏しい場合，③薬物療法では副作用が前景化してしまう場合，④過去に電気痙攣療法にて良好な治療反応が得られている場合，⑤他の治療法よりも高い安全性が求められる場合（高齢者や妊娠，身体合併症等），⑥状態維持のために継続的に施行している等のような状況の場合に施行される。その他の疾患として，身体疾患に起因する精神障害，身体疾患（悪性症候群，パーキンソン病，難治性発作性疾患，慢性疼痛）があげられる。

原則禁忌となる疾患は，心筋梗塞急性期，非代償性うっ血性心不全，不安定狭心症，肺炎，脳梗塞急性期，脳動脈瘤等である。

副作用

副作用として，全身麻酔に関連して麻酔薬や筋弛緩薬による血圧低下や呼吸抑制等があげられる。治療に関連しては，記憶障害（前向性健忘（数週間で消失）），発作後錯乱（覚醒後数分から数時間），発作後せん妄頭痛，嘔気，筋肉痛，不整脈，徐脈・頻脈，血圧上昇，発熱，躁転等があげられるが，いずれも一過性の軽度なものであり，重篤な後遺症が残るようなことは極めてまれである。

2 施行の実際と看護のかかわり

電気痙攣療法は，精神科医，麻酔科医，看護師によって構成される治療チームで施行され，総合病院では手術室で行われるのが望ましいが，単科精神科病院では十分な救命処置の行える部屋で施行する。少なくとも，酸素ボンベと吸引器を用意し，緊急薬品や除細動器も準備する。

多くの施設において施行手順がマニュアル化されており，クリニカルパスを使用して施行されている（**表1**）。

表1　修正型電気痙攣療法　クリニカルパス

修正型電気痙攣療法　クリニカルパス　　医療者用

患者氏名　　　　　歳　指示日（平成　／　／　）指示医署名（　　　）指示受看護師署名（　　　）

月　日	／		／	
経　過	前日	当日の施行前	施行中	施行後
達成目標	治療・麻酔の説明に対し患者または家族が同意している。循環動態, バイタルサインが安定している。	循環動態, バイタルサインが安定している。	治療の侵襲による換気不全や循環動態の変動がない。	循環動態が安定する。意識状態が正常に戻る。
治療 処置 薬剤 （注射伝票参照） リハビリ	△20時眠前薬内服 不眠時薬は22時迄内服可	□朝の内服中止 □左手に三方活栓式輸液セット・サーフロ22Gでラクテック500mL DIV □麻酔科医指示の薬剤準備 □義歯・眼鏡・時計・ヘアピンの除去 □救急カート・ECGモニター・パルスオキシメータ準備 □自動血圧計（左）・スタンド式血圧計（右） □舌鉗子準備, 電極装着部を生食に浸す □ジャクソンリース・酸素流量計準備	○酸素吸入（　）L／分 （　　）時まで ○心電図モニター管理 （　　）時まで	○通常内服
検査	ハミルトンのうつ評価尺度（　　）点			ハミルトンのうつ評価尺度（　　）点 ○翌日採血の有無確認
活動・安静度	○制限なし	○個室移動	○ベッド上安静	○覚醒まで安静, その後制限なし
栄養（食事）	△夕食可（22時以降絶飲食）	□絶飲食	○絶飲食	○状態により昼以後飲食可
清潔	○入浴もしくは清拭			
排泄	○排便　（有・無）	□排尿をすませる。		
教育・指導（栄養・服薬）・説明	○主治医からの本人・家族への説明 ○麻酔科医師診察 ○治療同意書			
観察	○バイタルサイン測定2検 ○治療前検査のチェック検血・生化学　胸部X線・脳波・頭部CT・ECG 治療に対する不安 □（有・無） ○（有・無） △（有・無）	治療前（　：　） T P BP SpO₂	治療直後（　：　） T P BP SpO₂ 自発呼吸の回復 ○（有・無） 咬舌 ○（有・無） 嘔気・嘔吐 ○（有・無） 意識レベル ○（JCS　−　） 失禁 ○（有・無） せん妄 ○（有・無）	○覚醒までバイタルサイン30分毎測定 嘔気・嘔吐 ○（有・無）△（有・無） 頭痛 ○（有・無）△（有・無） 健忘症状 ○（有・無）△（有・無） 抑うつ表情の改善 ○（有・無）△（有・無） 行動抑制の改善 ○（有・無）△（有・無） 食用不信の改善 ○（有・無）△（有・無） 睡眠障害の改善 ○（有・無）△（有・無）
記録				
担当看護師署名				

電気痙攣療法は，患者にとっては症状の改善への期待と同時に，頭部に通電することや悪しきイメージより大きな不安を抱えている。不安の背景には知識不足がある。不安の軽減に向けては，正確な情報を提供することが肝心となる。その際，口頭での説明に加えて，電気痙攣療法の施行の流れや，効果，副作用，日常生活を送るうえで配慮することなどをわかりやすくまとめた資料等を活用しながら説明することが求められる。

また，施行に際して，心電図等の多くの監視モニターが装着されるが，看護師による観察に勝るものはない。監視モニターのデータから患者の身体的状況や表情等から心理的状況を的確に把握することや，経過を予測し，予測される状況に的確に対応することが求められる。

施行前

電気痙攣療法の施行前には，以下の手順に沿って準備を進めていく。

①事前に血液検査，心電図検査，胸部X線検査，頭部CT検査や認知機能検査，全身状態の診察を行い，全身麻酔や治療に伴う危険性を評価する。これらのデータは施行時に必要となるため，前日にデータがすべてそろっていることを確認しておく。

②治療当日は，嘔吐による窒息や誤嚥性肺炎の予防のため，施行前6〜8時間以上は禁飲食とする。患者の状態によっては，夜間に保護室を使用して禁飲食とする。

③内服薬は，禁飲食期間は原則的に中止する。血糖降下薬や降圧薬などを内服している場合は，事前に医師に確認しておく。また，抗痙攣作用のある薬剤は治療効果を減退させてしまうため，通常は数日前から減量もしくは中止する。この処方変更によって患者の状態が変化する可能性があるため，身体面・精神面について丁寧に観察する必要がある。

④前投薬として気道分泌物を減らし，心的負担を経験する目的でアトロピン1Aの筋肉内注射（静脈内注射）が行われる場合もある。

⑤施行直前に排泄誘導を行い，眼鏡・コンタクトレンズ・義歯などを外し，バイタルサインのチェックを行う。

インフォームドコンセント

医師からの説明には看護師も同席するが，その際看護師には，患者や家族のプライバシーを保護することができる環境を選び，自由に話し合えるような雰囲気作りとすることが求められる。

説明されるべき事項として、①電気痙攣療法が推奨される理由、②適応となる他の治療法、③治療手順、④有効性が必ずしも保障されていないこと、⑤何らかの治療継続が必要なこと、⑥副作用や随伴症状、⑦十分覚醒していない時期に必要となり得る緊急処置、⑧施行前・施行中・施行後に必要となることが予想される行動制限、⑨治療に関する質問はいつでもできること、対応するスタッフの氏名、⑩同意は強制されないこと、いつでも撤回できること[2]等である。

看護師は医師からの説明を患者や家族がどのように理解したのかを観察し、不十分と思われる部分について患者と話し合うことが必要である。

施行中

電気痙攣療法の基本的な施行の流れは、**表2**の通りである。

なお、以下のような点に注意する必要がある。

①実施前の状態や既往歴等を手術室の看護師へ申し送る。

②痙攣を伴う従来型の電気痙攣療法の場合は、骨折や脱臼や舌を噛むことの予防等の痙攣発作時の看護援助が必要となる。

③患者は施行後の一般状態が安定した後に病室に帰室することになる。

施行後

施行後のかかわりのポイントを以下にまとめる。

①バイタルサインや全身状態の観察（帰室時、1時間後、2時間後、6時間後、翌朝）を行いながら、輸液や酸素の管理をする。

②もうろう状態になることがあるので、十分に覚醒するまではそばにいて見守る。覚醒時に看護師が傍らにいることは電気痙攣療法による一時的記憶障害を伴う不

表2　修正型電気痙攣療法の施行の流れ

1. ストレッチャーで手術室へ移動
2. 治療開始前に点滴の開始
3. 脳波及び通電用の電極、ターニケット、心電図モニター、パルスオキシメータ、血圧計カフ、バイトブロックなどの装着
4. バイタルサイン、脳波、心電図、血圧、心拍数、血中酸素飽和度等を観察
5. 短時間作用の麻酔薬を静脈内注射、酸素投与
6. 入眠確認後、短時間作用の筋弛緩薬を静脈内注射
7. 電極から短時間（数秒）に5～100Jのエネルギー量の通電
8. 通電後、呼吸や循環状態の確認しながら、刺激の少ない部屋（回復室）に移動
9. 自発呼吸の再開、覚醒確認後、酸素を継続しながら病室へ移動

安の軽減に重要である。治療が終了して現在ここにいるのだということを明確に伝えることが大切なのである。

③覚醒後は少量の水を飲んでみて嘔気がないか，嚥下状態に問題がないか確認し，飲食や服薬などを援助する。安静解除や飲食の開始は 2 時間後が一般的である。

④施行後の最初のトイレ歩行時には付き添い，ふらつきやめまいなどの出現にも注意する。

◻ 高照度療法

1 高照度療法とは

　高照度療法（bright light therapy）は，1 日のうちのある時間帯に数十分〜数時間程度，2,000 〜 2,500 ルクス以上の高照度の光を照射する治療法である。照射装置としては，室内の天井や壁面に埋め込まれたものや携帯型の蛍光灯を並べたものが使用されることが多い。近年，簡易型の高照度療法装置が市販されており，病院での治療効果と同程度の効果があるとされる。

　治療は，2,500 〜 10,000 ルクスの高照度光を毎日 1 時間程度浴びる。通常，1 週間施行されるが，さらに長期間施行すれば，治療効果を増大することが期待できる。治療効果の発現には，網膜を経由した光情報が重要であり，高照度が網膜を介してセロトニン神経系に作用してセロトニン機能の受容体の感受性が改善するとされている。したがって，身体の他の部位に照射しても効果は期待できない。治療効果の発現までの期間は，抗うつ薬に比べて短く，3 日〜 1 週間程度で認められる。

　副作用はほぼ認められず，安全性の高い治療法である。よって，抗うつ薬の副作用が懸念される高齢者や妊婦のうつ病治療として期待される。

適応

　高照度療法は，季節性うつ病，うつ病，睡眠障害等に治療効果があるとされている。

　季節性うつ病については，特に冬型うつ病に有効といわれ，季節性うつ病の第一選択の治療法として認知され有用性が示されている。高照度光は視床下部にある視床交叉上核の生体時計機構体に作用して生体リズムを調整する働きがあり，これが季節性うつ病の病態に有効に作用すると考えられている。

　睡眠障害については，自分で睡眠時間をコントロールできない概日リズム睡眠障害に有効とされる治療法であり，アルコール依存睡眠障害や睡眠時無呼吸症候群に

は治療効果はないとされる。

うつ病については，抗うつ薬と比較して治療効果の発現が早く，抗うつ薬の付加治療としての有効性が報告[3]されている。

副作用

高照度療法は安全性の高い治療法といわれるが，副作用として，頭痛，眼精疲労，倦怠感，イライラ感，口渇，発汗，顔面のほてり，軽度の動悸感，めまい，不眠などがある。副作用の訴えの頻度は，数％〜数十％程度であるが，副作用のために光療法の中断が必要となる症例は極めてまれである。また，それらの症状は照射中止後には速やかに消失する。副作用の出現頻度と光照度との間には関連がないとされている。

2 施行の実際と看護のかかわり

照射装置の前0.5m〜1mの距離に座ってもらい，1分間に20〜30秒程度光源を見るように指示する。その際に重要なことは，光照射器の照射面より垂直方向に約1mの距離で3,000〜5,000ルクス以上の照度が得られるように環境を調整することである。高照度療法の治療効果は，患者の網膜に一定以上の光量が到達することが必要であるため，患者の眼球位置で十分な照度が得られているかを照度計で確認することが求められる。施行中に読書や手作業，食事等をすることは問題ない。また，高照度療法は，一日のどの時間帯に照射するかが重要となる。睡眠相を前進させるためには，体温最低点以後の体温上昇期（通常，朝から午前中）に照射する。

逆に，夕方から夜間に高照度光に曝露されると睡眠相の後退が生じる。後退を予防するために，夜間，コンビニエンスストアやスーパーマーケットなど明るい場所に行くことを避け，やむを得ない場合は遮光眼鏡の使用を指導する。また，就寝1時間前に部屋の明かりを蛍光灯から暖色照明に切り替えるようにすること，起床時間を固定したり起床後すぐに太陽光を浴びるようにすること，日中にある程度の時間をかけて散歩したりリズム運動をする等の活動する習慣を身につけること，起床から15時間程度で就寝するように心がけること，深呼吸をすること，朝食は必ず摂取するようにすることや夜食は控えめにすること，よく咀嚼するようにすること，豆類や種子・果実類，乳製品等のトリプトファンを多く含む食品の摂取を心がけるようにすることなどの日常生活を送るうえでの留意点の指導も必須である。

一度症状が改善しても，不安や悩み，ストレス等の精神的な要因や生活習慣の変化・乱れ等をきっかけとして睡眠相の後退は再発するため，患者本人の主体的な姿

勢が治療には不可欠である。よって，主体的な姿勢を支持して支えていくことも重要なかかわりとなる。

（関根正）

引用文献
1) 栗田主一：電気けいれん療法の適応—「適応となる診断」と「適応となる状況」，精神科治療学，18 (11)，1267-1274，2003.
2) 本橋伸高他：電気けいれん療法 (ECT) 推奨事項　改訂版，精神神経学雑誌，115 (6)，586-600，2013.
3) 越前屋勝：うつ病の時間生物学的治療，睡眠医療，2 (1)，51-56，2007.

2 薬物療法と看護 — 効果的な薬物療法を展開するために

◻ 看護師に求められていること

◻ 患者の服薬行動推進 — 服薬アドヒアランス向上

　かつては，治療やその計画を行う主体は医療者であり，服薬についても，患者はその指示に従い遵守すればよいという「服薬コンプライアンス」の考え方が中心であった。しかし，患者が服薬の必要性を理解しないままだと，飲み忘れや服薬中断が起こりやすい。そのため，患者は医療に従うべきだという考え方から，患者の積極的な参加が治療成功のカギであるという考えに変化し，「服薬アドヒアランス」の概念が生まれた。

　服薬アドヒアランスとは，患者自身が主体となって治療に参加し，自らが服薬の必要性を理解して服薬することをいう。精神疾患は病状が改善しても，薬物療法を継続する場合が多い。しかし，入院中には服薬するが，退院すると服薬を中断してしまう患者は後を絶たない。アドヒアランスの悪い統合失調症患者の再発率は，1年以内に70%以上という調査結果がある。再発を繰り返すと，薬物が効きにくくなる，回復期までの時間が長くなっていくなど，予後を大きく悪化させるという報告もある。看護師には，薬物療法を受けている患者が入院生活からその人らしい地域生活にスムーズに移行できるよう支援する重要な役割がある。疾患や症状，薬の作用や副作用の説明がされ，服薬が継続できる生活が可能になるように看護がなされなければならない。そのうえで，患者が自己決定できるように支援することが，服薬アドヒアランスの向上につながるのである。

1 薬の説明

　精神疾患は，病識の有無や認知機能の低下の問題から，服薬の必要性を認識しにくいことや，副作用を知ることにより服薬中断につながる可能性があるのではないかという医療者の判断などから，十分なインフォームドコンセントが積極的に行われなかった歴史がある。

　現在，薬の説明は，主治医や薬剤師が中心になって行っている場合が多い。しかし，服薬管理の中心は看護師である。服薬する場面で薬の説明を求められることも多く，その内容によって，今，服薬するかどうかが決まっていくこともある。

　薬の説明の仕方は，患者の病期や認知機能の程度によって工夫する必要がある。例えば，つらい幻聴が軽減したことを例にあげて「怖い声が聞こえなくなる，少な

くなる薬です」と具体的に説明したり，副作用については「喉が渇きやすくなるので，何か飲みたくなったらうがいをすると楽になりますよ」などと，対策を付け加えるのもよい。なかには，言葉の食い違いを攻撃の材料にする患者もおり，「薬については医師に相談しましょう」と，窓口を一本化したほうがよい場合もある。こういったかかわりの中で信頼関係が築かれ，さらに具体的な説明が受け入れられるようになるのではないかと考えられる。

2 薬の作用と日常生活への影響

薬物が患者の日常生活に及ぼしている影響について，以下に「生活」の視点から，看護師が注意すべきポイントをまとめて述べる。

空気・食物・水

i 空気（呼吸）

睡眠薬や筋弛緩作用のある薬剤では，呼吸抑制が起こることがあり，睡眠中の呼吸の観察は重要である。

ii 食物

抗精神病薬の内服で過食に傾き，肥満になる場合があるが，活動性の低下によることもある。体重増加は身体疾患にもつながることも多いため，栄養や運動を考慮した教育的なかかわりが必要となる。逆に，嘔気や食欲低下を呈する場合もあるので，嗜好品を取り入れ，摂取できる時間に配慮するなどの対策が求められる。また，嚥下反射の低下が見られる場合には，食物による窒息につながり注意が必要である。

iii 水

薬物療法の開始初期に，口渇が出現することが多い。口渇は不快感が強いため，早めに対処しないと，多飲水や拒薬，嚥下困難につながることがある。多飲水が続くと，嘔吐，失禁，食欲不振，意識障害を起こす。低ナトリウム血症は痙攣発作を誘発するため，重篤な症状が出現する前に対処しなければならない。口渇に対しては，適切な水分摂取の指導を行いながら，口腔内の保湿剤や砂糖を使用していないキャンディーやタブレットなど，症状が軽減されるものがあることをアドバイスする。

排泄

i 便秘

抗精神病薬によって，便秘，麻痺性イレウスが生じることがある。また，抗精神病薬には制吐作用があり，イレウスの症状である嘔気などの発見が遅れることがあ

る。日常的に，排便の有無だけでなく，性状，量，腹部の触診と聴診を行い，蠕動運動を確認して便秘に対処する必要がある。

ⅱ　尿閉

抗精神病薬による尿閉は，前立腺肥大があるとさらに起こりやすい。尿閉は不快感が強く，処置が必要になることが多いため，排尿困難時は看護師に報告するように事前に伝えておくことが望ましい。

体温と個人衛生

口渇のある患者は不快感とともに，口腔内の乾燥によって衛生状態が悪化することがある。適切な量の水分摂取の指導を行い，歯磨きや含嗽（うがい）などの対処法も伝えておくとよい。流涎や振戦がある患者は，他者に見られてしまうことで自尊心を傷つけることにもなりかねない。これらの理由から，対人関係や社会参加を拒む原因につながる可能性がある。日光に過敏で，日焼けしやすい場合には，サングラスや帽子，日傘など，皮膚を保護する用品があることをアドバイスする。

活動と休息

多くの抗精神病薬には，眠気や倦怠感が伴う。服薬初期はこれらの症状が強く現れることがあるが，次第に慣れていく場合もある。しかし，この症状が日常生活に大きく影響を及ぼす場合，重要な情報として主治医に報告しなければならない。

孤独との付き合いのバランス

精神疾患における対人関係の障害は，疾患の特性のほかに，薬剤にかかわることが多い。服薬はその症状を緩和し，生活の質の改善を目指すものである。しかし，副作用による振戦や流涎，陰性症状は，その見た目などから他者に病気であることを知られる不安や恐怖があり，生活の支障となることがある。そのため，対人関係や社会参加を避けるようになる。服薬に効果があっても，副作用が上回り，生活に支障を来している場合は，抗精神病薬の調整が必要である。

安全を保つ能力

抗精神病薬の中には，抑うつ状態を引き起こすものがある。うつ状態は，自殺に発展することがあるので，日常的に患者を観察し，いつもと違う行動や言動には注意が必要である。

選択的セロトニン再取り込み阻害薬（selective serotonin reuptake inhibitor；SSRI）には，アクチベーションシンドローム（賦活症候群）による不安，焦燥感が高まり，自傷や自殺の危険性があることが知られている。特に服用初期，増量時は注意深い観察が必要である。

その他，起立性低血圧，筋弛緩作用でふらつきや転倒の危険がある。日頃から，起き上がり方や手すりの使用など具体的な指導を行い，重大な事故を避けるために，床や照明，ベッド周囲の整理など環境整備を行うことも求められる。

3 頓服薬の管理

精神科に入院する患者の多くには，「不安時」「不穏時」「不眠時」といったような頓服薬の指示がされており，与薬に関する判断は看護師が担っていることが多い。精神症状の不安や不穏は数値化することが難しいが，与薬するか否か，その薬がその症状に合っているかどうかの判断が必要とされる。患者が「不安だから薬がほしい」と訴えた場合，ただ単に医師の指示通りに，与薬すればよいというものではない。

4 拒薬への対応

服薬を拒否する患者は非常に多く，対応に悩ませられる。臨床では，看護師が医師の指示通りに服薬を行うために強引になったり，必死になって説得したりする場面を目にすることがある。しかし，こういった行動はいくら必要な治療であったとしても，患者にとっては苦しい印象として残り，今後の服薬行為に影響を及ぼすといわれている。拒薬と一口にいっても，患者は薬に対しての知識不足や説明不足，副作用，病気であることの証，金銭面の負担，見た目や飲み心地の悪さ，医療者―患者との不信感など，それぞれに理由がある。拒薬する患者を問題のある人ととらえがちになるが，その行動には必ず原因が潜んでおり，その原因にアドヒアランスを高める要素があるはずである。こういった，患者の考えや思いを大切に扱うことこそが，医療者を信じるか信じないか，生活に服薬を取り入れるか否かなど，服薬するということを考えるきっかけになる。

強制医療が認められている精神科では，しばしば拒薬する患者に強制治療が行われることがある。疾患の特性から，必要な治療を受ける判断能力がない場合もある。拒否する患者の自己決定を尊重すると，明らかに治療が必要な状態に置かれているのに患者に薬物治療がなされないことになる。医療者は倫理的な問題にぶつかるが，強制治療をしなければならない緊急性を要するのか，その治療が適切なものかどうかについては，常に検討される必要がある。施設ごとにその対応は異なるが，拒薬する患者に強制的な治療を行う場合は，今，治療の意味が理解できなくても，説明する必要があるのは当然である。

5 看護師の対応

看護師の発言や態度は，患者の病状に影響を及ぼすことが多い。与薬場面においても，看護師の態度によって，「飲むか，飲まないか」が決まることもある。「飲

む，飲まない」という押し問答や「先生の指示だから飲んでください」という一方的な押し付けではなく，「なぜ飲みたくないのか教えてください」や「ふらつきが強くてつらかったですね」と心配した対応をすることで，患者の反応に違いが出るのは明白である。

また，不眠を訴えて頓服薬を希望する患者に，眠れない悩み事があるのか問いかけることで，服薬せずに入眠することもある。看護師は，自分の行動・言動パターンの特徴が患者にどのように影響を及ぼしているのか，振り返ることが望ましい。

副作用の早期発見

看護師による副作用の有無の観察は，重要な役割である。抗精神病薬の副作用は外見上から判断できるものから，患者自身の感覚的なもの，言いづらい性的なものまで多彩にある。疾患の性質上，うまく表現できない患者もいる。何の薬をどのくらいの期間飲んでいるかを把握することによって，どんな副作用があるのかが見えてくる。そのため看護師は，会話以外にも生活の中で，患者の行動や表情を観察する必要がある。

代表的な抗精神病薬の副作用については，次項にまとめたので参照していただきたい。また，抗精神病薬の服薬時期によって発生しやすい代表的な副作用があるが，これは**表1**に示した。

表1　服薬時期・期間における代表的な副作用

初期	過鎮静
	神経遮断薬惹起性欠損症候群*
	錐体外路症状
	アカシジア
	急性ジストニア
	悪性症候群
	横紋筋融解症
維持期	不整脈
	イレウス
	高プロラクチン血症
	肥満
	水中毒
長期	遅発性ジスキネジア

＊抗精神病薬による精神的な副作用で，過鎮静，感情鈍麻，無関心，アパシー，自発性低下などの症状が特徴的。

向精神薬の分類と性質

向精神薬とは，脳に選択的に作用して精神・神経機能や行動に影響を与える薬剤の総称である。一般的には精神障害の治療薬（狭義の向精神薬）を指すが，広義には麻薬や幻覚剤などの精神異常発現薬も含まれる（**表2**）。

薬剤の用い方

例えば，統合失調症と診断された患者すべてが，同じ種類の薬物療法を受けるとは限らない。逆に，同じ薬物療法を受けても効果には個人差がある。多彩な症状の有無や病期によっては，薬物が効果を示す場合とそうでない場合がある。そのため，症状（幻覚や妄想，不安や躁状態など）を標的に用いることが多い。しかし，症状を標的にするということは多剤になる傾向があり，多剤併用大量投与につながることがある。

1 頓服薬

頓服薬は定期的に服薬するものではなく，症状が出現したときや，その徴候が現れたときに使用する薬剤である。しかし，その効果は薬効のみではなく，心理的効果が非常に大きい。症状をコントロールできず，不安やイライラを和らげることを目的にして使用する場合もあれば，服薬する行為自体に効果が出るという安心感

表2　向精神薬の分類

広義の向精神薬	狭義の向精神薬	抗精神病薬	定型抗精神病薬（第一世代抗精神病薬）
			非定型抗精神病薬（第二世代抗精神病薬）
		気分安定薬	
		抗うつ薬	
		抗不安薬	
		睡眠薬	
		抗てんかん薬	
		抗酒薬	
		抗パーキンソン薬	
		抗認知症薬	
	精神異常発現薬：LSD-25，モルヒネ，コカインなど		

が，精神状態の安定につながる場合もある。

② 注射剤・持続性抗精神病薬注射剤（デポ剤）・水薬・口腔内崩壊錠

抗精神病薬の注射には，ハロペリドール（セレネース，リントン），レボメプロマジン（ヒルナミン，レボトミン），オランザピン（ジプレキサ）などがある。抗うつ薬にはクロミプラミン塩酸塩（アナフラニール），抗不安薬や睡眠薬にはジアゼパム（セルシン，ホリゾン），フルニトラゼパム（サイレース，ロヒプノール）などがある。注射（点滴・静脈内注射・筋肉内注射）は経口よりも薬効の発現が速やかなものが多く，服薬が確実であるため，患者の症状，状態によって選択される。特に，急性期における治療には，薬物療法とともに休息や睡眠が優先されるため使用頻度は高い。その他，注射をするという行為自体に心理的効果がある場合がある。

服薬や通院に時間などの制約がある，服薬管理が困難，拒薬傾向の患者には，持続性抗精神病薬注射剤（デポ剤）を使用する場合がある。1回の筋肉内注射で2〜4週間持続して効果を発揮する。しかし，長期間筋肉内にとどまるということは，副作用が出現しても内服薬のように中止ができず，対処が難しくなる。そのため，同成分の経口薬で副作用の有無を確認する必要がある。現在使用されている持続性抗精神病薬注射剤には，ハロペリドールデカン酸エステル（ハロマンス，ネオペリドール），フルフェナジンデカン酸エステル（フルデカシン），リスペリドン（リスパダールコンスタ），パリペリドンパルミチン酸エステル（ゼプリオン），アリピプラゾール（エビリファイ）がある。実施にあたっては，各々の薬剤の注射法を理解しておく必要がある。

なお，服薬行為は患者が自ら治療に参加しているという意識がもてる一方，病者としての実感やセルフスティグマをもつことも考えられる。そのため持続性抗精神病薬注射剤は，精神的・社会的負担を軽減することが可能になるともいえる。しかし，拒薬傾向の患者に使用される場合，服薬行為や通院の回数が減ることで病者としての実感が減少し，アドヒアランスの不良や通院の中断につながる可能性があることに留意しておく必要がある。

水薬は，拒薬する患者に使用することがしばしばある。リスペリドンの水薬を食事や飲み物に混ぜて服薬する方法（ブラインド与薬）があるが，倫理的問題もある。しかし，水なしで手軽に服薬することが可能であり，錠剤や散剤が苦手な患者には最適である。

口腔内崩壊錠は，口腔内の唾液程度で溶けて服薬できる。水が手元になくても内服でき，場所を選ばないで済む。錠剤が苦手，嚥下障害のある患者などに用いられ

ることが多い。吸湿しやすいため崩れやすく，シートから取り出した際にはすぐに
服用しなければならない。

3 プラセボ

プラセボ（偽薬）は，疾患に対しての有効成分が入っていない薬である。主に，
薬理的影響のないブドウ糖や乳糖を使用することが多い。有効成分が入っていない
ということは，薬理学的には何の効果もない。しかし，プラセボを使用して症状が
改善し，反応が見られることがあることがわかっている。服薬することで安心感が
得られ，症状が改善するのではないかなど，プラセボの使用の意味が検討，研究さ
れている。ただし，プラセボの使用はインフォームドコンセントの原則に反してお
り，倫理的な側面で議論がなされている。

◼ 抗精神病薬

1 作用・用法

抗精神病薬は，定型抗精神病薬（第一世代抗精神病薬，従来薬）と非定型抗精神
病薬（第二世代抗精神病薬，新規薬）の2つに分類されることが多い。

定型抗精神病薬はドパミン D_2 受容体の遮断を中心にしたものである。ドパミン
D_2 受容体が遮断されると，陽性症状が軽減される。しかし，他の神経系のドパミ
ン D_2 受容体を遮断してしまうと副作用が生じやすくなる。

非定型抗精神病薬には，SDA（serotonin dopamine antagonist；セロトニン・ド
パミン遮断薬）と MARTA（multi-acting receptor targeted antipsychotics；多元
受容体作用抗精神病薬）がある。

SDA はセロトニン，ドパミンが拮抗することを利用してドパミン D_2，セロトニ
ン 5-HT の受容体を選択的に遮断するという特性がある。これらは，副作用が出現
しやすいドパミン D_2 受容体にはさほど影響されない特性があり，副作用の発現率
が少ないといわれている。

MARTA はセロトニン，ドパミン以外の神経伝達物質の受容体にも作用する。
SDA と同様の作用を有するが，鎮静作用が強く空腹を感じることも多い。そのた
め，不眠や拒食の患者に就寝前に使用されることが多い。1日1回の内服で済む。
オランザピン（ジプレキサ）は口腔内崩壊錠があるため，拒薬傾向のある患者にも
使用される場合がある。MARTA は，糖尿病患者には禁忌（クロザピン以外）の
ため，糖尿病既往の有無や検査データをモニタリングする必要がある。

ただし，非定型抗精神病薬は至適用量を超えると定型抗精神病薬と同じ働きに

なってしまう。治療抵抗性統合失調症に使用されるクロザピン（クロザリル）は，他の抗精神病薬に比べて作用が強力である。まれではあるが，重篤な副作用として，無顆粒球症や血糖上昇がある。処方にあたっては，医療機関や医師，薬局は「クロザピンモニタリングサービス」に登録して運用手順を遵守することが義務づけられている。

また，他の非定型抗精神病薬とは異なった薬理作用をもつといわれている DPA（dopamine partial agonist；ドパミン受容体部分作動薬）のアリピプラゾール（エビリファイ）がある。ドパミンの神経伝達が過剰なときは抑制し，低下しているときは神経伝達物質を促進させ，ドパミンシステムを安定させる効果がある。使用開始時は精神症状が悪化することがあり，用量にも規定があるため注意を要する。双極性障害やうつ病にも効果がある（**表3**）。

2 副作用

抗精神病薬には多彩な副作用があり，症状によっては早急に対応しなければ死に

表3 定型抗精神病薬と非定型抗精神病薬の種類と適応

一般名	商品名	適応
定型抗精神病薬（一例）		
クロルプロマジン	コントミン	統合失調症，躁病，神経症における不安・緊張・抑うつ
	ウインタミン	
レボメプロマジン	ヒルナミン	統合失調症，躁病，うつ病における不安・緊張
	レボトミン	
ハロペリドール	セレネース	統合失調症，躁病
	リントン	
スルピリド	ドグマチール	統合失調症，うつ病・うつ状態
非定型抗精神病薬		
リスペリドン	リスパダール	統合失調症
ペロスピロン塩酸塩水和物	ルーラン	統合失調症
ブロナンセリン	ロナセン	統合失調症
パリペリドン	インヴェガ	統合失調症
オランザピン	ジプレキサ	統合失調症，双極性障害における躁症状，うつ症状の改善
クエチアピンフマル酸塩	セロクエル	統合失調症
クロザピン	クロザリル	治療抵抗性統合失調症
アリピプラゾール	エビリファイ	統合失調症，双極性障害における躁症状の改善，うつ病・うつ状態

至るものもある。副作用を常に予測することは早期発見につながり，重大な副作用の予防と対処が可能になる。主な抗精神病薬の副作用を以下にまとめる。

錐体外路症状（EPS）

パーキンソン様症状で筋緊張が亢進し，運動減退症状を主とした振戦や小刻み歩行，筋強剛などが起こる。パーキンソン病と薬剤性パーキンソン症状は類似するが，治療法が異なるため鑑別が必要になる。

急性ジストニア

抗精神病薬投与初期や増量時に現れる。筋緊張の異常で頸部がねじれたり，舌が突出，捻転したり，眼球が上転したり，全身に及ぶこともある。ジストニア反応は不安によって誘発される傾向があるが，治療薬には抗コリン薬が使用される場合が多い。ただし，抗コリン薬にも副作用がある。

遅発性ジスキネジア

不随運動で，抗精神病薬を長期間（数か月から数年）服用することで現れる。舌を突き出したり，唇をすぼめたり，まばたきを反復的に繰り返す。原因となる薬剤を中止しても症状は長期的に持続する。

高プロラクチン血症

プロラクチンの分泌が促され，さまざまな症状を引き起こす。月経異常や不定期排卵，胸の張りや乳汁分泌，性欲低下がある。男性の場合も女性化乳房，射精障害，勃起障害が現れる。性に関する副作用は羞恥心から訴えにくいため，表面化されないこともしばしばある。

体重増加・糖脂質代謝異常

抗精神病薬の中でも，オランザピン（ジプレキサ），クエチアピンフマル酸塩（セロクエル）には食欲亢進，体重増加，血糖値の上昇を見ることがある。次いで，クロザピン（クロザリル），リスペリドン（リスパダール）も同様の副作用が報告されている。これらは，身体的疾患につながることが多い。そのため，食事や運動療法を併用し，血糖値のモニタリングを行う。

ただし，この症状は薬だけが原因ではないこともある。急性期からの回復，入院による運動不足などの影響を考慮しながら，アセスメントする必要がある。特に体重増加は，服薬アドヒアランスに影響することが多い。

抗コリン作用

便秘，排尿困難や尿閉，口渇，胃部不快感などは副作用の頻度として多い。飲水量や排尿，排便回数を確認する必要がある。

悪性症候群

　向精神薬の副作用の中でも重篤な副作用である。発見が遅れると致命的になり得るため，早期発見，早期治療を要する。その症状には，発熱（40℃以上になることも多く解熱剤は無効），血圧上昇（変動），頻脈，著明な発汗，筋強剛，振戦，無動などがみられる。錯乱や興奮，混迷，無言などが見られることもあり，精神症状の悪化との鑑別が必要である。検査所見上はCPK（クレアチンキナーゼ）が高値を示す。

　発症機序は明らかではないが，脱水や低栄養，抗精神病薬の増量や中断後の再開がリスクを高めるといわれている。治療は原因薬物の除去を行い，安静と補液などの身体管理を行う。治療薬として，ダントロレンナトリウム水和物（ダントリウム）や，ブロモクリプチンメシル酸塩（パーロデル）が投与される。

その他

　循環器障害，過鎮静，眠気，肝障害などがある。

抗不安薬

1 作用・用法

　神経性障害を中心とした不安，緊張，抑うつ症状に対して用いられる。ほかにも，統合失調症の不安や焦燥，アルコール依存症のアルコール離脱症状の予防，痙攣にも使用される。抗不安薬はベンゾジアゼピン系と非ベンゾジアゼピン系に大別されるが，多くはベンゾジアゼピン系で，非ベンゾジアゼピン系はセロトニン作動薬のタンドスピロンクエン酸塩（セディール）がある。ベンゾジアゼピン系はGABA受容体の機能を亢進させ，興奮と抑制のバランスを保つ。それぞれの薬剤には，鎮静作用，催眠作用，筋弛緩作用の強弱や作用時間があるため，症状によって抗不安薬が選択される（**表4**）。

2 副作用

　鎮静作用，筋弛緩作用があるため，眠気，ふらつき，めまい，注意・集中力の低下，脱力感などが高頻度で出現する。そのため，高齢者の転倒は大事故につながり，注意が必要になる。また，動悸や血圧低下，消化器症状，呼吸抑制（特に注射）なども見られる。まれに，不安の増強，興奮，錯乱，攻撃性が高まることがある。

　ベンゾジアゼピン系抗不安薬は比較的安全性が高いといわれ，幅広く使われている。しかしその一方で，依存が問題になっており，減量や中止でも離脱症状を起こ

表4　抗不安薬の作用時間による分類

	一般名	商品名
短時間型 （6 時間以内）	クロチアゼパム	リーゼ
	トフィソパム	グランダキシン
	エチゾラム	デパス
中間型 （12 〜 24 時間）	アルプラゾラム	ソラナックス，コンスタン
	ロラゼパム	ワイパックス
	ブロマゼパム	レキソタン，セニラン
長時間型	オキサゾラム	セレナール
	メダゼパム	レスミット
	クロルジアゼポキシド	バランス，コントール
	フルジアゼパム	エリスパン
	メキサゾラム	メレックス
	クロキサゾラム	セパゾン
	ジアゼパム	セルシン，ホリゾン
	クロナゼパム	リボトリール，ランドセン
超長時間 （90 時間以上）	ロフラゼプ酸エチル	メイラックス
	フルトプラゼパム	レスタス
タンドスピロンクエン酸塩（セディール）		

すことがある。その症状には，緊張，不安，動悸，発汗，頭痛などがある。

◾ 気分安定薬

1 作用・用法

　気分安定薬（mood stabilizer；ムードスタビライザー）は，双極性障害の抗躁作用，抗うつ作用があり，気分の波を少なくすることから再発予防にも使用されている。また，単極性のうつ病や躁病，統合失調感情障害，統合失調症の興奮状態などにも使用される。現在使用されているものは，炭酸リチウム（リーマス），カルバマゼピン（テグレトール），バルプロ酸ナトリウム（デパケン，バレリン），ラモトリギン（ラミクタール）の4種類である。炭酸リチウム以外は，てんかんの治療薬でもある。

2 副作用

　炭酸リチウムは，粗大振戦，嘔気・嘔吐，食欲不振などの副作用がある。治療域

と中毒域の幅が狭いため血中濃度を定期的に測定し，リチウム中毒に注意する必要がある。リチウムは90％以上が腎で排泄されるため，腎障害，脱水状態，発熱，発汗は体内貯留を起こしやすい。また，炭酸リチウムと抗精神病薬の併用が悪性症候群の発生頻度を高めるといわれている。

カルバマゼピンは，眠気，ふらつき，めまい，皮疹などの副作用がある。特に皮疹はスティーブンス・ジョンソン症候群や中毒性表皮壊死症など，生命にかかわることがある。そのため，内服前に患者に副作用の説明をし，観察する必要がある。頻度は少ないが重篤なものとして，白血球減少，再生不良性貧血などがある。

バルプロ酸ナトリウムは，消化器症状（嘔気・嘔吐，食欲不振）の副作用の頻度が高い。頻度は少ないが重篤な肝障害，急性膵炎，高アンモニア血症を伴う意識障害などがある。

◰ 抗うつ薬

■1 作用・用法

抗うつ薬は主にうつ病に使用されるが，うつ状態，せん妄，神経障害などにも効果を発揮する。従来型といわれる三環系抗うつ薬，四環系抗うつ薬，新世代型のSSRI（selective serotonin reuptake inhibitor；選択的セロトニン再取り込み阻害薬），SNRI（serotonin noradrenalin reuptake inhibitor；セロトニン・ノルアドレナリン再取り込み阻害薬），NaSSA（noradrenergic and specific serotonergic antidepressant；ノルアドレナリン作動性・特異的セロトニン作動性抗うつ薬）に大別される。

三環系，四環系の従来型抗うつ薬は，神経伝達物質のセロトニン，ノルアドレナリンの再取り込みを阻害し，シナプス間隙の濃度を上げることで効果を発揮する。副作用が出現しやすい抗うつ薬であるが，三環系の副作用を改善したものが四環系である。しかし，抗うつ作用も三環系に比べると劣る。副作用が強いことから，抗うつ薬の第一選択薬として使用されることが少なくなっている。

SSRI，SNRIは従来型に比べて，神経伝達物質をより選択的に作用するものである。したがって，副作用がさらに改善されたものといえる。SNRIは，意欲低下が目立つ場合に使用されることが多い。

NaSSAは，セロトニン，ノルアドレナリンの再取り込みを阻害する他の抗うつ薬と違い，セロトニン，ノルアドレナリンの放出を促進させる特徴がある。

全般的に抗うつ薬は，薬剤の効果が発揮されるまで時間を要する。効果が発揮さ

れる前に副作用の出現する頻度が高いため，そのつらさから服薬を中断することも多い。また，効果が現れても，否定的な認知をもつうつ病は，効果が実感されるまでにさらに時間を要することがある。

2 副作用

消化器症状を中心とした副作用がある。代表的な副作用を**表5**に示した。また，投与初期や増量時にアクチベーションシンドロームやセロトニン症候群が起こることがあるため，注意が必要である。アクチベーションシンドロームでは，不安，焦燥，不眠，易刺激性，衝動性などが現れる。衝動性が亢進すると，自傷や他害を起こす危険がある。セロトニン症候群は不安，焦燥，発熱，ミオクローヌスなどの症状が現れる。

表5　抗うつ薬の分類

一般名	商品名	副作用
三環系（tricy antidepressant；TCA）		
イミプラミン塩酸塩	イミドール，トフラニール	口渇，便秘，尿閉，起立性低血圧
クロミプラミン塩酸塩	アナフラニール	催眠作用，鎮静作用
アモキサピン	アモキサン	体重増加，QT延長
四環系		
マプロチリン塩酸塩	ルジオミール	三環系と同様
ミアンセリン塩酸塩	テトラミド	口渇，便秘の出現は三環系に比べて低い　催眠作用は三環系よりも強い
SSRI（selective serotonin reuptake inhibitor；選択的セロトニン再取り込み阻害薬）		
フルボキサミンマレイン酸塩	デプロメール，ルボックス	嘔気・嘔吐，下痢，性機能障害
パロキセチン塩酸塩水和物	パキシル	
塩酸セルトラリン	ジェイゾロフト	
SNRI（serotonin noradrenalin reuptake inhibitor；セロトニン・ノルアドレナリン再取り込み阻害薬）		
ミルナシプラン塩酸塩	トレドミン	血圧上昇，頻脈，頭痛，尿閉，嘔気
デュロキセチン塩酸塩	サインバルタ	
NaSSA（noradrenergic and specific serotonergic antidepressant；ノルアドレナリン作動性・特異的セロトニン作動性薬）		
ミルタザピン	レメロン，リフレックス	体重増加，眠気

▣ 抗てんかん薬

1 作用・用法

てんかん発作を抑えることと，発作を予防することを目的にしているのが抗てんかん薬である。てんかんの治療以外にも気分安定薬として，また，パーキンソン病にも使用されている。てんかん薬は，てんかん発作の種類によって選択されるため（**表6**），発作時は安全を配慮しながら十分な観察が必要になる。日本てんかん学会は，全般発作はバルプロ酸ナトリウム（デパケン），部分発作はカルバマゼピン（テグレトール）を第一選択薬に推奨している。血中濃度で有効性を判断しながら調整が行われ，血中濃度が安定するように服用の方法が決められる。服薬中断や飲み忘れがあると発作を誘発し，重積発作を起こしやすくなる。併用療法として2種類使用されるものもある。

2 副作用

薬剤の種類によって，それぞれの副作用を示す。全体的には眠気，倦怠感，ふらつきなどが強い。特に注意すべき副作用は，フェニトイン（アレビアチン），カルバマゼピン（テグレトール），フェノバルビタール（フェノバール），ラモトリギン（ラミクタール）などによるスティーブンス・ジョンソン症候群，カルバマゼピン（テグレトール），バルプロ酸ナトリウム（デパケン），フェニトイン（アレビアチン）では白血球減少などがある。

表6　発作型による薬剤選択

発作型		薬剤名
部分発作		
単純部分発作		カルバマゼピン（テグレトール），フェニトイン（アレビアチン），バルプロ
複雑部分発作		酸ナトリウム（デパケン），ゾニサミド（エクセグラン），レベチラセタム（イーケプラ），ラモトリギン（ラミクタール），トピラマート（トピナ）
全般発作		
欠伸発作		バルプロ酸ナトリウム（デパケン），エトスクシミド（エピレオプチマル），ラモトリギン（ラミクタール）
強直間代発作		バルプロ酸ナトリウム（デパケン），クロバザム（マイスタン），フェノバルビタール（フェノバール），フェニトイン（アレビアチン），レベチラセタム（イーケプラ），ラモトリギン（ラミクタール），トピラマート（トピナ）
ミオクロニー発作		バルプロ酸ナトリウム（デパケン），クロナゼパム（リボトリール），レベチラセタム（イーケプラ）
脱力発作		バルプロ酸ナトリウム（デパケン），エトスクシミド（エピレオプチマル）

◼ 抗パーキンソン薬

1 作用・用法

　抗パーキンソン薬は，主にパーキンソン病の治療薬として使用されるが，抗精神病薬の副作用止めや，予防にも用いられる。どちらも，類似した症状が出現する。しかし，パーキンソン病は，ドパミン神経細胞の変性でドパミンの分泌が悪くなった状態で，抗精神病薬の副作用は，ドパミンは放出されているが抗精神病薬によって受容体が遮断された状態である。したがって，それぞれに使用する薬剤が選択される。

　抗精神病薬の副作用に用いられるのは，プロメタジン塩酸塩（ピレチア，ヒベルナ），ビペリデン（アキネトン）などがある。

2 副作用

　抗パーキンソン薬は，抗精神病薬の副作用止めや予防に用いられるが，副作用止めにも副作用がある。常用量の使用でも，幻覚，せん妄，不安などの精神症状が出現することがある。

◼ 睡眠薬

1 作用・用法

　睡眠薬は，その原疾患にかかわらず睡眠障害の症状に対して処方されるため，使用頻度が高い薬物である。薬理作用の特徴から，ベンゾジアゼピン系，非ベンゾジアゼピン系，バルビツール酸系，非バルビツール酸系に大別される。現在では，ベンゾジアゼピン系，非ベンゾジアゼピンが主流で，薬物の作用時間で分類されている（**表7**）。睡眠障害は入眠困難，中途覚醒，早朝覚醒，熟眠障害タイプがあり，それにより薬剤が選択される。例えば，入眠困難には作用時間が短いもの，中途覚醒や早朝覚醒には作用時間が長いものを使用する。バルビツール酸系，非バルビツール酸系の睡眠薬は副作用の観点から使用されることが少なくなっているが，不穏・興奮状態の緊急的な鎮静目的で使用されることがある。

　また近年，今までの睡眠薬の薬理作用とはまったく異なったメカニズムをもつ，メラトニン受容体作動薬のラメルテオン（ロゼレム），オレキシン受容体拮抗薬のスボレキサント（ベルソムラ）が登場した。睡眠作用の効果は若干弱いが，副作用が少ないものである。

表7　睡眠薬の作用時間における分類

作用時間による	一般名	商品名
超短時間作用型	ゾルピデム酒石酸塩	マイスリー
	トリアゾラム	ハルシオン
	ゾピクロン	アモバン
	エスゾピクロン	ルネスタ
短時間作用型	エチゾラム	デパス
	ブロチゾラム	レンドルミン
	リルマザホン塩酸塩水和物	リスミー
	ロルメタゼパム	ロラメット，エバミール
中間作用型	エスタゾラム	ユーロジン
	フルニトラゼパム	サイレース，ロヒプノール
	ニトラゼパム	ネルボン，ベンザリン
長時間作用型	クアゼパム	ドラール
	フルラゼパム塩酸塩	ダルメート

2 副作用

　バルビツール酸系，非バルビツール酸系は耐性，依存を形成し，中断すると強い不眠などの離脱症状を引き起こすことが知られている。大量に服用すると，呼吸抑制作用があり死に至る危険がある。また，以下のような副作用も見られる。

筋弛緩作用

　ふらつきや転倒が多い。

持ち越し効果

　翌日に作用が残り，日中の眠気，ふらつき，脱力感，頭痛などがある。

健忘

　服薬から入眠するまでの間や中途覚醒時に，一過性の前向健忘が見られることがある。

反跳性不眠

　睡眠薬を中止した際に出現する強い不眠がある。

奇異反応

　頻度は少ないが，不安，焦燥感，興奮や攻撃性が高まることがある。

◙ 抗認知症薬

認知症は，アルツハイマー型認知症，レビー小体型認知症，脳血管性認知症，前頭側頭葉変性症に大別されるが，ここではアルツハイマー型認知症の治療に用いられる抗認知症薬について述べる。

1 作用・用法

現在使用できる抗認知症薬は，コリンエステラーゼ阻害薬のドネペジル塩酸塩（アリセプト），ガランタミン臭化水素酸塩（レミニール），リバスチグミン（イクセロン，リバスタッチ）と，NMDA 受容体アンタゴニストのメマンチン塩酸塩（メマリー）がある。主に認知機能障害の重症度，薬剤の効果，使いやすさによって選択される。抗認知症薬は根本的な治療薬ではなく，認知機能障害の進行抑制を主な目的にしているため，行動・心理症状（BPSD）の改善に対しては抗精神病薬，抗不安薬，抗うつ薬が併用されることも多い。

一般的な使用方法として，軽度の認知症にはコリンエステラーゼ阻害薬から選択される。中度の場合は，コリンエステラーゼ阻害薬か NMDA 受容体アンタゴニストのいずれかで治療を行うが，すでにコリンエステラーゼ阻害薬の治療が行われている場合は，NMDA 受容体アンタゴニストの併用が行われる。重度になると，ドネベジル塩酸塩と NMDA 受容体アンタゴニストの併用がなされる。薬剤は錠剤のほかに，口腔内崩壊錠，液剤，ゼリー状，パッチがあり，患者の状態によって選択することができる。

2 副作用

消化器症状を中心とした嘔気・嘔吐，食欲低下，下痢やめまい，眠気などが見られる。また開始初期や増量時は，興奮などが見られることがあり，症状が悪化したととらえられることがあるため，事前に説明しておくとよい。重大な副作用として，失神，徐脈，心筋梗塞などがある。消化器潰瘍の既往がある場合は再発率が高いという報告があるため，慎重に投与する必要がある。

（緑川雅）

3 精神療法と看護

精神療法と看護のかかわり

　精神療法は，心理的問題を抱える人（患者，クライエント）に対し，その問題の改善や解決，あるいは人格的な成長を目的とし，専門家が心理的アプローチを通して進める治療法の総称である。心理学領域では心理療法と呼ばれており，多種多様な療法が存在する。

　このように看護師は，精神療法に直接的に関与するわけではないが，これらの療法を受けている人に対し，その治療が円滑に進み継続できるよう側面から支えていく役割を担うことになる。また看護師は，患者を総合的にとらえ，いわば医療チームの中で調整役を担うことも少なくないが，それゆえ，例えば，○○療法は臨床心理士が担当していることなので看護師には関係ない，何が行われているのか知らないというのでは，この重要な役割を果たせない。したがって，実施される治療（療法）の概要を理解したうえで，その治療者に具体的な内容や流れを確認し，それらの療法を患者（クライエント）が受けている間，患者の変化について把握し，治療者にフィードバックしながら互いに情報を共有することが大切である。

精神療法の種類

　次にあげている精神療法は，数多く存在するうちの一部である。

心理教育

　心理教育は，患者や家族に正しい知識や情報を提供するだけでなく，病気や障害によって生じたさまざまな問題に対して主体的に対処できるよう援助するためのアプローチである。また，その実施は医療機関のみならず，地域保健機関や家族会などのセルフヘルプグループ（自助グループ）において利用されることもある。

　厚生労働省による「心理教育を中心とした心理社会的援助プログラムガイドライン」（2004）では，心理教育プログラムの適用対象として，①統合失調症の急性期が治まりプログラムを受け入れられる状態になった人，②統合失調症の長期入院患者で退院を考慮している人，③デイケアなどの通所プログラムを利用している，あ

表1 心理教育の目標

・対象者が自ら抱えた困難を十分に受け止めることができるよう援助する
・困難を乗り越える技術を修得する
・現実に立ち向かうことができる力量を見つける（empowerment）
・困難を解決できるという自信（self-efficacy）を身につける
・自己決定・自己選択の力を身につける
・リハビリテーションプログラムなどの援助資源を主体的に利用できるようになること　など

厚生労働省：心理教育を中心とした心理社会的援助プログラムガイドライン，2004. より抜粋

るいは利用し始めた統合失調症の人，④患者家族，があげられている。また実施されるプログラムについても，急性期から回復期にある精神障害者本人及び家族用，リハビリテーション期にある精神障害者本人及び家族用，長期入院中の精神障害者本人及び家族用というように，病態の段階と対象者別に示されている。

　いずれにしても，①医療者が伝えた疾患やそれに伴う障害，治療に関する情報を対象者と共有する，②対象者が日常における問題に対処し現実に立ち向かう力量を身につける（empowerment），③問題解決できるという自信をもつ（self-efficacy），④自己決定・自己選択する力を身につける，⑤リハビリテーションプログラムなどの援助資源を主体的に利用できるようになることなどを目標とし（**表1**），例えば，精神障害者本人向けとして服薬自己管理や地域生活への再参加に関するプログラムが，家族向けとして患者と生活を送る際に生じる困難への対処方法や再発防止に関するプログラムなどが設定される。また，具体的な方法は現在，個人よりも10人前後のグループにおいて実施されることが多く，問題解決に向けて体験を共有し，互いに学習効果を向上させることが期待できる。

■ 支持的精神療法（個人精神療法）

　精神療法の基本となるもので，患者に対し治療者の価値観に基づいて批判したり指示することなく，問題解決に向けて患者を支える治療法である。したがって治療者の態度として，患者が話すことを傾聴し共感することが重要になる。そのためには，患者に関心を向け，積極的に話を聴こうとする姿勢が求められる。そうすることで，患者の不安が軽減され，精神的に安定することで現実に生じている問題に立ち向かうようになることが期待される。

第3章　心を病む人への治療・対策と看護のかかわり　　259

認知療法／認知行動療法

「問題行動は，その人の現実認知の歪みの結果生じる」という前提に基づき，その認知を修正し，問題対処スキルの習得を目指す治療法である。したがって，患者の心理的状態よりも認知と行動に注目し，その修正を図ることで現実適応できるよう導く。また，歴史的には行動療法を背景とし，1970年代にベック（Beck AT）がうつ病に対する精神療法として開発し発展してきたものであるが，現在は他のさまざまな精神疾患に対してのみならず，日常のストレス対処や教育問題など広範囲に活用されている。

具体的な方法は，まず患者が抱えている問題について，それが認知の仕方とどのように関係しているのかについて治療者は患者とともに明確にし，認知の歪み（**表2**）を修正する方法を検討する。そこではさまざまな技法（**表3**）が用いられるが，例えば，治療場面（セッション）においてだけではなく，実際の日常生活の中で困ったことなどを書き留めるというようなホームワーク（宿題）を課し，次の

表2　認知の歪み

①**全か無か思考（all-or-nothing thinking）：**
　物事を白か黒でしか考えられない完全主義の思考パターン
②**一般化のし過ぎ（overgeneralization）：**
　例えば1回2回の失敗を常にとか，絶対というように考える
③**心のフィルター（mental filter）：**
　これまで経験した物事すべてをネガティブにとらえ，よい部分が見えなくなる状態
④**マイナス化思考（プラスの否定）（disqualifying the positive）：**
　よいことをよいと認められず，悪いことに置き換える
⑤**結論への飛躍：**
　心の読み過ぎ（mind reading）：
　その人の行動や発言の一部だけで相手の考えなどを決めつける
　先読みの誤り（the fortune teller error）：
　予測できない将来について実際に起こるものであると決めつける
⑥**拡大解釈（破滅化）と過小評価（magnification and minimization）：**
　自分には厳しい評価を下し，他者には寛大な評価をする
⑦**感情的決めつけ（emotional reasoning）：**
　例えば，ある出来事について感情を根拠として解釈する
⑧**すべき思考（should statements）：**
　「～すべきである」「～でなくてはならない」という思考パターン
⑨**レッテル貼り（labeling and mislabeling）：**
　自分や他者に対するイメージを固定化し，柔軟性に欠ける思考パターン
⑩**個人化（personalization）：**
　例えば，ある出来事について実際には自分の責任ではないのに，自分に責任があると考える

セッションへと進める。そこで実現可能で測定が可能な治療目標（**表4**）を患者とともに設定し，患者は日常生活において実行を試み，その結果について治療者はフィードバックする。このようにして行動修正を図っていく。

　また，精神科領域で広く活用されている社会生活技能訓練（SST）も認知行動療法の1つである。これは，対人関係や社会生活を営むのに必要とされるスキルを学習するための方法で，リバーマン（Liberman RP）らによって開発された。ここでいう生活技能とは，社会における生活を維持し，それを容易にする助けとなるものであり，互いに助け合える対人関係を作り上げ，維持し深めるのに役立つ対人的行動のすべてを指しており，その訓練の目的を，生活技能の向上により再発や悪化を予防し，患者の生活の質（QOL）を改善することにおいている（**表5**）。

表3　認知行動療法に用いられる技法

● **行動的技法：** 活動スケジュールと遂行度・満足度の評定，行動リハーサル，自己強化，セルフモニタリング，段階的なホームワーク，ロールプレイ，運動，不眠への介入など
● **認知的技法：** 認知のセルフモニタリング，モデリング，自己教示，イメージリハーサルなど
● **情動・生理的技法：** 筋弛緩法，呼吸法，自律訓練法など

表4　治療目標の例

全般的目標	具体的な小目標
周囲の協力を得る	・上司と仕事に就いて話してみる ・同僚に相談してみる
決められた仕事を片付ける	・期限以内に報告書を上げる ・午前中の1時間でメールをまとめてチェックする
コミュニケーションを図る	・一緒に食事に行く ・挨拶をする

厚生労働省：うつ病の認知療法・認知行動療法治療者用マニュアル（平成21年度厚生労働省こころの健康科学研究事業「精神療法の実施方法と有効性に関する研究」），11．より作成

表5　SSTの具体的な方法

● **グループ構成：** 患者6〜10名とスタッフ2名（リーダー，サブリーダー）
● **1回のセッション：** 45〜90分／週1〜5回
● **グループの形式：** 共通の課題や目標に取り組む，個別の目標を持って参加する，その場で練習したいことなどを発表して取り組む　など
　【例】 テーマ：会話の技能（相手に伝えたいことを明確に話す，会うことが予定されている人との会話のリハーサルなど），買い物の技能など

行動療法

学習理論に基づき，不適応行動を適応的な方向に変化させることを目的とする療法で，1960年代に体系的な治療法として広まった。人間の行動について，その大部分は学習によって獲得されたものであるとみなす。したがって治療の焦点は，客観的観察や測定，制御が可能であり，過去ではなく現在の行動に当てられ，不適応行動の学習解除や適応的行動の学習を治療目標とする。そして，最初に行われる行動分析に基づいてさまざまな技法が選択される。具体的には次のような技法が用いられる。

1 系統的脱感作法

ウォルピ（Wolpe J）によって開発された技法で，特に恐怖症など不安により不適応行動が生じる場合に用いられる。基本的には筋弛緩訓練や自律訓練法を行い，これと並行して患者が不安を感じる具体的な場面について情報を収集し，その不安の強さを順に配列した不安階層表を作成する。そして不安の弱い場面からイメージさせ，リラクセーションによって制御できたならば，次に不安の強い場面へと段階的に進むことを繰り返す。

2 フラッディング法

不安を誘発する状況に持続的に長時間直面することにより（フラッディング：flooding）慣れを生じさせ，恐怖心を取り除く技法である。特に広場恐怖に効果があるとされている。

3 オペラント条件付け

スキナー（Skinner BF）のオペラント条件付け理論を基礎とし，適切な行動の出現時には正の強化子（褒めたり何か物を与えるなどの報酬）を用いて促進を図り，不適切な場合には負の強化子（叱責などの罰）を用いて消去しようとする技法である。

4 モデリング

バンデューラ（Bandura A）の社会的学習理論を基礎とし，モデルが示す行動を模倣することにより適切な行動を習得するというものである。主に恐怖症や適切なセルフケア行動が取れない患者に利用される。

5 嫌悪療法

望ましくない行動に対し，嫌悪刺激を与えることでその行動の抑制を図ろうとするもので，薬物やアルコール依存，性的倒錯に用いられることがある。

■ その他

1 集団精神療法

　患者グループと治療者が定期的なセッションを繰り返し，その場における参加者の相互作用を介し患者の変化を図ろうとする療法である。対象は，摂食障害，パーソナリティ障害，アルコールや薬物依存，統合失調症など幅広く活用することができる。

2 精神分析療法・精神分析的精神療法

　フロイト（Freud S）により創始された精神分析理論に基づいた療法で，専門家（精神分析家）によって自由連想を基本として行われる。しかしながら日本では専門家が少ないこともあり，精神分析的な考え方に基づき，週1～2回程度，1回1時間以内の定期的な面接を行うのが精神分析的精神療法である。いずれにしても，患者が自由に語り，治療者はそのやり取りを患者と一緒に体験し理解することが基本となる。

3 森田療法

　1920年頃に森田正馬により創始された精神療法である。患者が不安にとらわれた状態から解放され，自分の心身の状態をあるがままに受容できるようになることを治療目的とする。現在でいう不安障害の治療として生まれたが，現在は強迫性障害，心身症，うつ病，不眠症など他の疾患の治療にも活用される。具体的には，入院治療の場合，治療段階を4期に分けて行われるが，全国的に治療施設は少ない（表6）。

4 内観療法

　1930年代に吉本伊信により創始された日本独自の精神療法である。内観とは自己の内面を観察することであり，自分と密接な関係をもっていた人について繰り返し回想することで，客観的に自己を見つめ自己洞察を深めることを目的とする。ま

表6　森田療法の具体的な方法

- 【第1期】絶対臥褥（5日～1週間）：食事・洗面・排泄行動以外は何もせずに臥床して過ごす
- 【第2期】軽作業（3日～1週間）：軽い作業や事物の観察などをして過ごす，日記の記載を始める
- 【第3期】重作業（1週間以上）：庭仕事，手芸，掃除，読書，共同で行うゲームなどをして過ごす
- 【第4期】生活訓練（1週間以上）：外出なども行い，実生活に慣れるようにする

た，初めは犯罪者を対象としていたが，現在はアルコールや薬物依存，摂食障害，アダルトチルドレン，矯正施設など幅広く活用されている。

具体的には，自分の身近な人に「してもらった（世話になった）こと」「（自分がその人に）して返したこと」「迷惑をかけたこと」を回想し，自己を見つめることを行う。

5 来談者中心療法（クライエント中心療法，パーソンセンタードアプローチ）

1940年代にロジャース（Rogers CR）により創始された療法である。治療者（カウンセラー）は来談者の話を傾聴し，指示や評価することなく非指示的な態度で対応し，来談者に無条件の肯定的な関心をもち，共感的に理解することが求められる。また，治療者と来談者は対等な立場であることが基本とされるが，治療者は来談者の話に基づき違う見方を伝えることにより（リフレイミング），来談者の自己洞察と自己変容の発展を促すことを治療目的とする。来談者が自らの問題に"気づき"，自己成長することを目指すのである。

（小林美子）

4 その他の治療法の理解

　精神保健分野では，現在，精神療法のほかにも多種多様な療法が取り入れられている。これらは，対象者の状態や治療者の専門性，あるいはその療法へのアクセスの容易さなどの環境によって選択される。次にあげた療法は，その中の一部である。

作業療法

　作業療法は，精神障害をもつ人が日常生活に関係するさまざまな作業や活動を通し，生活の自立と適応を目指して行われるリハビリテーション技法の1つである。歴史的には，作業療法士という職種が国家資格化される以前は，看護師がその役割を担うことも少なくなかった。

　作業療法とは，1990年に行われた日本作業療法士協会の総会において，「身体または精神に障害のある者，またはそれが予測される者に対し，その主体的な活動の獲得を図るため，諸機能の回復，維持，及び開発を促す作業活動を用いて治療・指導・援助を行うこと」という定義が承認されている。また作業療法の対象は，小児から高齢者まで年齢に制限はなく，また精神疾患の種類や病期についても幅広く適用することが可能である。

作業療法の方法

　対象者と作業療法士の1対1で行われる個人作業療法と，集団作業療法の形態があるが，治療目的と活動内容により参加人数が決められる。一連の流れとしては，まずは医師による作業処方箋により始められ，それに基づいて作業療法士が対象者の能力を評価する。次に作業療法士は対象者との話し合いにより，治療目的，回復段階，本人の嗜好に応じて作業メニューを選択し実施する。そして，目標の達成度や対象者の反応や状態の変化，満足度などから効果を評価し，病院の場合は主治医や看護師と連携を取り，治療計画と照合し次の段階に活用できるようにする。

　したがって，作業療法の実施場面に看護師も参加している場合，看護師は対象者の活動の仕方や集中力など参加状況について観察する役割を担う。また，直接に参加しない場合も，実施後の対象者の参加状況や作業評価について作業療法士から情

第3章　心を病む人への治療・対策と看護のかかわり　265

表1 作業療法のプログラムの例

運動を主体とする活動	卓球, バドミントン, 風船バレー, ダンス, エアロビクス, 盆踊り, ゲートボール, 散歩など
娯楽活動	囲碁, 将棋, オセロ, 各種ゲーム, 歌唱, 楽器演奏など
創作活動	絵画, 書道, コラージュ, 粘土細工, 彫刻, 俳句・川柳, 編み物, 手芸, 革細工, 陶芸, ガラス工芸, ちぎり絵など
園芸	菜園, 花壇など
生活技能	料理教室, リハビリメイク教室, 公共交通機関の利用, 金銭管理, 掃除など
仕事・学習活動	パソコン教室, 電子メール, 書字教室, 読書など

報を得たり, 参加後の対象者の状態や本人の感想などについて把握し, 作業療法士や医師と情報を共有し, この療法がより効果的になるよう助力する。

作業療法のプログラム

　作業療法では, 私たちが生活を送る中で行っているすべての活動がプログラムに取り入れられ, 対象者の興味・関心や生活維持に向けての必要度に応じて選択される。したがって, 娯楽的な要素を含んだものから生活技能に密着したものまで幅広く展開される (**表1**)。

芸術療法 (アートセラピー)

　芸術療法は, さまざまな芸術活動を治療に応用する療法である。治療媒体として, 絵画, 音楽, 舞踏, 劇などが用いられ, 作業療法のプログラムに取り入れられることも少なくない。またこの療法は, 作品の創作や身体表現などの非言語的コミュニケーションを通して, 対象者の自己表現を促しその人らしさの回復を図るとともに, 対象者—治療者関係を充実させることを目的とする。

絵画療法

　絵を描くことを媒体とする療法で, 作業療法士だけでなく実際の画家が担当することもある。実際の方法は, 自由画を描く場合と, テーマが決められた課題画を描く場合がある。いずれにしても, 言語で表されない心理状態が作品を通じて表現され, 対象者が自己を開放し, 例えば心の奥底に潜んでいる攻撃性や敵意が解消され

表2　アール・ブリュット

> ●**アール・ブリュットとは**
> 「生の芸術」と訳され，フランスの画家デュビュッフェ（Dubuffet J）により提唱された。専門の芸術教育を受けていない物理的・精神的に孤立した人（例えば精神障害者や知的障害者）が制作した，自らの衝動のままに表現された芸術を指す。
>
> ●**アール・ブリュット作品を体験できる美術館**
> 　＜海外＞
> 　　・アール・ブリュット・コレクション：1976年にスイスのローザンヌにて誕生した世界初のアール・ブリュットの美術館
> 　　・リール・メトロポール現代美術館（フランス北部リール）
> 　＜国内＞
> 　　・ボーダレス・アートミュージアム NO-MA（滋賀県近江八幡市）
> 　　・藁工ミュージアム（高知県高知市）
> 　　・鞆の津ミュージアム（広島県福山市）
> 　　・みずのき美術館（京都府亀岡市）

心理的な安定を得たり，自分の感情に気づくことができる一方法となり得る。同時に治療者にとっても，言語的なコミュニケーションでは知り得なかった対象者の別の側面について知ることができるものとなる。さらに，このように創造された作品が，最近では日本においてもアール・ブリュット（art brut，英語ではアウトサイダー・アート（outsider art））作品として評価を受け，各地に美術館も設立されている（**表2**）。

　また，この絵を描くという手法は，バウムテスト（樹木描画法）やHTPテスト（家一木一人物画テスト）など，治療ではなく心理テストに利用されることもある。

■ 音楽療法

　音楽療法は，「音楽のもつ生理的，心理的，社会的働きを用いて，心身の障害の回復，機能の維持改善，生活の質の向上，行動の変容などに向けて，音楽を意図的，計画的に使用すること」と定義されている（日本音楽療法学会）。その歴史は古く，4000年以上前の古代エジプトにまで遡る。また，古代ギリシャにおいてプラトンが「健全な心と体は音楽を通して得られる」と述べたとされているが，現在でいう音楽療法は第二次世界大戦中の欧米で始められ，その治療的効用が認められるようになり，この療法を行う専門職として発達した。したがって，音楽療法は音楽療法士によって実施される治療であるが，日本では教育や資格認定制度の歴史が

比較的浅いこともあり，実際には作業療法の中に音楽療法的なプログラムを組み入れている施設も少なくない。

音楽療法の対象者は，精神障害のある人だけでなく健康な人まで幅広く，年齢も子どもから高齢者までと適用範囲が広い。また手法としては，歌唱，楽器演奏，あるいは両者を合わせたもの，音楽鑑賞などが用いられる。例えば歌唱の場合，あらかじめ音楽療法士が季節や参加者の年齢を考慮して楽曲を選択し，それらを参加者の音程に合わせてピアノやギターで伴奏する。そして参加者は，カスタネットやタンバリンなど容易に鳴らせる楽器でリズムを取りながら歌うなど，さまざまな方法が取られる。他に楽器演奏や音楽鑑賞の場合も，対象者の状況に適した方法を選択する力量が音楽療法士には求められる。ここで重要なのは，歌や楽器演奏の上手下手ではなく，対象者が楽しみながら情緒を解放し，自分表現や他者との交流が促進されることや，あるいは疼痛の緩和などである。

舞踏療法

舞踏療法は，ダンスやムーブメント（動き）という非言語的コミュニケーションを通し，感情を解放したり身体をリラックスさせることで心身の機能の回復や向上を目指す治療法で，ダンス・ムーブメントセラピー（dance/movement therapy；DMT）に代表される。歴史的には，1940年代にアメリカでモダン・ダンス教師のチェイス（Chace M）が精神科病院で始めたことから広まり，1966年にアメリカ・ダンスセラピー協会が設立された。日本では1992年に日本ダンスセラピー協会が設立され，1999年に資格制度を制定し，現在ダンスセラピストの資格認定や研修などを行っている。

この療法は，子どもから高齢者まで，障害の有無にかかわらず幅広い人を対象にすることが可能である。また，5〜10名の小グループで行われることが多いが，個人にも大集団にも適用できる。ダンスセラピストは，対象者の状態に合わせてダンスやムーブメントを相手に促し，その動きとともにその人の感情に着目し，対象者の自己表現を引き出す。この際にさまざまなジャンルのダンスの動きが取り入れられ，音楽が使用されることもあれば使用されないこともある。例えば，自己の身体との対話により内省を深めたいという場合には，自分が本来もっているリズムよりも音楽のリズムに集中してしまうため音楽を使用しない。いずれにしても，セラピストは対象者の動きについて「今，ここで」の即興性を重視し，対象者が自分の身体が本当に感じていることを大切にしながら，丁寧に自己を見つめ直すことがで

きるよう促していく。

■ 心理劇（サイコドラマ）

1936 年にモレノ（Moreno JL）が創始した集団精神療法の一種であるが，演劇という芸術的技法を用いることから芸術療法にも含められている。この療法では，劇の中で多くの役割を演じることにより，柔軟で多様な人間関係の育成や新しく起こった事態への対処能力を促すことが可能であると考えられており，治療のほかに自己啓発や自己研鑽を目的としたワークショップや，対人援助に関係する専門職の養成プログラムなどにも利用される。

具体的な方法は，一般的には 10 ～ 15 名ほどのグループで，監督，演者，観客，補助自我（助監督），舞台という構成のもと即興劇を行う。演技場面は，現実に体験した問題状況などをテーマとして演ずる前に参加者同士の話し合いによって設定され，それを再現することになる。台本を用いず，演者は場面に応じて自分のそのときの感情や判断によって自由に演じる。例えば，普段の生活場面では抑制している感情を表現したり，いつもの自分とは逆の人物を演じるというように役割を交換することで，自分の新たな一面を見つけたり，他人の気持ちに共感するという体験をもつ。また，観客の共感的な態度も重要になる。一連の流れは，主役が場面を説明し，他の演技者を選び即興劇を行い，参加者同士で自分自身の気づきを共有し（シェアリング），全体での気づきや今後に向けて検討する（レビュー）。

■ 箱庭療法

最初はローウェンフェルト（Lowenfeld M）が子どもの心理療法として考案したものを，1930 年代にカルフ（Kalff D）がユング心理学を基盤として確立させた療法で，創作的技法を用いることから芸術療法に含められることもある。日本では，欧米と比較して非言語的表現が多い日本文化に適しているという考えに基づき，1965 年に河合隼雄により導入された。幼児や児童に適用されることが多いが，成人や高齢者など幅広く用いることが可能である。

具体的には，50 × 72 × 7cm の内側が青色で砂が敷かれた箱の中に，ミニチュアの人形や動植物，建物などを自由に配置し，1 つの世界を創るというものである。このようにして制作された作品の中に，言語では表現されない内面世界が表現さ

第 3 章　心を病む人への治療・対策と看護のかかわり　269

れ，それを自分の目で確認することにより心理的な調和を図れるようになることが
期待される。

家族療法（ファミリーセラピー）

　家族療法は，1950年代にアメリカで生まれた療法で，家族を1つのシステムと
してとらえ，個人だけでなく家族も治療の対象とするという特徴をもつ。したがっ
て，家族療法の目的は，家族システムに働きかけることで家族全体の変容をもたら
し，それによって個人も変化することにある。また家族療法では，一般的にいう対
象者あるいはクライエントについて，家族の関係性における何らかの問題の中でたま
たま発病したのがその人であると考え，IP（identified patient）と呼んでいる。
実際の治療においては，家族全員に対して面接することもあれば，IPあるいは親
だけに対する面接などさまざまであり，さらに基盤とする理論や考え方によって多
様である。したがって，目的に応じて治療者の選択に任されている。下記にその一
部をあげる。

構造的家族療法

　ミニューチン（Minuchin S）が創始した家族療法の1つで，個人の病理には家
族メンバーが織りなす人間関係が反映されるという考えを基盤とする。家族に最も
影響を及ぼすのは境界（boundary），提携（alignment），勢力（権力，power）で
あり，これらを調整することにより家族の再構成を図る。

精神力動的家族療法

　精神分析的な色合いが濃く，対象関係論に基づき家族メンバーの生活史を重視す
る方法であり，アッカーマン（Ackerman NW）により提唱された。家族の問題状
況は，家族メンバー間の不適切なやり取りによって生じる相互作用によって悪循環
してしまうと考え，家族内で過去の役割が反復されるのを回避しながら，希望を
もって過去を洞察することを目的としている。

戦略的家族療法

　家族で問題解決を試みるとき，かえって問題が引き延ばされ循環的連鎖を起こ

し，症状が長引く場合がある。そのような問題解決を妨げる悪循環的な相互交流の連鎖を解除するために，治療者が特定の問題に焦点を当てて介入を計画する方法で，ヘイリー（Haley J）によって始められた。

複合家族療法

　5〜6家族ほどの複数の家族を集め，1つの治療セッションとして同時に面接する方法である。このようなセッションにおいて互いに他の家族の行動を観察する中で，各々の家族メンバーは間接的に学習することが多いといわれている。

行動的家族療法

　行動療法の技法を用いて問題を継続させたり増悪させている家族メンバー間のやり取りを修正する方法である。したがって，現在のコミュニケーション能力について分析し，モデルを提示し，行動のリハーサルを行い，家族メンバーが互いに肯定的なフィードバックをし，現実場面で練習するというトレーニングが行われる。例えば，「次回のセッションまでに，妻が毎日朝食を作ったら，夫と子どもはお礼を言う」という契約を結び，家族メンバー間の望ましい行動を強化する。

MRI 家族療法

　MRI（Mental Research Institute）家族療法は，催眠療法家のエリクソン（Erickson M）とベイトソン（Bateson G）の理論に基づいて始められた療法である。悪循環を繰り返す家族の現実状況について，家族間におけるルールや行動パターンを変えることで変化を図り，新しい家族を再構成することを目的とする。

（小林美子）

5 チーム医療

各専門職の役割

　チーム医療とは，患者を中心としてかかわる多職種が連携し，それぞれの職種の専門性を発揮しながら協働し，より質の高い医療を提供するという考え方である。精神科医療においては，医師，看護師，精神保健福祉士，作業療法士などさまざまな職種が患者にかかわる。精神科医療は，入院医療から地域医療へと転換が図られ，入院期間の短縮と在宅医療の推進が求められている。入院時から退院を見据え，疾病だけではなく，障害や生活面，心理面，社会面を含めた多面的なアセスメントと包括的なケアが必要となる。入院時，退院支援，長期入院患者の地域移行支援，退院後の地域支援など，患者の状況や段階に応じてチームの目的，目標，構成員は変わり，情報を共有し，業務を分担するとともに，互いに連携・補完することで機能していく。患者の回復に向けてそれぞれの専門性が最大限に発揮されるチームとなるよう，他職種の役割を理解しておくことが必要である。

医師

　精神科医療における医師の役割は，精神疾患の診断と治療及び治療目標の設定である。チームの一員であると同時に核となるべき存在であり，チーム医療全体の統合性の確立に努める。精神科入院医療においては，治療上，患者の行動制限を行わざるを得ない場面が存在するため，任意入院以外の患者の意思に反した強制力をもった入院を行う場合，及び行動制限（身体拘束や12時間以上の隔離）等，人権にかかわる医学的判断を行うことができるのは，精神保健指定医に限られている。

精神保健福祉士

　精神保健福祉士は，患者の生活上の課題について相談援助を行う福祉職である。精神障害者は，精神疾患と障害を併せ持つため，疾患の治療とともに障害に対する支援が必要となる。精神科医療において唯一の福祉職であり，入院時から福祉的なアセスメントを行うことにより，治療やケアに活かされ早期退院に向けた支援につながる。患者を生活者としてとらえ，患者の希望する生活を実現するために必要な経済的な問題に対する支援や住居，就労，就学に関する福祉・介護サービスの紹介・調整，家族支援等を行う。

作業療法士

精神科医療において作業療法士は，リハビリテーションの観点から精神疾患や障害により低下した機能に対して，維持・回復を促す作業活動（日常生活活動，仕事，余暇活動，対人関係）を通して治療や支援を行う。作業療法は，病状や病期，患者のニーズなどを考慮し，個人・小グループ・集団に合わせた多様なプログラムを実施する。

薬剤師

薬剤師は，医師の指示に基づいた調剤や，薬品管理，医薬品情報の提供を行う。精神科医療においては，薬物に関する専門職として，安全で有効な薬物療法の提供に貢献している。患者と直接面談し，薬物療法の理解を深めるため服薬指導を行うことでアドヒアランスの向上に努めるとともに，処方された薬剤の効果と副作用，相互作用について評価し，これらの情報を医師や看護師などに提供することで処方の適正化に努めている。

心理職

精神科医療における心理職の役割は，主に精神医学的な診断を支援する形での心理検査と心理療法，カウンセリングを行うことである。心理的な問題を有する者の悩みや相談に対して解決策を提案するのではなく，その人自身が考えを整理し答えを見つけることを支援するとともに，臨床心理的な知見を他職種に伝えていく。

なお，2017年に公認心理師法が施行され，わが国初の心理職の国家資格として，「公認心理師」が定められた（2018年に第1回国家試験が実施される）。今後，精神科医療におけるチームの一員として，公認心理師の参加が増えると考えられる。

管理栄養士

管理栄養士は，医療における栄養の専門職として，患者の栄養状態の評価，病状や摂取能力に応じた食事の提供，栄養指導等を行う。精神科の入院患者の中には，摂食障害や低栄養，肥満，身体合併症，咀嚼嚥下機能の低下，窒息の危険等，栄養状態や摂取状況に課題がある患者も少なくない。管理栄養士がチーム医療に参加することで，食事内容，形態の工夫等から適正な食事摂取，栄養状態の改善や事故防止につながる。

看護師

精神科医療において看護師は，常に患者の身近にいて，病気をもちながらもその人がどのように生きたいかに関心を寄せ，かかわりを通して回復する過程を支援する。医療職として精神面だけでなく，身体面に対する観察も行い，心身両面からアセスメントしケアを行う。他職種や看護師間（病棟・外来・デイケア・訪問看護等）と連携し，包括的，継続的な支援につなげる。医療機関の中では，看護助手やクラークなど資格を有しない職種も増えてきており，看護師は協働してケアを行ううえでケアのアドバイザーとなる役割がある。

その他

患者や家族もチームの一員であるという視点も重要である。患者が主体的に治療に参加することで，その意向を治療計画に反映することができる。また，家族が抱え込んでいた負担を共有し軽減することにつながる。その他，精神疾患や障害をもつ当事者がピアサポーターとして，地域移行支援などにおけるチームの一員となり患者の支援に参加している。同じ病を経験した者による専門職とは異なった視点が加わることで，より患者のニーズに合った支援の提供につながる。

多職種連携を進めるポイント

チーム医療の効果を上げるために

多職種連携が重要であることを頭で理解していても，実践することは難しい。チームで行うスポーツ（サッカーなど）をイメージしてみてほしい。技術の高いメンバーが集まったとしても，チームでの全体練習の機会がなく，まとめる監督もいない状態で試合に臨んだとしたら，試合中スムーズに動けないだろう。目標をもちチーム一丸となることや，全体練習を通して互いの守備範囲を理解して声をかけ合い，全体の状況に合わせた動き方，役割を果たす力を身につけ，練習を積み重ねることで強いチームに成長していくのである。つまり，チーム医療の効果を上げるための多職種連携にも，工夫や仕組みが必要なのである。

まず，何のために連携するのか，目的・目標を明らかにし，共通認識をもつことが大切である。目的・目標の設定の仕方も工夫し，"患者が困っていること"や"やってみたいこと"を具体的に取り上げると，問題解決や希望の実現のためにで

きることをチームメンバーそれぞれが提案でき，患者自身もチームの一員として取り組みやすい。次に，連携のための配慮や心構えを共通理解していることが重要である。他職種との違いを知り，違いを受け入れ，それぞれの意見を尊重することや，専門性，置かれている状況について理解を深める。連絡方法や都合のよい時間帯なども確認し合うと，連絡が取りやすくなる。

　相手に伝えるためには，必要な情報を専門用語などの使い方に注意しながらわかりやすく説明する。話し合いでは，リーダーシップを発揮するメンバーがいるとまとまりやすい。多様な専門職同士をつなぎ，チームをまとめマネジメント能力を発揮することも，メンバーには求められる。話し合いの後は，話の内容を要約，明確化し，相互確認を行う。効率的な情報の共有には，電子カルテやクリニカルパスなどのツールを有効に活用するとよい。

　このように，チームメンバーが患者のニーズを共通課題としてとらえ，情報を収集・共有し，必要時にはカンファレンスやケア会議などを開催して全体で話し合い，解決に向けて協働していく。これにより，チーム医療の効果は上がると考えられる。

◼ 地域での勉強会の取り組み

　異なる背景や知識，専門性をもつ人とかかわるときには，価値観や重要と感じる視点が違い，スムーズにいかないことも多い。また，日々の業務の中で他職種がどんな業務をしているかは意識しなければ見えにくく，患者の回復のためにチームとして機能している感覚をもちにくいため，かかわる職種それぞれが連携について学ぶ機会が必要と考える。

　ここで一例として，筆者の地域での勉強会の取り組みを紹介する。勉強会は，相談支援事業所の精神保健福祉士からの「所属や職種を越えて何か勉強会をしたい」という声から始まった。市役所の障害福祉課職員，地域の障害福祉サービスにかかわる支援者，医療機関の精神科看護師の計6名が月1回集まり，それぞれに困っていることについて語り合い，どんなことを学ぶ機会とするか話し合った結果，事例検討会ができるようになりたいという目標をもち，書籍を参考に事例検討会の方法について勉強会を進めていった。事例提供者，司会，板書者，参加者を交代しながら学んでいたが，書籍だけではわかりにくい部分があり，メンバーそれぞれが事例検討の研修会に参加し，技術を身につけていった。

　その後，6人での勉強会も継続しながら，病院や地域の研修会に事例検討を取り入れてもらい，6人が中核メンバーとして進行することで参加者を増やし，多角的な

視点と連携について学ぶ機会を広げている。事例検討会を行う際は，生活歴など個人情報が多いため提供する情報に配慮し，参加者には守秘義務の確認を行っている。

支援の行き詰まりを感じていた事例について，他職種，他機関の参加者からの質問を通して，状況や経過がホワイトボードに視覚的に整理されていき，同職種，同機関では気づかなかった課題の糸口が見えてくる。事例検討会では，「批判しない・自由な発想・質より量・便乗OK」を合言葉とし，共通理解し参加することで，他者に伝える力，聴く力，円滑な議論を行うためのコミュニケーション力を学ぶ機会にもなっている。

地域における医療と福祉の連携

地域の支援者が勉強会でともに学ぶことで互いを身近に感じ，顔の見える関係を築くことができた。また，できることから何か始めてみること，共通課題を解決し小さな成功体験を継続していくことにより，チームとして成長する経験を得ることもできた。

医療機関の精神科看護師である筆者は，地域の勉強会に参加することで，「病院は敷居が高い」という地域の支援者の思いを聞くことができた。さらに，地域の支援者が「入院するとちゃんと支援していないと思われそう」「なるべく入院しないように支援している」と思っていることを知った中で，筆者は「どうしてこんなに調子が悪くなるまで入院しなかったのか」と考えていたことを話し合うことができた。そして，「病状が悪いときは早めに入院して短期間で退院」「病院も地域の支援の1つ」と，互いに目指す方向性を考える機会になっている。今後も，医療と福祉が連携し協働して支援できる体制，地域における精神科チーム医療を考えていきたい。

（鈴木敦子）

第4章

心を病む人をささえる法律・制度・社会資源と看護師に必要な知識

1 心を病む人をささえる制度・社会資源

心を病む人を取り巻く状況と近年の動向

心を病む人を取り巻く状況

　日本の精神科病院に入院する患者の平均在院日数（入院期間）は，諸外国と比べて著しく長い傾向にあり，今日においてもそれは解消されたとは言い難い。もちろん，国の施策により平均在院日数は短くなり，2011年には300日を割り込んだが，それでも諸外国の6～10倍以上の長さである（2014年3月28日，厚生労働省「第8回精神障害者に対する医療の提供を確保するための指針等に関する検討会」参考資料より）。このことにはさまざまな要因が考えられるが，わが国において地域で心に障害をもちながら生活するのが，いかに難しいことであるかを象徴しているともいえよう。地域精神保健福祉に携わる専門家は，心を病む人の地域移行が進まない理由として「地域の受け皿」の不足や制度の不十分さを指摘するが，それだけではないのである。

　今日まで，国内でもバリアフリーやノーマライゼーションの理念が浸透し，障害者の権利を擁護する機運は強まっているが，こと心を病む人々への地域住民の理解は，偏見や差別を生みやすい偏った理解にいまだとどまっている。また，地域での支援体制の実施主体は市町村であるが，定められている必須事業のほか，支援の支給決定においては地域格差や抑制が問題視されている。これらの問題は自治体ごとの財政の影響のほかに，心を病む人を地域でささえてきた活動の実績や地域文化の違いにある。さらに，心を病むということ自体の理解が難しい，つまり障害が目に見えず，障害の程度が流動的であり，当事者とのコミュニケーションが取りづらいなどの障害特性も影響している。

　このような状況の中，「障害を理由とする差別の解消の推進に関する法律」（障害者差別解消法）が2016年4月に施行された。国連の「障害者の権利に関する条約」を批准してから10年以上経過して，ようやく施行されたものである。障害者差別解消法はすべての国民が障害の有無によって分け隔てられることなく，相互に人格と個性を尊重し合いながら共生する社会の実現に向け，障害を理由とする差別の解消を推進することを目的としている。「第4条　基本原則の差別の禁止」の第2項では，社会的障壁の除去を怠ることによる権利侵害の防止をあげ，「社会的障壁の除去は，それを必要としている障害者が現に存し，かつ，その実施に伴う負担

が過重でないときは，それを怠ることによって前項の規定に違反することとならないよう，その実施について必要かつ合理的な配慮がされなければならない」としている。

心を病む人の地域生活における社会的障壁とは何であろうか？ 多岐にわたることは容易に想像できる。この社会的障壁を除去するためには，当事者や家族とささえ手となる各種専門職とがコミュニケーションを大切にして，合理的配慮を進めていくことが必要であり，そのことが地域で暮らす心を病む人々の生活をささえることにつながる。精神科看護の領域で働く看護師の活動は，その場や役割に広がりが見られ，今後の活動への地域の期待は大きい。精神科看護師には，病院における精神科医療と心を病む人を地域でささえる担い手の架け橋となる活動が求められている。

近年の動向

心を病む人をささえる制度は国の施策の影響を受けて，変化してきた。新旧の制度が混在し，わかりにくい側面も多い。また，制度が変更されるたびに当事者や支援活動にかかわる専門家の負担が増す印象も拭えない。

わが国では以前，障害種別ごとの法律において障害者に提供されるサービスが規定されていた。しかし，①身体・知的・精神という障害種別ごとでわかりにくく使いにくい，②サービスの提供において地方公共団体間の格差が大きい，③費用負担の財源を確保することが困難，などの理由から，福祉サービス，公費負担医療等について，共通の制度のもとで一元的に提供する仕組みを創設することとされ，障害者自立支援法（2006年）が施行された。障害者自立支援法は2013年に「障害者の日常生活及び社会生活を総合的に支援するための法律」（障害者総合支援法）に改称・改正され，現在も同法のもと，福祉サービス等の提供が行われている。

心を病む人々にとっての法律上の大きなトピックは，精神障害者が法律上に「障害者」として認められた，障害者基本法の1993年改正時である。それまでは他の障害者と同等の社会保障を受けることができなかった。また心を病む人も，高齢者社会の影響を受け，この障害者の社会保障制度に加え介護保険制度が相まってきた経緯がある。

看護師が制度を理解することの意味

　私たち精神科病院で働く看護師も，心を病む人をささえる制度や法律について，その変遷も含めて学ぶ必要がある。また，地域の変化を敏感に受けとめ，退院する人々の今後をささえていく人たちの活動を理解することが大切である。看護では，継続看護という言葉がある。今後，地域のささえ手に大切な情報を引き継ぎ，人と人をつなぐ重要な役割があると考える。

　一方，地域でささえる専門家からは，病院で働く看護師の地域状況に関する理解不足を指摘する声も多い。看護師には，当事者や家族との対話のみならず，職種間，働く場所の違いなどのギャップを埋めるための人と人とのつながりや対話が求められている。それにより支援活動が点から線に，そして立体的となることが期待される。

　ノーマライゼーションの理念は，地域で暮らす障害をもつ人の障害について，他人事として考えるのではなく，地域にある障害として住民すべてが受けとめることである。心を病む人の生活をささえることは，ともに地域で暮らすことを意味する。ささえること，ささえられることが繰り返され，すべての住民がこの地域で暮らすことを肯定的にとらえることができれば，安心して暮らすことができる。そのためには困り事を相談でき，相談を受けたささえ手が一緒に考え，地域の暮らしやすさにつながる対策を地域住民みんなで進めていくことが大切である。この活動が施策に反映され，より暮らしやすい生活を保障することに通じる。

　複雑に変化している心を病む人を取り巻く制度やその動向等については，『精神保健医療福祉白書』（中央法規出版）や『精神科看護白書』（精神看護出版）等の書籍がわかりやすいので，参考にしてほしい。

心を病む人をささえる社会資源―訪問看護と電話相談

　地域で心を病む人をささえる社会資源・サービスは，主に障害者総合支援法に基づいて提供されているが（後述），ここではそれ以外の代表的なものとして，訪問看護と電話相談について紹介する。

訪問看護

　厚生労働省は2004年9月に発表した「精神保健医療福祉の改革ビジョン」において，入院医療中心から地域生活中心にシフトするビジョンを示した。それらを背景として，心を病む人の地域生活をささえるために，訪問看護は現在，より重要性を増している。しかし，医療機関や訪問看護ステーションで行う訪問数や施設数は増加しているものの，精神科の訪問看護については困難を感じる施設や職員も多い。また，萱間らの研究[1]によれば，精神科訪問看護においては，より家族支援という視点も重要であることが示されている。

　これまで訪問看護ステーションは，身体的なケアを中心に活動を行ってきた。1994年に健康保険法の改正があり，この時点から精神障害者も訪問看護の対象者に含まれるようになった。また，このような制度が整備される前から，精神科の各医療施設では退院前に居宅訪問を行い，退院後の生活を整えたり，退院後の定期的な訪問も行われていた。しかし，今後は地域の訪問看護ステーションにその役割を委譲することになる。そのために，精神科病院の職員は，心を病む人の生活に関する必要な情報を，地域のささえ手である訪問看護師に伝えていく必要がある。施設の職員が訪問看護ステーションを起業することも増えている。入院患者も職員も，地域へ移行する流れが今日見られている。

　訪問看護師の中には，心を病む人の看護に困難を感じている人もいる。それは，看護経験は豊かなものの，精神科看護の経験がない職員が多いという実態による。関連団体では積極的に研修会を開催している。主に困難感をもつ内容としては，精神症状の見極めが難しいことや利用者との信頼関係の構築，家族への対応が難しい，導入に時間がかかるなどがあがっている。

　今後の課題として，都市部に比べ地方では，訪問のための移動時間が長いことがある。診療報酬上，訪問看護ステーションを維持するためには1日5件程度の訪問が必要とされているが，移動時間が長く経営が難しい地域も多い。また，グループホームに訪問看護が出向くなど，訪問の仕方も多様化している。精神科看護の経験がなくても，安心して心を病む人の訪問看護を実施できるよう，関連団体の研修会のさらなる充実や，少数で訪問看護を行っている施設から研修会に出るための研修時間を確保できる制度の確立などが望まれている。

電話相談

　心の悩み相談等，各種団体による電話相談は多数存在する。これまでは団体ご

との案内でわかりにくさも指摘されていたが，厚生労働省では2016年に，働く人のメンタルヘルス・ポータルサイト「こころの耳」というホームページ（http://kokoro.mhlw.go.jp/）を開設して，これらの窓口を一本化し，紹介している。

　各種Web上の検索エンジンで「こころの耳」と検索すると，トップで検索結果が表示される。一度見ることをお勧めする。

　このサイトは4つの対象者（①働く人，②家族，③事業者・上司・同僚，④支援者）に向け，電話相談窓口（働く人の「こころの耳電話相談」，0120-565-455）を情報提供している。このポータルサイトは厚生労働省委託事業として一般社団法人日本産業カウンセラー協会が受託して開設したものである。このサイトの目的は，職場のメンタルヘルス対策（自殺予防対策を含む）及び過重労働対策について，事業者，労働者，家族等への的確な情報提供の基盤を整備することにある。「どこに相談すればよいか」「どのように取り組めばよいのか」「どのような支援があるのか」などのさまざまな疑問に答えた作りになっている。なお，よく知られている「いのちの電話」「こころ健康相談統一ダイヤル」「いのち支える相談窓口一覧（都道府県・政令指定都市の相談窓口）」なども紹介されており，また，全国の精神保健福祉センター及び保健所の一覧や電話番号の情報にもアクセスできるようになっている。

　一方，心を病む人の生活をささえるという点からの電話相談は，これらの公的な相談窓口に加え，これまでその人が所属していた，あるいは現に利用している精神科病院や作業所等の職員への相談や，ピアといわれる当事者同士の相談もある。心を病む人のセーフティーネットとして電話相談は重要な活動であり，生活をささえるためにコミュニケーションのチャンネルを重層的にもつことが，その人にとってよりよい生活を継続することにつながる。

（龍野浩寿）

引用文献

1）萱間真美：精神医療の現状把握と精神科訪問看護からの医療政策（分担研究者　萱間真美），新しい精神科地域医療体制とその評価のあり方に関する研究（研究代表者　安西信雄），平成22年度厚生労働科学研究費補助金（障害者対策総合研究事業），2011.

2 看護師に必要な法律・制度の知識

□ 精神保健福祉法

1 目的

精神保健及び精神障害者福祉に関する法律（精神保健福祉法）は1995年に，精神保健法から改称・改正された。**表1**を見ると，障害者関連の法律は障害種別ごとの社会保障制度を法制化した後，近年に3つの障害を統合した法律を制定してきた経緯が読み取れる。

なお，心に病をもつ人を精神障害者として法律上位置づけたのは，1993年の障害者基本法の改正時であった。このことに関してはさまざまなことが影響しているが，大切なのは，精神障害者が知的障害者や身体障害者と同等の社会保障制度を受けられるようになってから，まだ20年ほどしか経過していないという事実である。

精神保健福祉法の目的は，以下の通りである。

①精神障害者の医療及び保護を行うこと

②障害者総合支援法とともに，精神障害者の社会復帰の促進，自立と社会経済活動への参加の促進のために必要な援助を行うこと

③精神疾患の発生の予防や，国民の精神的健康の保持及び増進に努めること

精神保健福祉法はこの3点によって，精神障害者の福祉の増進及び国民の精神保健の向上を図ることとしている。

表1　障害者関連の法律の変遷

全体	精神	知的	身体
	1950年精神衛生法		1949年身体障害者福祉法
		1960年精神薄弱者福祉法	
1970年心身障害者対策基本法			
1981年国際障害者年			
	1987年精神保健法		
1993年障害者基本法	1995年精神保健福祉法	1998年知的障害者福祉法	
2000年社会福祉基礎構造改革			
2003年〜障害者基本計画	2004年改革ビジョン 2004年発達障害者支援法	支援費制度の施行	
2006年障害者自立支援法施行			
2013年障害者総合支援法施行（障害者自立支援法の改称・改正）			

2 変遷

　戦後，1950年に「精神衛生法」が成立した。この法律の改正を検討していたところ，1964年にいわゆる「ライシャワー事件」が起こり，地域精神医療を想定していた改正が保安要素の残る内容の改正にとどまった経緯がある。その改正は1965年に行われ，通院公費負担制度を創設し，在宅精神障害者の訪問指導・相談事業を強化するなどの変更がなされた。

　1984年に起こった精神科病院における人権侵害事件を契機に，入院患者をはじめとする精神障害者の人権擁護を求める声が高まり，それを背景に1987年には精神障害者の人権に配慮した適正な医療及び保護の確保と精神障害者の社会復帰の促進を図る観点から，任意入院制度の創設や精神医療審査会の創設等を内容とする精神衛生法の改正が行われ，法律の名称も精神衛生法から精神保健法へと改められた。

　1993年には「障害者基本法」が成立し，精神障害者が障害者基本法の対象として明確に位置づけられたこと等を踏まえ，精神保健法は1995年に「精神保健福祉法」へと改正され，法の目的においても「自立と社会参加の促進のための援助」という福祉の要素を位置づけ，従来の保健医療施策に加え，精神障害者の社会復帰等のための福祉施策の充実も法律上の位置づけが強化されることとなった。

　精神保健福祉法はその後，3度ほど大きな改正をした。

　1回目は1999年の改正であり，精神障害者地域生活支援センターや，ホームヘルプ，ショートステイ等の福祉サービスが法定化された。

　2回目の2010年の改正では，2005年に成立した障害者自立支援法（現・障害者総合支援法）が障害の種別にかかわりのない共通の自立支援のための福祉サービス等について規定したものであり，この成立に伴い，精神保健福祉法においてホームヘルプサービス等，他の障害と共通するサービスを規定する条項が削除されたほか，精神障害者に対する適切な地域医療等の確保等を図るための改正が行われた。

　3回目の2014年の改正では，精神障害者の医療の提供を確保するための指針（厚生労働大臣告示）の策定，保護者に関する規定の削除，医療保護入院の見直し等が盛り込まれた。指針の策定については，2013年7月より「精神障害者に対する医療の提供を確保するための指針等に関する検討会」を開催し，この検討会の取りまとめた指針案をもとに2014年3月に指針を公表した。

　精神保健福祉法は時代時代の要請を受けて繰り返し改正されている。心を病む人をささえるにあたって根幹となる法律であるので，看護師もその動向を注視しておく必要がある。

医療観察法

1 医療観察法の対象(触法精神障害者)とは

　心神喪失等の状態で重大な他害行為を行った者の医療及び観察等に関する法律(医療観察法)は,司法精神医学の考えを基盤にもち,2005年に施行された。司法精神医学では精神医療と法律の境界領域を扱うことになり,医療観察法では定められたガイドラインに則って多職種チームの医療が展開される。その仕組みを図1に示す。この法律の対象となる触法精神障害者とは,精神障害による心神喪失または心神耗弱の状態(通常の刑事責任を問えない状態)で重大な他害行為(殺人,放

図1　医療観察法制度の仕組み

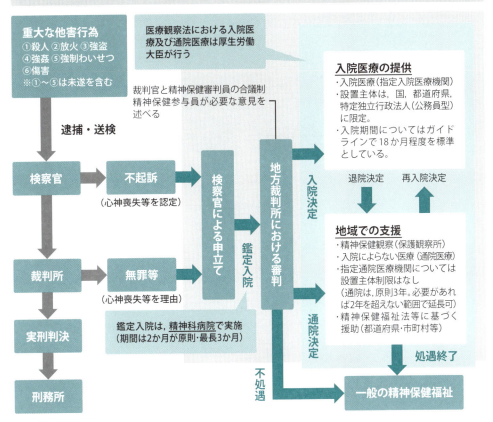

厚生労働省資料より

火，強盗，強姦，強制わいせつ，傷害）を行った者である。この法律の目的は，この対象者に必要な医療を確保して病状の改善を図ることにより，再度の他害行為を防止し，その対象者の社会復帰を促進することにある。

2 司法精神医療の現状

医療観察法は2005年の施行後，13年目を迎える。2017年10月1日現在では，指定入院医療機関は全国で33か所（825床），指定通院医療機関の指定数は3,474か所である。2014年末現在，3,518件の医療観察法の申し立てがなされており，1,782人が通院処遇へ移行し，そのうち，1,192人が処遇終了している[1]。医療観察法の施行から2006年9月末日までの申し立て数は411件で，2011年12月31日までの，地方裁判所の審判の終局処理状況を総数2,339名と比べると，相当増加していると考えられる[2]。

この指定入院医療機関の多職種人員配置は，同法施行前から厚生労働科学研究の宮本眞巳分担研究班が多様なプログラムをシミュレーションした結果[3]を反映したものである。この研究班の取りまとめは，医療観察法下による多職種チーム医療が一般精神科医療へ汎化されることを期待しての検討でもあった。今日の精神科医療の平均在院日数削減や入院時から退院を想定した多様なプログラムを展開する救急・急性期精神科医療で，このチーム医療のスキルが反映されることを期待したい。また，医療観察法の仕組みの中で活動する看護師は指定入院医療機関や指定通院医療機関の職員のみならず，保護観察所や地域の訪問看護，そして行政職員へと広がりを見せている。

一方，司法精神医学の範疇には医療観察法以外のものも含まれる。以前から看護師が勤務している各種矯正施設（刑務所等）である。この矯正施設は法務省の所管であるが，退所者の支援は地域生活定着支援センターで行われ，このセンターは厚生労働省の所管である。矯正施設の入所者の法務省調査（平成18年刑事施設，少年院における知的障害者の実態調査について）では，知的障害者が入所者の60％程度である実態が示されている。さらに矯正施設内での入所者の高齢化が進み，20年前と比較すると，65歳以上の入所者が9倍以上になっている。精神障害者と身体障害者を含めた障害者全体の入所者の割合は70％以上であると推定されており，心を病む人の看護はこの矯正施設内でも重要であることがうかがえる。また，退所後の地域生活への移行については精神障害者の地域移行を拡大する方針で，厚生労働省内では検討が進んでいる。この検討にも医療観察法での地域移行の経験が活かされている。今後の検討結果や施策を注目していく必要がある。

3 今後の課題

　司法精神医学における今後の課題として，医療観察法はある程度運営が円滑に進んでいるが，その周辺の矯正施設などでも障害者が地域で暮らすささえについて，さらなる検討や施策の実施が必要である。また厚生労働省と法務省の連携や多職種の専門家チームの機能がより一層求められている。これは司法と福祉をつなぐ役割であり，各種福祉専門職と同様に看護師の役割も期待されている。看護師は司法と福祉，そして医療をつなぐ架け橋になることも可能であるからである。

　一方，知的障害を伴う心を病む人への支援事例の積み重ねが不足しており，認知症の症状による事件や老老介護の破綻など犯罪被害者への支援の課題は多い[4]。医療観察法における対象行為を行った者への支援が今後の支援モデルとなることが期待されている。

　また，制度施行から13年を迎える医療観察法の課題としては，指定通院医療機関の周知が医療関係者にも十分でなく，その数の不足や偏在も指摘されている。今後，図1で示した仕組みが機能するためには，対象者の地域定着に向けた支援が重要になると考えられる。

◻︎ 障害者総合支援法

　表1にある各障害者の社会保障制度の統合した法律として，障害者自立支援法が改称・改正され，障害者の日常生活及び社会生活を総合的に支援するための法律（障害者総合支援法）が施行された。この法律の趣旨は，地域社会における共生の実現に向けて，障害福祉サービスの充実等障害者の日常生活及び社会生活を総合的に支援するため，新たな障害保健福祉施策を講ずるものとされている。また，法に基づく日常生活・社会生活の支援が共生社会を実現するため，社会参加の機会の確保及び地域社会における共生，社会的障壁の除去に資するよう，総合的かつ計画的に行われることを法律の基本理念としている。

　障害者の範囲（障害児の範囲も同様に対応）としては，これまでの「制度の谷間」を埋めるべく，障害者の範囲に難病等を加えた。また発達障害者も範囲に含まれる。

　さらに，障害支援区分が創設された。障害者自立支援法で規定されていた「障害程度区分」について，障害の多様な特性その他の心身の状態に応じて必要とされる

標準的な支援の度合いを総合的に示す「障害支援区分」に改めたものである。特に障害支援区分の認定が知的障害者・精神障害者の特性に応じて行われるよう，区分の制定にあたっては適切な配慮等を行うことに留意している。

この法律の給付・事業については，図2を参照してほしい。

図2　障害者総合支援法の給付・事業

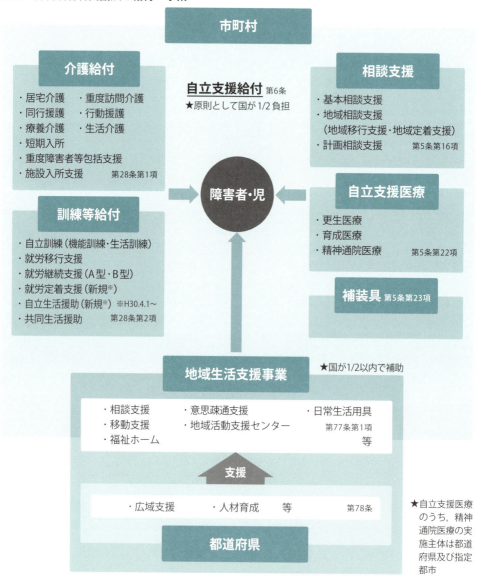

厚生労働省資料より

成年後見制度

　成年後見制度は法務省の所管である。法務省は「認知症，知的障害，精神障害などの理由で判断能力の不十分な方々は，不動産や預貯金などの財産を管理したり，身のまわりの世話のために介護などのサービスや施設への入所に関する契約を結んだり，遺産分割の協議をしたりする必要があっても，自分でこれらのことをするのが難しい場合があります。また，自分に不利益な契約であってもよく判断ができずに契約を結んでしまい，悪徳商法の被害にあうおそれもあります。このような判断能力の不十分な方々を保護し，支援するのが成年後見制度です」と説明している[5]。

　この成年後見制度は，大きく分けると，法定後見制度と任意後見制度の2つがある。また，その中の法定後見制度は，「後見」「保佐」「補助」の3つに分かれており，判断能力の程度など本人の事情に応じて制度を選べるようになっている。法定後見制度においては，家庭裁判所によって選ばれた成年後見人等（成年後見人・保佐人・補助人）が，本人の利益を考えながら，本人を代理して契約などの法律行為をしたり，本人が自分で法律行為をするときに同意を与えたり，本人が同意を得ないでした不利益な法律行為を後から取り消したりすることによって，本人を保護・支援する。

　そもそもこの「後見」ということは，精神上の障害（認知症・知的障害・精神障害など）により，判断能力が欠けているのが通常の状態にある人を保護・支援するための制度である。ただし，自己決定の尊重の観点から，日用品（食料品や衣料品等）の購入など「日常生活に関する行為」については，取消しの対象にならないとされている。

　成年後見人等は，家庭裁判所が選任する。本人の親族以外にも，法律・福祉の専門家その他の第三者や，福祉関係の公益法人その他の法人が選ばれる場合がある。成年後見人等を複数選ぶことも可能である。また，成年後見人等を監督する成年後見監督人が選ばれることもある。成年後見人等は，本人の生活・医療・介護・福祉など，本人の身のまわりの事柄にも目を配りながら本人を保護・支援する。しかし，成年後見人等の職務は本人の財産管理や契約などの法律行為に関するものに限られており，食事の世話や実際の介護などは，一般に成年後見人等の職務ではない。また，成年後見人等はその事務について家庭裁判所に報告するなどして，家庭裁判所の監督を受けることになる。

一方，任意後見制度は，本人が十分な判断能力があるうちに，将来，判断能力が不十分な状態になった場合に備えて，あらかじめ自らが選んだ代理人（任意後見人）に，自分の生活，療養看護や財産管理に関する事務について代理権を与える契約（任意後見契約）を，公証人の作成する公正証書で結んでおくというものである。そうすることで，本人の判断能力が低下した後に，任意後見人が，任意後見契約で決めた事務について，家庭裁判所が選任する「任意後見監督人」の監督のもと本人を代理して契約などをすることによって，本人の意思にしたがった適切な保護・支援をすることが可能になる。

　この制度を利用するために，成年後見制度利用支援事業がある。これは厚生労働省の所管で，市町村地域生活支援事業の相談支援事業の1つである。成年後見制度を利用するためには一定の費用がかかるが，この支援事業はその費用を助成等するものである。市町村の助成事業であり，全国的なばらつきが指摘されていたことから，厚生労働省はこの支援事業を必須事業に格上げした。その費用負担は国が1/2，都道府県と市町村で1/4ずつとなっている。

　なお，厚生労働省の事業としてはもう1つ，日常生活自立支援事業がある。これは社会福祉法で定められたもので全国の都道府県社会福祉協議会が実施主体となる。この支援の内容は，障害福祉サービスの利用に係る手続き等の援助や日常的な金銭管理，年金証書や預金通帳などの重要書類の預かり保管などを手伝うものである。

　参考までに，成年後見関係事件の概況（最高裁判所事務総局家庭局調）を紹介する。平成28年1月〜12月で34,249件の申立があった。申立総件数は過去5年（平成24〜28年）にわたって各年34,000件超であり，「後見」が減少傾向にある一方で，「保佐」は増え続けている。なお，この成年後見関係事件とは「後見開始」「保佐開始」「補助開始及び任意後見監督人選任」を指し，刑事事件のそれとは異なる。家庭裁判所に申立が行われ，事件として裁判所で処理されるということである。

　看護師には，心を病む人の生活をささえるために，どの制度や事業を利用するか，その人の生活状況を的確に判断し，必要な制度や事業を見極める専門的な視点が求められている。

（龍野浩寿）

引用文献

1）精神保健医療福祉白書編集員会編：精神保健医療福祉白書 2016，150，中央法規出版，2015.
2）野田秀孝：医療観察法の現状と課題―ソーシャルワーク援助の視点から，とやま発達福祉学年報，4，23-27，2013.
3）松下正明，宮本眞巳他：触法行為を行った精神障害者の精神医学的評価，治療，社会復帰等に関する研究，平成17年度厚生労働科学研究報告書，2005.
4）1），149.
5）法務省ホームページ（http://www.moj.go.jp/MINJI/minji17.html#a1）

参考文献

- Bowlby J 著，黒田実郎他訳：新版　母子関係の理論，岩崎学術出版社，1991.
- Erikson EH 著，小此木啓吾訳編：自我同一性―アイデンティティとライフ・サイクル，誠信書房，1973.
- Erikson EH 著，西平直，中島由恵訳：アイデンティティとライフサイクル，誠信書房，2011.
- Evans RI 著，岡堂哲雄，中園正身訳：エリクソンは語る―アイデンティティの心理学，新曜社，1981.
- Giacomo R，Corrado S 著，茂木健一郎監，柴田裕之訳：ミラーニューロン，紀伊國屋書店，2009.
- 林峻一郎編・訳：ストレスとコーピング―ラザルス理論への招待，星和書店，1990.
- 東田直樹：自閉症の僕が跳びはねる理由，角川文庫，2016.
- 東田直樹：自閉症の僕が跳びはねる理由2，角川文庫，2016.
- 樋口輝彦，不安抑うつ臨床研究会編著：睡眠障害―心地よい眠りを取り戻すために，日本評論社，2004.
- 姫井昭男：精神科の薬がわかる本，医学書院，2008.
- 廣中直行：依存症のすべて，講談社，2013.
- 池淵恵美監：統合失調症 家族はどうしたらよいか，池田書店，2011.
- 一般財団法人仁明会精神衛生研究所監，大塚恒子総編集：老年精神医学　高齢患者の特徴を踏まえてケースに臨む，精神看護出版，2013.
- 石川結貴：誰か助けて―止まらない児童虐待，リーダーズノート新書，2011.
- 上林靖子監，北道子，河内恵美，藤井和子編：こうすればうまくいく　発達障害のペアレント・トレーニング実践マニュアル，中央法規出版，2009.
- 春日武彦：はじめての精神科，医学書院，2011.
- 萱間真美，野田文隆編：精神看護学　こころ・からだ・かかわりのプラクティス，南江堂，2014.
- Kernberg OF 著，前田重治監訳：対象関係論とその臨床，岩崎学術出版社，1983.
- きのこグループ編：BPSD 別認知症ケア，日総研出版，2006.
- 小林隆児，遠藤利彦編：甘えとアタッチメント―理論と臨床実践，遠見書房，2012.
- こころの耳―働くひとのメンタルヘルス・ポータルサイトホームページ（http://kokoro.mhlw.go.jp/）
- 近藤信子，萩典子編著：産業・精神看護のための働く人のメンタルヘルス不調の予防と早期支援，金子書房，2012.
- 厚生労働省：チーム医療の推進について（チーム医療の推進に関する検討会報告書），2010.（http://www.mhlw.go.jp/shingi/2010/03/dl/s0319-9a.pdf）
- 功刀浩編著：研修医・コメディカルのための精神疾患の薬物療法講義，金剛出版，2013.
- 黒川祥子：誕生日を知らない女の子　虐待――その後の子どもたち，集英社，2013.
- Mahler MS 著，高橋雅士，織田正美，浜畑紀訳：乳幼児の心理的誕生―母子共生と個体化，黎明書房，1981.
- 松島尚子，横田碧：相談者自身が気づいていく過程を援助していった事例，産業看護，2（4），314-321，2010.
- 宮本眞巳，安田美弥子編：アディクション看護，医学書院，2008.

・宮内勝：精神科デイケアマニュアル，金剛出版，1994.
・水本清久他編著：インタープロフェッショナル・ヘルスケア　実践　チーム医療論，医歯薬出版，2011.
・水野雅文編：これからの退院支援・地域移行，医学書院，2012.
・森田敏宏，堀内ふき，安川揚子：意識障害のある患者の理解と看護，中山書店，2010.
・長嶺敬彦：抗精神病薬の「身体副作用」がわかる，医学書院，2006.
・中井久夫，山口直彦：看護のための精神医学，医学書院，2001.
・中沢正夫：こころの医者のフィールド・ノート，情報センター出版局，2007.
・日本健康心理学会編：健康心理学辞典，実務教育出版，1997.
・日本うつ病学会ホームページ（http://www.secretariat.ne.jp/jsmd/）
・日本精神科看護協会監：精神科看護白書 2010 → 2014，精神看護出版，2014.
・日本精神科看護技術協会監：精神科ビギナーズ・テキスト，精神看護出版，2004.
・日本精神科看護技術協会監：精神科ビギナーズ・テキスト　改訂版，精神看護出版，2006.
・日本精神科看護技術協会監：精神科ビギナーズ・テキスト　三訂版，精神看護出版，2009.
・日本精神科看護技術協会精神科看護学叢書編集委員会編：患者理解と看護援助，メヂカルフレンド社，1989.
・日本精神神経学会 日本語版用語監修，髙橋三郎，大野裕監訳：DSM-5 精神疾患の診断・統計マニュアル，医学書院，2014.
・野中猛，高室成幸，上原久：ケア会議の技術，中央法規出版，2007.
・野中猛，野中ケアマネジメント研究会：多職種連携の技術―地域生活支援のための理論と実践，中央法規出版，2014.
・小田晋：人はなぜ，幻覚するのか？―幻覚・妄想を人生に活かす，はまの出版，1996.
・岡堂哲雄編：シリーズ患者・家族の心理と看護ケア 1　病気と人間行動，中央法規出版，1987.
・岡堂哲雄編：心理臨床フロンティア，現代のエスプリ 500 号，至文堂，2009.
・岡本拓也：スピリチュアル・コミュニケーション，医学書院，2016.
・Orland IJ 著，稲田八重子訳：看護の探究，メヂカルフレンド社，1964.
・太田信夫，多鹿秀継編著：記憶研究の最前線，北大路書房，2000.
・太田龍朗：睡眠障害ガイドブック，弘文堂，2006.
・O'Toole AW, Welt SR 編，池田明子他訳：ペプロウ看護論，医学書院，1996.
・Peplau HE 著，稲田八重子他訳：人間関係の看護論，医学書院，1973.
・Piaget J 著，波多野完治，滝沢武久訳：知能の心理学　新装版，みすず書房，1998.
・Piaget J 著，谷村覚，浜田寿美男訳：知能の誕生，ミネルヴァ書房，1978.
・榊原洋一：最新図解 自閉症スペクトラムの子どもたちをサポートする本，ナツメ社，2017.
・坂田三允編：シリーズ生活をささえる看護　心を病む人の看護，中央法規出版，1991.
・坂田三允監：新ナーシングレクチャー　精神疾患・高齢者の精神障害の理解と看護，中央法規出版，2012.
・坂田三允総編集：精神看護エクスペール⑫こどもの精神看護，中山書店，2005.
・坂田三允総編集：精神看護エクスペール⑱精神科薬物療法と看護，中山書店，2006.
・Schwing G 著，小川信男，船渡川佐知子訳：精神病者の魂への道，みすず書房，1966.
・精神保健福祉白書編集委員会編：精神保健福祉白書 2015，中央法規出版，2014.
・精神保健医療福祉白書編集委員会編：精神保健医療福祉白書 2016，中央法規出版，2015.

- （社）日本精神科看護技術協会監：実践精神科看護テキスト⑬精神科薬物療法看護，精神看護出版，2007.
- （社）日本精神科看護技術協会監：精神科看護白書2006→2009，精神看護出版，2009.
- 白石弘巳：統合失調症からの回復を支える，星和書店，2010.
- 鈴橋加織：今日も私は、老人ホームの看護師です，リーダーズノート，2016.
- 鈴橋加織：今日も私は、老人ホームの看護師です2，リーダーズノート，2016.
- 髙橋三郎，大野裕，染矢俊幸訳：DSM-Ⅳ-TR 精神疾患の診断・統計マニュアル，新訂版，医学書院，2003.
- 髙久史麿，矢﨑義雄監：治療薬マニュアル2017，医学書院，2017.
- 髙久史麿，矢﨑義雄監：治療薬マニュアル2018，医学書院，2018.
- 武井麻子：「グループ」という方法，医学書院，2002.
- 滝川一廣：子どものための精神医学，医学書院，2017.
- 田中英樹：精神障害者の地域生活支援，中央法規出版，2001.
- たなかみる：お手軽躁うつ病講座 High&Low，星和書店，2004.
- たなかみる：境界性人格障害＆躁うつ病REMIX，星和書店，2006.
- 田中康雄監：イラスト図解 発達障害の子どもの心と行動がわかる本，西東社，2014.
- 融道男他監訳：ICD-10 精神および行動の障害，新訂版，医学書院，2005.
- Travelbee J 著，長谷川浩，藤枝知子訳：人間対人間の看護，医学書院，1974.
- 辻脇邦彦，南風原泰，吉浜文洋編：看護者のための精神科薬物療法Q&A，中央法規出版，2011.
- 上野一彦，市川宏伸：図解よくわかる大人のアスペルガー症候群，ナツメ社，2010.
- 浦部晶夫，島田和幸，川合眞一編：今日の治療薬2017，南江堂，2017.
- 浦部晶夫，島田和幸，川合眞一編：今日の治療薬2018，南江堂，2018.
- 和田行男：大逆転の痴呆ケア，中央法規出版，2003.
- 渡井さゆり：「育ち」をふりかえる，岩波ジュニア新書，2014.
- Whitham S，上林靖子他訳：読んで学べるADHDのペアレントトレーニング，明石書店，2002.
- Wykes T，Reeder C 著，松井三枝監訳：統合失調症の認知機能改善療法，金剛出版，2011.
- 山口晴保編著：認知症の正しい理解と包括的医療・ケアのポイント，協同医書出版社，2005.
- 特集／統合失調症と認知機能障害，臨床精神医学，34（6），2005.
- 特集／レジリエンスと心の科学，臨床精神医学，41（2），2012.

索引

あ

アートセラピー‥‥‥‥‥‥‥266
アール・ブリュット‥‥‥‥‥267
愛着理論‥‥‥‥‥‥‥‥‥215
アウェアネス‥‥‥‥‥‥‥167
アウトサイダー・アート‥‥‥267
アキネトン‥‥‥‥‥‥‥‥255
悪性腫瘍‥‥‥‥‥‥‥‥‥210
悪性症候群‥‥‥‥‥‥250, 252
アクチベーションシンドローム
‥‥‥‥‥‥‥‥‥242, 253
アスペルガー症候群‥‥‥‥‥15
アタッチメント‥‥‥‥‥‥215
アダルトチルドレン‥‥‥‥264
アドヒアランス‥‥‥219, 240, 273
アナフラニール‥‥‥‥‥‥246
アメンチア‥‥‥‥‥‥‥‥169
アラノン‥‥‥‥‥‥‥‥‥164
アリセプト‥‥‥‥‥‥‥‥257
アリピプラゾール‥‥‥‥246, 248
アルコール‥‥‥‥‥‥‥‥159
アルコール依存症‥‥‥75, 163, 262
アルコホーリクス・アノニマス‥166
アルツハイマー型認知症
‥‥‥‥‥‥78, 193, 200, 257
アレビアチン‥‥‥‥‥‥‥254
アンフェタミン‥‥‥‥‥‥162

い

家―木―人物画テスト‥‥65, 267
イクセロン‥‥‥‥‥‥‥‥257
医師‥‥‥‥‥‥‥‥‥‥‥272
意識狭窄‥‥‥‥‥‥‥‥‥169
意識混濁‥‥‥‥‥‥‥169, 171
意識障害‥‥‥‥‥167, 200, 241
意識変容‥‥‥‥‥‥‥‥‥169
意識レベル‥‥‥‥‥‥‥‥63

いじめ‥‥‥‥‥‥‥‥‥‥9
異食‥‥‥‥‥‥‥‥‥‥‥150
依存‥‥‥‥‥‥‥‥‥‥‥159
一次性認知症‥‥‥‥‥‥‥193
一次妄想‥‥‥‥‥‥‥‥‥77
偽りの記憶症候群‥‥‥‥‥182
胃部不快感‥‥‥‥‥‥‥‥249
意味記憶‥‥‥‥‥‥‥‥‥178
意欲欠如‥‥‥‥‥‥‥‥‥93
意欲低下‥‥‥‥‥‥‥93, 111
医療観察法‥‥‥‥‥‥‥‥285
イレウス‥‥‥‥‥‥‥210, 241
陰性症状‥‥‥‥‥‥‥242, 252
インフォームドコンセント‥235, 240

う

ウェクスラー式知能検査‥‥‥63
ウェルニッケ失語‥‥‥‥‥197
ウォルピ‥‥‥‥‥‥‥‥‥262
内田クレペリン精神作業検査
‥‥‥‥‥‥‥‥‥‥‥65
うつ病
‥‥42, 78, 200, 229, 237, 248, 251,
252, 260, 263
運動性失語‥‥‥‥‥‥‥‥198
運動チック‥‥‥‥‥‥‥‥11

え

栄養改善‥‥‥‥‥‥‥117, 154
エピソード記憶‥‥‥‥‥‥178
エビリファイ‥‥‥‥‥246, 248
エリクソン‥‥‥‥‥‥23, 215
演技性パーソナリティ障害‥‥132
嚥下障害‥‥‥‥‥‥‥210, 246

お

嘔気‥‥‥‥‥‥‥241, 251, 257

嘔吐‥‥‥‥‥‥‥241, 251, 257
オーランド‥‥‥‥‥‥‥‥60
大人の発達障害‥‥‥‥‥‥29
オペラント条件付け‥‥‥‥262
オランザピン‥‥‥‥‥246, 249
オレキシン受容体拮抗薬‥‥255
音楽療法‥‥‥‥‥‥‥‥‥267
音声チック‥‥‥‥‥‥‥‥11

か

絵画欲求不満テスト‥‥‥‥64
絵画療法‥‥‥‥‥‥‥‥‥266
解離性障害‥‥‥‥‥‥‥‥14
過干渉‥‥‥‥‥‥‥‥‥‥8
学習障害‥‥‥‥‥‥‥‥15, 29
覚醒剤‥‥‥‥‥‥‥‥‥‥162
確認強迫‥‥‥‥‥‥‥‥‥144
過呼吸発作‥‥‥‥‥‥‥‥143
過食‥‥‥‥‥‥‥12, 150, 241
仮性認知症‥‥‥‥‥‥‥‥200
家族‥‥‥‥58, 107, 130, 155, 157, 274
家族会‥‥‥‥‥‥‥‥‥‥164
家族情報‥‥‥‥‥‥‥‥‥58
家族面接‥‥‥‥‥‥‥‥‥59
家族療法‥‥‥‥‥‥‥‥‥270
カタレプシー‥‥‥‥‥‥‥177
学校教育‥‥‥‥‥‥‥‥‥8
学校精神保健‥‥‥‥‥‥‥16
家庭教育力‥‥‥‥‥‥‥‥8
家庭裁判所‥‥‥‥‥‥‥‥289
家庭内暴力‥‥‥‥‥‥‥‥88
過保護‥‥‥‥‥‥‥‥‥‥8
仮面うつ病‥‥‥‥‥‥‥‥43
ガランタミン臭化水素酸塩‥‥257
カルバマゼピン‥‥‥‥251, 254
看護師‥‥‥‥‥‥‥‥‥‥274
観察‥‥‥‥‥‥‥‥‥‥‥55

295

感情鈍麻･･････････････････････93
観念運動性失行･･････････････197
観念失行･････････････････････197
観念奔逸･････････････････････101
緘黙････････････････････････････12
管理栄養士･･･････････････････273

き

奇異反応････････････････････256
記憶減退････････････････････183
記憶錯誤････････････････････183
記憶障害･･････････160, 178, 196
記憶増進････････････････････183
偽記憶･･･････････････････････183
偽幻覚････････････････････････76
危険ドラッグ･･･････････････161
儀式強迫････････････････････144
希死念慮････････････････43, 111
季節性うつ病･･････････････237
気分安定薬･･････････251, 254
気分変調性障害･･･････････132
偽薬････････････････････････247
虐待･････････････････13, 20, 221
逆向健忘････････････････････183
急性ジストニア･･･････････249
共依存･･･････････････････････164
境界性パーソナリティ障害･････132
矯正施設････････････････････286
強迫行為････････････････････144
強迫症･･･････････････････････144
強迫症状････････････････････144
強迫性障害･･･････････144, 263
虚偽性障害･･･････････････････139
拒食････････････････････････150
拒薬････････････････････241, 243
筋強剛･･････････････････249, 250
筋弛緩作用･･･････････････････256
近時記憶障害･･････････････196
緊張性興奮･･･････････124, 126

く

空笑････････････････････････････81
クエチアピンフマル酸塩･･････249
クライエント中心療法･･････264
グラスゴー・コーマ・スケール
･･････････････････････････63, 171
クリニカルパス･･･････････233
グローバリゼーション･･････････7
クロザピン･･･････････････････248
クロザリル･･･････････････････248
クロミプラミン塩酸塩･･････246

け

芸術療法････････････････････266
継続看護････････････････････280
傾聴･･･････････････････････････57
系統的脱感作法･･･････････262
軽度認知障害･･････････････････44
傾眠････････････････････････169
下剤････････････････････････････12
月経異常･････････････112, 249
血糖上昇････････････････････248
血糖値･･･････････････････････249
下痢････････････････････････257
嫌悪療法････････････････････262
幻覚･･････････････41, 73, 74, 173
幻覚症･･･････････････････････76
幻嗅････････････････････････････76
言語的コミュニケーション
････････････････････････56, 267
言語的メッセージ･････････････53
検査････････････････････････････61
幻視･･･････････42, 75, 165, 173
幻触････････････････････････42, 76
倦怠感･･･････････････････････242
幻聴･･････････････42, 74, 165
見当識障害･･･････････････････196
健忘･････････････183, 196, 256
健忘失語････････････････････198
幻味････････････････････････････76

こ

抗うつ薬･･････118, 237, 246, 252
口渇････････････････････241, 249
口腔内崩壊錠･････････････････246
高血圧･･･････････････････････210
後見････････････････････････289
抗コリン作用･････････････････249
抗コリン薬･･･････････････････249
高次機能障害･････････････････29
高照度療法･･･････････････････237
構成失行････････････････････197
抗精神病薬･･････244, 246, 247
向精神薬････････････････････245
考想化声･･･････････････････････79
構造的家族療法･･･････････270
抗てんかん薬･････････････････254
行動・心理症状
･･････････45, 195, 199, 206, 257
行動的家族療法･･･････････271
行動療法･･･････････260, 262
公認心理師･･･････････････････273
抗認知症薬･･･････････････････257
抗パーキンソン薬･･･････････255
広汎性発達障害･･･････････････15
抗不安薬･･････････････246, 250
高プロラクチン血症･･････････249
興奮････････････････････122, 206
合理的配慮･･･････････････････279
高齢者･･･････････････････････35
高齢社会対策大綱･･･････････39
コーネル・メディカル・インデックス
････････････････････････････････64
誤記憶････････････････････････183
小刻み歩行･･･････････････････249
語義失語････････････････････198
呼吸抑制･･････････241, 250, 256
国際化････････････････････････6
心の働き･･････････････････････2
こころの耳･･･････････････････282
個人精神療法･････････････････259
誇大妄想･･････････････････42, 78

296

孤独 ……………………… 5, 242	失禁 …………………………… 241	障害者基本法 ………… 279, 284
子どもの精神障害 ………… 215	失語 …………………………… 197	障害者差別解消法 ………… 278
コミュニケーション … 56, 91, 203	失行 …………………………… 197	障害者自立支援法 ………… 279
コリンエステラーゼ阻害薬 … 257	実行機能障害 ……………… 197	障害者総合支援法 …… 279, 287
コルサコフ症候群 ………… 182	失書 …………………………… 197	障害者の権利に関する条約 … 278
昏睡 …………………………… 169	嫉妬妄想 ……………………… 42	障害者の日常生活及び社会生活を
昏迷 ………… 112, 169, 173, 176	失認 …………………………… 197	総合的に支援するための法律
昏蒙 …………………………… 169	指定通院医療機関 ………… 286	…………………… 279, 287
	指定入院医療機関 ………… 286	障害福祉サービス ………… 287
さ	自伝的記憶 ………………… 180	生涯未婚率 …………………… 5
罪業妄想 …………… 43, 78, 112	児童・思春期 ……………… 216	障害を理由とする差別の解消の
サイコドラマ ……………… 269	児童虐待 ……………………… 13	推進に関する法律 ……… 278
再発 …………………………… 108	シナプス …………………… 252	小動物幻視 ………………… 75
サイレース ………………… 246	ジプレキサ …………… 246, 249	情報化社会 …………………… 6
作業療法 …………………… 265	自閉スペクトラム症 … 15, 29, 218	情報収集 ……………………… 51
作業療法士 ………………… 273	自閉症スペクトラム障害 … 15, 29	職業性ストレスモデル ……… 22
作為症 ……………………… 139	司法精神医療 ……………… 286	職場のストレス …………… 21
作為体験 ……………………… 79	社会資源 …………………… 280	職場復帰 …………… 33, 121
作話 …………………………… 183	社会生活技能訓練 ………… 261	触法精神障害者 …………… 285
錯覚 …………………………… 80	社会的虐待 …………………… 13	食欲亢進 …………………… 249
作動記憶 …………………… 179	社会的再適応評価尺度 ……… 25	食欲低下 …………… 241, 257
三環系抗うつ薬 …………… 252	社会的障壁 ………… 279, 287	食欲不振 …………… 241, 251
産業看護 ……………………… 32	社会的入院 ………………… 45	女性化乳房 ………………… 249
産業保健 ……………………… 31	社会不安障害 ……………… 68	新オレンジプラン …………… 44
産後うつ病 ………………… 19	社会復帰 ……………………… 33	人格検査 ……………………… 64
産褥期精神病 ……………… 20	社交恐怖 ……………………… 68	新型うつ病 ………………… 28
	社交不安症 …………………… 68	心気症 ……………………… 43
し	射精障害 …………………… 249	心気妄想 …………… 42, 78, 112
ジアゼパム ………………… 246	ジャパン・コーマ・スケール … 63, 171	新規薬 ……………………… 247
自我意識 …………………… 167	シャルゴン失語 …………… 197	神経性過食症 ……………… 152
自我障害 ……………………… 79	終活 …………………………… 35	神経性大食症 …… 12, 152, 220
自己愛性パーソナリティ障害 … 132	修正型電気痙攣療法 ……… 232	神経性無食欲症 …… 12, 151, 219
思考伝播 ……………………… 80	集団精神療法 ……………… 263	心身症 ……………………… 263
自己肯定感 ………………… 120	従来薬 ……………………… 247	心身相関 ……………………… 37
自己治療仮説 ………… 158, 164	主観的睡眠評価尺度 ……… 225	心神喪失等の状態で重大な他害
自己誘発性嘔吐 … 12, 151, 220	熟眠障害 …………………… 255	行為を行った者の医療及び観察
自殺 ………… 20, 114, 119, 242	主題統覚検査 ……………… 64	等に関する法律 ………… 285
支持的精神療法 …………… 259	シュナイダーの1級症状 …… 78	真性幻覚 ……………………… 76
自傷 ………………… 83, 253	樹木描画法 ………………… 267	真正妄想 ……………………… 77
自助グループ … 163, 165, 166, 258	手浴 ………………………… 228	振戦 …… 161, 169, 242, 249, 250
持続性抗精神病薬注射剤 … 246	障害支援区分 ……………… 287	身体検査 ……………………… 61

297

身体拘束 …………………… 212
身体症状症 ………………… 139
身体的虐待 ………………… 13
身体的不調 ………………… 208
身体表現性障害 …………… 43
身体療法 …………………… 232
心的外傷後ストレス障害 …… 14
新版 TEG Ⅱ ………………… 64
心理教育 …………………… 258
心理劇 ……………………… 269
心理検査 …………………… 63
心理職 ……………………… 273
心理的虐待 ………………… 13
心理療法 …………………… 258

す

錐体外路症状 ……………… 249
睡眠障害 … 40, 112, 116, 224, 237, 255
睡眠薬 ……………… 117, 246, 255
水薬 ………………………… 246
スキーマ …………………… 181
スキナー …………………… 262
スクールカウンセラー ……… 9, 17
スクリプト ………………… 181
スティーブンス・ジョンソン症候群
　…………………… 252, 254
ストレス …………………… 5, 21
ストレスチェック制度 ………… 32
スボレキサント …………… 255

せ

清潔保持 …………………… 117
青少年 ……………………… 7
精神運動興奮 ……………… 41
精神運動制止 ………… 110, 112
精神衛生法 ………………… 284
精神科リハビリテーション行動
　評価尺度 ………………… 65
精神作用物質 ……………… 158
精神障害者社会生活評価尺度
　…………………………… 66

精神分析的精神療法 ……… 263
精神分析療法 ……………… 263
精神保健医療福祉の改革ビジョン
　…………………………… 281
精神保健及び精神障害者福祉に
　関する法律 ……………… 283
精神保健指定医 …………… 272
精神保健福祉士 … 103, 131, 272
精神保健福祉法 …………… 283
精神保健法 ………………… 284
精神力動的家族療法 ……… 270
精神療法 …………… 221, 258
性的虐待 …………………… 13
成年後見制度 ……………… 289
成年後見制度利用支援事業 … 290
成年後見人 ………………… 289
性欲低下 …………………… 249
摂食障害 …………… 12, 150, 263
セディール ………………… 250
ゼプリオン ………………… 246
セルシン …………………… 246
セルフケア ……………… 82, 112
セルフスティグマ ………… 246
セルフヘルプグループ …… 258
セレネース ………………… 246
セロクエル ………………… 249
セロトニン ………… 247, 252
セロトニン・ドパミン遮断薬 … 247
セロトニン・ノルアドレナリン
　再取り込み阻害薬 ……… 252
セロトニン症候群 ………… 253
宣言的記憶 ………… 178, 182
全健忘 ……………………… 183
前向健忘 …………… 183, 256
洗浄強迫 …………………… 144
全生活史健忘 ……………… 185
漸成的発達論 ……………… 215
選択的健忘 ………………… 183
選択的セロトニン再取り込み
　阻害薬 …………… 242, 252
前頭側頭型認知症 ……… 194, 198

前頭側頭葉変性症 ……… 193, 257
全般性不安障害 …………… 71
全般不安症 ………………… 71
せん妄 … 41, 169, 171, 174, 200, 252
前立腺肥大 ………………… 242
戦略的家族療法 …………… 270

そ

躁 …………………… 100, 251
早期介入 …………………… 49
早期発見 …………………… 49
双極性障害 …… 78, 229, 248, 251
操作的・試し行為 ………… 132
早朝覚醒 …………………… 255
躁病性興奮 ………… 123, 125
足浴 ………………………… 228
粗大振戦 …………… 169, 251

た

第一世代抗精神病薬 ……… 247
退院支援 …………………… 207
対応機制 …………………… 3
体感幻覚 …………… 42, 76
退行 ………………………… 88
体重減少 …………… 12, 151
体重増加 …………… 241, 249
第二世代抗精神病薬 ……… 247
大麻 ………………………… 161
多飲水 ……………………… 241
他害 ………………… 83, 253
多元受容体作用抗精神病薬 … 247
多職種連携 ………… 50, 272, 274
脱抑制 ……………………… 102
脱力感 ……………………… 250
田中ビネー知能検査 Ⅴ ……… 63
タバコ ……………………… 161
ダルク ……………………… 166
短期記憶 …………………… 179
炭酸リチウム ……………… 251
断酒会 ……………………… 166
ダンス・ムーブメントセラピー　268

タンドスピロンクエン酸塩 ····· 250
ダントリウム ····················· 250
ダントロレンナトリウム水和物
····················· 250

ち

地域移行 ···············207, 274
地域生活定着支援センター ··· 286
地域包括ケアシステム ··· 40, 44, 207
地域連携 ·····················207
チーム医療 ····················272
チック症 ························11
窒息 ···························241
知的障害 ·····················15, 29
知能指数 ························63
遅発性ジスキネジア ············249
着衣失行 ·····················197
注意欠如・多動性障害 ··· 15, 16, 29, 218
注意障害 ·····················196
中核症状 ···············195, 199
注射剤 ·························246
中途覚醒 ·····················255
中毒性表皮壊死症 ············252
長期記憶 ·····················178
超皮質性感覚失語 ············198
治療抵抗性統合失調症 ········248
沈黙 ····························57

て

デイケア ······················258
定型抗精神病薬 ···············247
低ナトリウム血症 ··············241
適応 ·····························3
適応機制 ························4
テグレトール ·············251, 254
テトラヒドロカンナビノール ··· 161
デパケン ·················251, 254
デポ剤 ·························246
てんかん ············169, 173, 251
転換症 ·························139
転換性障害 ····················139

と

電気痙攣療法 ·················232
転倒 ···························250
電話相談 ·····················281

投影同一視 ····················133
統合失調感情障害 ············251
統合失調症
··· 74, 93, 202, 229, 245, 251, 258, 263
糖脂質代謝異常 ···············249
盗食 ···························150
東大式エゴグラム ···············64
糖尿病 ·························210
独語 ·····························81
突然死 ··························12
ドネペジル塩酸塩 ·············257
ドパミン ·················158, 247
ドパミン受容体部分作動薬 ··· 248
トラベルビー ····················60
頓服薬 ·················243, 245

な

内観療法 ·····················263
ナラノン ·······················164
ナルコティクス・アノニマス ···· 166
ナルコレプシー ················170
難病 ···························287

に

ニコチン ······················161
二次性認知症 ·················193
二次妄想 ························77
日常記憶 ·····················180
日常生活自立支援事業 ········290
乳汁分泌 ·····················249
入眠困難 ·····················255
ニューロン ·······················2
尿閉 ····················242, 249
任意後見制度 ·················289
認知機能障害 ···········192, 257
認知行動療法 ·················260

認知症 ·················44, 78, 192

認知症施策推進総合戦略 ······44
認知の歪み ·············135, 260
認知療法 ·····················260

ね

ネオペリドール ·················246
ネグレクト ·······················13
眠気 ···············242, 250, 257

の

脳 ······························2
脳血管性認知症 ··· 78, 193, 200, 257
脳神経細胞 ······················2
ノーマライゼーション ··········280
ノルアドレナリン ···············252
ノルアドレナリン作動性・特異的
セロトニン作動性抗うつ薬 ·· 252

は

パーキンソン病 ················255
パーソナリティ障害 ···· 13, 132, 263
パーソンセンタードアプローチ
····················264
パーロデル ····················250
徘徊 ···························206
排泄 ·················118, 241
排尿困難 ·····················249
バウムテスト ·············65, 267
箱庭療法 ·····················269
長谷川式認知症スケール ·······64
発達障害 ········14, 29, 215, 287
発達理論 ·····················215
パニック症 ······················69
パニック障害 ···················69
パリペリドンパルミチン酸エステル··· 246
バルビツール酸系 ·············255
バルプロ酸ナトリウム ·····251, 254
バレリン ·······················251
ハロペリドール ·················246
ハロペリドールデカン酸エステル··· 246

299

ハロマンス ································· 246
反社会性パーソナリティ障害 ··· 132
判断力障害 ····························· 198
反跳性不眠 ····························· 256

ひ

ピアサポーター ······················ 274
ピアジェ ································· 215
被害妄想 ···························· 42, 78
引きこもり ······························· 86
非言語的コミュニケーション ··· 56, 266
非言語的メッセージ ············· 53, 57
微小妄想 ··························· 78, 112
皮疹 ······································· 252
非宣言的記憶 ················· 178, 182
ピック病 ································· 194
非定型うつ病 ··························· 28
非定型抗精神病薬 ··············· 247
被毒妄想 ································· 150
非バルビツール酸系 ··············· 255
ビペリデン ······························· 255
ヒベルナ ································· 255
非ベンゾジアゼピン系 ····· 250, 255
肥満恐怖 ···························· 12, 151
病気不安症 ····························· 139
病的酩酊 ································· 170
ヒルナミン ······························· 246
ピレチア ································· 255
広場恐怖症 ······················ 70, 262
貧困妄想 ····················· 42, 78, 112
頻脈 ······································· 250

ふ

ファミリーセラピー ·················· 270
不安 ··· 68
不安障害 ································· 263
フェニトイン ····························· 254
フェノバール ··························· 254
フェノバルビタール ·················· 254
不穏 ······································· 104
賦活症候群 ····························· 242

複合家族療法 ························· 271
副作用 ··· 118, 244, 248, 250, 253, 255, 257
復職 ······································· 121
服薬アドヒアランス ·················· 240
服薬管理 ································· 240
服薬コンプライアンス ··············· 240
不定期排卵 ····························· 249
不適応 ······································· 3
不登校 ····································· 10
舞踏療法 ································· 268
部分健忘 ································· 183
不眠 ························ 40, 116, 224, 263
プライミング効果 ······················ 178
ブラインド与薬 ························· 246
プラセボ ································· 247
ふらつき ································· 250
ブラックアウト ························· 160
フラッシュバック ······················ 161
フラッシュバルブメモリ ············· 180
フラッディング法 ······················ 262
ブリッジェス ····························· 215
フルデカシン ··························· 246
フルニトラゼパム ······················ 246
フルフェナジンデカン酸エステル ··· 246
フロイト ································· 263
ブローカ失語 ··························· 198
プロメタジン塩酸塩 ·················· 255
ブロモクリプチンメシル酸塩 ··· 250
文章完成テスト ·························· 65
分裂 ······································· 133

へ

ペアレントトレーニング ············· 222
平均在院日数 ························· 278
ベック ································· 260
ペプロウ ··································· 59
ベルソムラ ······························· 255
ベンゾジアゼピン系 ········· 250, 255
ベンダー・ゲシュタルト・テスト
  ··· 65
ベントン視覚記銘検査 ············· 65

便秘 ····················· 112, 241, 249

ほ

防衛機制 ··································· 4
忘却 ······································· 183
法定後見制度 ························· 289
訪問看護 ································· 281
ボウルビィ ······························· 215
保護室 ····················· 104, 128, 165
保佐 ······································· 289
母子心中 ··································· 20
補助 ······································· 289
母性 ··· 18
勃起障害 ································· 249
発作性意識消失 ······················ 169
ホリゾン ································· 246

ま

マーラー ································· 215
マタニティブルーズ ···················· 18
マック ······································· 166
麻痺性イレウス ························· 241
マリファナ ······························· 161
慢性閉塞性肺疾患 ··················· 210

み

ミオクローヌス ························· 253
見捨てられ不安 ················ 133, 215
看取り ································· 214
ミネソタ多面人格目録 ············· 64
三宅式記銘力検査 ··············· 65

む

無為 ··· 93
ムードスタビライザー ················ 251
無縁社会 ··································· 6
無顆粒球症 ····························· 248
無月経 ··································· 112
夢幻意識 ································· 169
無動 ······································· 250

め

明識困難 ················· 169
酩酊 ···················· 159
メタンフェタミン ········· 162
めまい ··············· 250, 257
メマリー ················· 257
メマンチン塩酸塩 ········· 257
メラトニン受容体作動薬 ····· 255
面接 ····················· 53

も

妄想 ·············· 41, 73, 77
妄想気分 ·················· 77
妄想知覚 ·················· 77
妄想着想 ·················· 77
妄想様観念 ················ 77
もうろう状態 ······· 169, 173, 176
モーズレイ性格検査 ········· 64
持ち越し効果 ············· 256
モデリング ··············· 262
物盗られ妄想 ·········· 78, 185
物忘れ ·················· 189
森田正馬 ················· 263
森田療法 ················· 263

や・ゆ

夜間せん妄 ················ 41
薬剤師 ·················· 273
薬物依存 ················· 263
矢田部・ギルフォード性格検査
 ······················· 64
遊戯療法 ················· 221

よ

陽性症状 ·············· 74, 247
抑うつ ·········· 42, 110, 133, 242
吉本伊信 ················· 263
四環系抗うつ薬 ··········· 252

ら

ライシャワー事件 ·········· 284

来談者中心療法 ··········· 264
ライフサイクル ············ 22
ラミクタール ·········· 251, 254
ラメルテオン ············· 255
ラモトリギン ·········· 251, 254
乱用 ···················· 159

り

リーマス ················· 251
離人感 ·················· 111
リスパダール ············· 249
リスパダールコンスタ ······· 246
リスペリドン ·········· 246, 249
離脱症状 ······· 161, 165, 250, 256
リチウム中毒 ············· 252
利尿剤 ···················· 12
リバーマン ··············· 261
リバスタッチ ············· 257
リバスチグミン ··········· 257
リフレイミング ··········· 264
流涎 ···················· 242
リラクセーション ·········· 262
リワーク支援 ·············· 34
リントン ················· 246
倫理 ····················· 47

れ

レビー小体型認知症
 ············· 75, 193, 200, 257
レボトミン ··············· 246
レボメプロマジン ·········· 246
レミニール ··············· 257

ろ

老年期うつ病 ············· 200
ロールシャッハテスト ······· 64
ロジャーズ ··············· 264
ロゼレム ················· 255
ロヒプノール ············· 246

わ

ワーキングメモリ ·········· 179

A

AA ····················· 166
ADHD ·········· 15, 16, 29, 218
Al-Anon ················· 164
AN ··················· 12, 219
ASD ·············· 15, 29, 218

B

Bandura A ··············· 262
Beck AT ················· 260
BMI ···················· 153
BN ·················· 12, 220
Bowlby J ················ 215
BPSD ········· 45, 195, 199, 257
Bridges KMB ············· 215

C・D

CMI ···················· 64
COPD ··················· 210
DARC ··················· 166
DPA ···················· 248

E・F・G

EPS ···················· 249
Erikson EH ············ 23, 215
Freud S ················· 263
GCS ················· 63, 171

H・I・J

HDS-R ··················· 64
HTP テスト ············ 65, 267
IQ ····················· 63
JCS ················· 63, 171

L

LASMI ··················· 66
LD ··················· 15, 29
Liberman RP ············· 261

M

MAC ··· 166
Mahler MS ································· 215
MARTA ····································· 247
MCI ··· 44
m-ECT ······································· 232
MMPI ··· 64
MPI ·· 64
MRI 家族療法 ······························ 271

N・O

NA ·· 166
Nar-Anon ··································· 164
NaSSA ······································· 252
NMDA 受容体アンタゴニスト
··· 257
Orlando IJ ··································· 60

P

PDD ·· 15
Peplau HE ··································· 59
P-F スタディ ································· 64
Piaget J ····································· 215
PSW ···································· 103, 131
PTSD ··································· 14, 182

R

Rehab ·· 65
Rogers CR ·································· 264

S

SCT ·· 65
SDA ·· 247
Skinner BF ································· 262
SMH ·· 158
SNRI ·· 252
SNS ·· 8
SRRS ·· 25
SSRI ··· 242
SST ·· 261

T

TAT ·· 64
THC ·· 161
Travelbee J ································· 60

W・Y

WAIS ·· 63
WHODAS2.0 ································ 66
Wolpe J ····································· 262
Y-G 性格検査 ······························ 64

◘ 編集・執筆者一覧

編集

坂田三允 （医療法人社団新新会多摩あおば病院看護部顧問）

執筆者 (執筆順)

坂田三允 （医療法人社団新新会多摩あおば病院看護部顧問）

清野聡子 （医療法人社団新新会多摩あおば病院看護部 精神科認定看護師）

松島尚子 （独立行政法人労働者健康安全機構東京産業保健総合支援センター 産業保健相談員）

橋本　健 （医療法人社団新新会多摩あおば病院看護部 精神科認定看護師）

小林美子 （東都医療大学幕張ヒューマンケア学部看護学科教授）

関根　正 （東京医療学院大学保健医療学部看護学科教授）

田中隆志 （市立函館病院高等看護学院教員）

緑川　雅 （医療法人社団新新会多摩あおば病院看護部 精神科認定看護師）

鈴木敦子 （名寄市立総合病院看護部 精神科認定看護師）

龍野浩寿 （群馬県立県民健康科学大学看護学部看護学科准教授）

心を病む人の生活をささえる看護

2018年 4月 1日発行

編　集 ………………… 坂田三允

発行者 ………………… 荘村明彦

発行所 ………………… 中央法規出版株式会社

　　　　　　　　　　〒110-0016　東京都台東区台東 3-29-1　中央法規ビル
　　　　　　　　　　営　業　TEL 03-3834-5817　FAX 03-3837-8037
　　　　　　　　　　書店窓口　TEL 03-3834-5815　FAX 03-3837-8035
　　　　　　　　　　編　集　TEL 03-3834-5812　FAX 03-3837-8032
　　　　　　　　　　https://www.chuohoki.co.jp/

印刷・製本 …………… 株式会社ルナテック

本文デザイン・装幀 … 株式会社ジャパンマテリアル

本文イラスト ………… ひらのんさ・北田英梨

ISBN978-4-8058-5659-8

定価はカバーに表示してあります
落丁本・乱丁本はお取り替えいたします
本書のコピー，スキャン，デジタル化等の無断複製は，著作権法上での例外を
除き禁じられています。また，本書を代行業者等の第三者に依頼してコピー，
スキャン，デジタル化することは，たとえ個人や家庭内での利用であっても
著作権法違反です。